U0335052

中医药传承与文化自信

主审 张方玉

主编 张义明 李慧慧 李娜

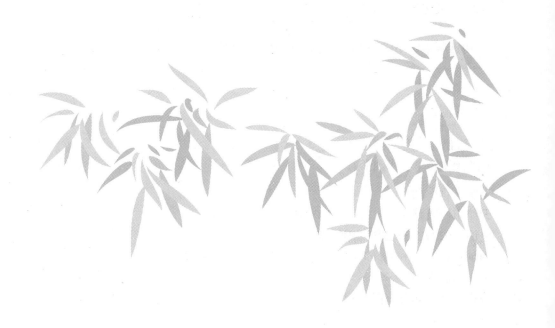

天津出版传媒集团

天津科学技术出版社

图书在版编目（CIP）数据

中医药传承与文化自信／张义明, 李慧慧, 李娜主编.
-- 天津：天津科学技术出版社, 2019.11
ISBN 978-7-5576-7230-0

Ⅰ.①中⋯ Ⅱ.①张⋯ ②李⋯ ③李⋯ Ⅲ.①中国医
药学- 文化研究 Ⅳ.①R2-05

中国版本图书馆CIP数据核字(2019)第272539号

责任编辑：王　冬
责任印制：兰　毅

天 津 出 版 传 媒 集 团
天津科学技术出版社 出版

出版人：蔡　颢
天津市西康路 35 号　邮编 300051
电话：(022)23332397（编辑室）
网址：www.tjkjcbs.com.cn
新华书店经销
济南普林达印务有限公司

开本 787×1092　1/16　印张 31　　字数 500 000
2020 年 1 月第 1 版第 1 次印刷
定价：95.00 元

前言

中医学是5000年中国传统文化的组成部分，医家是与儒、释、道三家并立的中华传统文化四大支柱之一。根植于中国文化的中医学，糅合了儒、释、道思想，形成独特的基础理论体系，并在长期的临证实践中积累了丰富的诊疗经验和独特的治疗方法，护佑中华子孙千秋万代。

毛泽东指出："中国医药学是一个伟大的宝库，应当努力发掘，加以提高。"习近平近日强调："中医药学凝聚着深邃的哲学智慧和中华民族几千年的健康理念及其实践经验，是中国古代科学的瑰宝，也是打开中华文明宝库的钥匙。"中医药学在理论层面强调"天人合一""阴阳五行"，体现了中华文化道法自然、和合致中的哲学智慧；提倡"三因制宜""辨证论治"，体现了中华民族因时而变、立象尽意的特有思维方式；倡导"大医精诚""仁心仁术"，体现了中华民族生命至重、厚德载物的人文精神。中医药学不仅为中华优秀传统文化的形成和发展作出了卓越贡献，而且为中华民族认识和改造世界提供了有益启迪，成为中华民族的重要标识。

近百年来，由于受到西方科学主义的冲击，中医的发展出现了危机，但从根本上来说，中医的危机是文化的危机。西学东渐、西化教育，导致滋生"科学主义"，导致只相信西方的，不相信自己的。于是，产生了"中国没有哲学，中国没有科学"、"中医不科学"、"中医药必须与国际接轨"等怪论。近几十年改革开放以来，国家及各级地方政府对中医的关怀、保护和扶持力度不可谓不大，中医药教育和中医医院规模也一天天扩大，但中医的发展并没有取得我们所期望的结果，反而是中医的医疗市场在不断萎缩，中医的临床手段也在一点点消逝，中医治疗明显出现了"一代不如一代"的中医传统文化严重失信现象。

这些不能不引起我们深深的思虑。特别是内外市场经济的激烈竞争，工业化及城市化节奏的加快，给人类的社会环境、自然环境、生活环境、精神环境带来了前所未有的污染和影响，给正在发展中的中医药带来了前所未有的挑战，我们深切体会到如何面对诸多挑战、坚持中医药文化自信和民族自信，是中医药传承和发展的根本之路。

英国学者李约瑟在《中国科学技术史》一书中提出：尽管中国古代对人类科技发展做出了重要贡献，但为什么科学和工业革命没有在近代的中国发生？事实上，科学并非只有一种表现形式，中国的科学并不等同于西方的科学，西方的科学采用的方法也不是获取科学知识的唯一方法，不能把西方科学当作衡量科学的唯一标准。中国有自己的科学传统，中医药就是中国传统科学最具代表性的门类之一。

当前，对于人类健康面临的诸多问题和困境，中医药越来越显示出独特价值和先进性。比如，中医突出"治未病"，注重"未病先防、既病防变、瘥后防复"，体现了"预防为主"的思想；对一些严重威胁人类健康的重大疾病如肿瘤、艾滋病等，中医药或中西医结合治疗往往能取得较好效果；中医使用方法简便，不依赖各种复杂的仪器设备，能更好地解决基层群众的医疗问题；中医将药物疗法和非药物疗法相结合，成本相对低廉，更能有效节约卫生资源；等等。

百余年前，西医传入中国，中西医科学之争、中医存废之争一直延续至今。在坚定中华文化自信的基础上，我们要有坚定的科学自信，明了中医的独特价值，破除对西医的迷信，从认识上厘清中国与西方、中医与西医的差异，处理好中医与西医的关系，用开放包容的心态促进传统医学和现代医学更好融合，坚持中西医互学互鉴、携手造福人类。

中医药是中华文化在生命科学领域结出的瑰丽果实，中医药的发展和突破必将对中华文化和世界文明的未来发展产生巨大的积极作用。

本文主要内容分为六个部分，即：中医药文化的基本内涵、中医药文化的渊薮与理论自信、中医药文化失信的反思、中医药面临的挑战、临床疗效是文化自信的根基、创新和发展是中医药传承的最终目的。

其中基本内涵及渊薮是中医药文化自信的理论基础，反思和挑战启明坚持中医药文化的必要性；临床疗效和辉煌成就，展示坚持中医药文化，中医药一定能够走好传承和发展之路。

由于我们的学识水平及认识水平有限，文中难免会出现讹错之处，敬请读者及同仁鉴谅。

目录

中医药传承与文化自信

人类社会已经进入21世纪。对中国来说，新世纪是中华民族实现伟大复兴的世纪。民族的伟大复兴，离不开对民族历史和优秀传统文化的深刻理解和把握。中华民族在漫长的历史进程中以其勤劳和智慧创造了灿烂的中华文明，形成了具有强大生命力的传统文化，其内容博大精深，而中医药文化就是中国传统文化中的一朵奇葩。

中医药文化有着悠久的历史，是中华民族文化的积淀和升华。她与中国传统文化同呼吸、共命运，有着千丝万缕的联系。中医药文化深深植根于中国传统文化的丰厚沃土之中，蕴藏着中华民族优秀传统文化的丰富内涵。

以中国传统文化为底蕴的中医药学在几千年的发展历程中与其他学科如哲学、天文学、伦理学、史学等交叉、渗透、影响、融合。其深刻的哲理性、科学性和伦理观，横跨自然科学、哲学和社会科学领域。其理论体系、各家学说和诊疗技术无不闪烁着中华民族的智慧和东方思维的光辉。

中医药学经历了几千年的发展，逐步形成了完整的医学理论，具有丰富的临床经验，精湛的医疗技术，科学的医疗思想，神奇的医疗效果。其辉煌成就在世界医学科学飞跃发展的今天，依然熠熠生辉，璀璨夺目，保持着强大的生命力。在世界医林之中，中医药学独具特色，光彩照人，堪称东方瑰宝。

中医药学为什么能绵延发展五千年，屡遭磨难而生生不息，依然屹立于世界医学之林，这引起了我们深层次的思考。

一、中医药文化的基本内涵

全世界三大文明体系，一个是西方文明，一个是印度文明，一个是中国文明。我们中华文明的品格是中和，就是天地万物和谐运转。

什么是中国文化的品格是中和。我们中国的疆域最主要的部分处在北温带，从黄流域到长江流域的大部分地区都在北温带。北温带的特点是春夏秋冬四季流转，阴阳平衡，始终处于一种和谐的状态。在古代，没有哪个国家的疆域能与中国相比。中国的地理条件得天独厚，一年最多可以种三季庄稼，最短可以种一季。在古代的国家里面，只有中国的粮食够吃。在这种得天独厚的自然环境当中，中国人就悟到，人只有与天地和谐统一，才能够生生不息地生长下去。

历史悠久、丰富灿烂的中国传统文化，是中华民族伟大智慧与创造力的结品。它以独特的东方文化内质与形态孕育了中医药文化。在漫长的历史过程中，中医药学一直支配着中国人养生防病治病以及生活方式，也曾给周边的民族和国家以深刻的影响，成为人类文化宝藏中的珍品。中国传统文化由道、儒、释三大学派构成，实际上儒、道、释三家文化与中医文化有着互动互补的关系，有学者甚至提出中国文化是儒、道、医互补的文化，"正是儒、道、医三者的文化合流，奠定了中国传统文化的基础构架"。虽然这种观点还有待商榷，但其对中医文化重要性的肯定无疑是有道理的。

也有学者提出"易道主"说，认为中华文化的主干既不是儒家也不是道家，而是通贯儒家、道家的"易家"，易家的核心就在于"易道"。就易与医的关系论，自古就有"医易同源""医易会通"的说法。同时，早期的伏羲文化，对于中医药学理论的形成和构造奠定了基础。

由此可知，中医思想文化也同样具有通贯儒道的特点。更为重要的是，中医的一些思想还对易、儒、道产生过反影响或产生过修补作用，如天人观念、阴阳五行学说、气学说、仁术学等。其内容主要包括：

（一）气之一元论的整体恒动观

中医学的本体观是气一元论，是中医药天人合一的整体观、恒动变易的系统有机论思想的源头。

中医学吸收了中国哲学的精气学说，形成了独具特色的中医气学理论。"气"是《黄帝内经》应用得最广泛、最普遍的概念，认为气是天地万物的本原，"天地和气，命之曰人"，并以阴阳二气为中介说明人与自然密切相关而有"生气通天"之说，又以五行之气说明人体内部五脏之间的资生制约关系，其他如运气学说以三阴三阳和五行之气说明人体、疾病与自然气候的联系，以"六气(指人体精、气、津、液、血、脉)源于一气"说明人体各种生命基本物质之间的联系，以"百病皆生于气"说明病因与发病的关系等。

医乃仁术，"仁"充分体现了"生生之德"。朱熹说："仁者天地生物之心，而人之所得以为心者也。"戴震更是直接提出"仁者，生生之德也"。儒家把"生生之德"落实在人伦关系上，医家之德落实在治病救人上，"大医精诚"的"仁德"标准是为医者的基本道德操守和行为规范。明代医家陈实功提出"先知儒理，然后方知医理"。

（编者 张义明 李慧慧）

（二）"象数思维"的传统文化思维模式

中医采用据"象"归类、取"象"比类的整体、恒动思维方法，建构了人的各部分之间相合相应的理论体系。中医是"象数思维方式"的最佳体现者、贯彻者和运用者。"象"原指直观可察的形象，即客观事物的外在表现。中医之"象"已超出了具体的物象、事象，而成为功能、关系、动态之"象"。由静态之象"到动态之"象"，由具体之"象"到功能之"象"，使人体关系有序化。

中医离不开"象"，如藏象、脉象、舌象、证象、药象等。如在分析人的生理功能结构时，将人体脏腑、器官、生理部位和情志活动与外界的声音、颜色、季节、气候、方位、味道等按"象"即功能属性分门别类地归属在一起。《素问·五脏生成篇》载："五脏之象，可以类推。"比如心脏的基本功能是主神明、主血脉，宇宙万物中的赤色、徵音、火、夏、热、南方、苦味、七数、羊、黍、荧惑星等均可归属于心。五脏均以此类推。这种取象的范围可不断扩展，只要功能关系、动态属性相同，就可无限地类推、类比。如果客体与之发生矛盾，那就只能让位于功能属性。中医有一个"左肝右肺"的命题很说明问题。肝在人体的右边，为什么说"左肝"呢？其实这是从功能、动态属性上说的，肝有上升、条达的功能，故与春天、东方等归为一类，东方即左边。所以，"左肝右肺"并不是从解剖学（"形"）上说的而是从功能（"象"）上说的。中医在认识疾病过程中也是据象类比，中医重"证"不重"病"。将各种病症表现归结为"证"，如眩晕欲扑、手足抽搐、震颤等病症，都具有动摇的特征，与善动的风相同，故可归为"风证"。"证"就是一种典型的"象"。

　　"象"和"数"是联系在一起的。"象"是可分的，如藏象可分五类，也就是五脏，或者说五大功能系统。八纲辨证则是把病证分为阴阳、表里、虚实、寒热八类，当然相互搭配还可分出更多的类。此外，"象数"中具体的"数"往往不是定量，而是定性。如《素问·金匮真言论》中的八、七、五、九、六实际上就是五脏的肝、心、脾、肺、肾，这是依河图五行成数配五脏。

　　中医象数思维模型可以概括为"气—阴阳—五行"模型。"气"是中华生命文化的核心。中医遵从"元气论""气本论"的传统，将"气"看成是人体生命的本源、本质，"气化"运动是生命发展变化的源泉。"气"是连续不断、流动有序的，中医认为"气"既是生命的最小物质，又是生理动态功能，是生命的能量。"气"的生命观必然导致中医学整体性、功能性、直觉性特征。

　　阴阳和五行是"气"的分化和表现形式，也是中医"象数"思维的基本模型。中医认为人体和宇宙万物一样充满"阴阳"对立统一关系。
"阴阳者，天地之道也，万物之纲纪，变化之父母，生杀之本始，神明
之府也。"《素问·阴阳应象大论》用"阴阳"来阐释人体组织结构、
生理功能、病理化、疾病的诊断辨证、治疗原则以及药物的性能等。五
行实际上是阴阳的细化，两对阴阳(水和火，木和金)加一个中土就是五
行。中医以五行为纽带，以五行与五脏的配属为核心，将器官(五官)、
形体(五体)、情志(五志)、声音(五声)以及方位(五方)、季节(五时)、颜色
(五色)、味道(五味)、生化(五化)等纳入其中，以此说明人与自然的统一
性、人本身的整体性。并用五行的生克乘侮来说明各种联系，如五脏中
每一脏都具有生我、我生、克我、我克的生理联系。这种联系把五脏构
成一个有机的整体。病理上相生代表母病及子、子病犯母的传变过程，
相克代表相乘(相克太过为病)与相侮(反克为害)的传变过程。五行模型还
广泛地用于诊断、治疗等方面。

中医从一开始就没有走向机械、分析之路，而是采用横向的、有
机的、整合的方法。中医认为人不是个可以不断分割的东西，而是一
个有机的、开放的系统。人体内小时空对应体外大时空，对应大宇宙
的天时、物候、方位及万事万物。从整体、宏观、动态、联系上认知
生命，是中医的强项，也无疑是生命科学的大方向。但也不能不看到
中医不重量化、不重分析所带来的负面效应：生理病理上细节不清、
结构不明、定量不够，诊断辨证上带有较大的"艺术性"、模糊性，
理论框架的万能化甚至僵化等，造成了中医发展的缓慢，造成了中医
与现代科学的隔阂。

（编者 张义明 李慧慧）

（三）"仁和精诚"的核心价值观

中医的基本理论、道德信念、行为规范、临床诊疗、养生实践无不
体现中华文化的核心价值观念，我们把中医的核心价值观念概括为"仁
和精诚"四个字。

　　"仁"是中医人的最基本要求，体现了中医从业仁者爱人、生命至上的伦理思想。医生的责任在于治病救人。中医作为"生生之具"是帮助人类生命健康长寿的，是呵护人类生生不息的工具和技术。中医的最高道德理想是能够参赞化育、效法天道、救治生命以实现"生生"仁德。

　　"和"是中医追求的最高境界，体现了中医人崇尚和谐的价值追求。中医认为一个健康的人必须做到人与自然、人与社会、人与规律三个层面的和谐。中医认为"天地合气，命之曰人"，人之所以会生病，就是因为失"和"——违逆了天地阴阳四时的规律，进而引发自身阴阳失和，于是治疗疾病就需调和致中。进而言之，中医提倡医患信和、同道谦和，强调医疗行为中各种关系的中和、和谐之美，"和"表达了中医药观念和方法、手段和目标的统一。

　　"精"是中医职业精神的最高概括，体现了中医人的职业要求。生命至重，有贵千金。所以对医术的要求至高，必须做到至精。孙思邈《大医精诚》认为医道是"至精至微之事"，所以要求从医者首先要有精湛的医术，习医之人必须"博极医源，精勤不倦"。《礼记》上说"医不三世，不服其药"，意思是没有研究透彻《黄帝内经》《神农本草经》《脉诀》或《伤寒论》这三世之书，不能算称职的医生。后世医学教育、医疗实践中，对医生的职业素养要"精"的要求一以贯之，成为中医的核心价值追求之一。

　　"诚"是中医行为的最高准则，体现了中医人格修养的最高境界。孙思邈《大医精诚》要求医者必须诚心救人，"凡大医治病，必当安神定志，无欲无求，先发大慈恻隐之心，誓愿普救含灵之苦"。要有"见彼苦恼，若己有之"感同身受的心，"普同一等，皆如至亲之想"，"不得瞻前顾后，自虑吉凶，护惜身命"，亦不得"自逞俊快，邀射名誉""恃己所长，经略财物"。"澄神内视，望之俨然。宽裕汪汪，不皎不昧"的大医之体是"诚"的形多写照。

（编者　张义明　李慧慧）

二、中医药文化渊薮与理论自信

中医学与天文学、算学和农学，是中国先人独自创造的科学技术体系中的四大核心学科，但作为一门与生命、健康相关的自然学科，有着深厚的文化底蕴，也和数千年中华文化血脉相连。在浩如烟海的文史典籍中，包含了大量的中医药文明成果；在卷帙浩繁的中医药文献中，蕴藏了丰厚的中华文化精髓。如《周易·乾卦》中的"天行健，君子以自强不息"和《周易·既济·象》中的"君子以思患而豫防之"等，在中医药学中则体现了生命观—积极主动、防范未然。《道德经》第二十五章中的"人法地，地法天，天法道，道法自然"，在中医药学中体现为自然观—天人相应、顺势而为。《孟子·公孙丑上》中的"夫志，气之帅也；气，体之充也……善养吾浩然之气"，在中医药学中体现为正气观—立命修身、调养正气。《礼记·中庸》中的"博学之，审问之，慎思之，明辨之，笃行之"，在中医药学中体现为治学观—博学审问、慎思笃行。均可印证中华传统文化与中医学问之种种关联。当然，

中医学吸取了传统文化中的基因但并非全盘接受，而是有所扬弃和发挥，有继承和创新。今从儒学、道学、佛学、易学等文化角度，阐释和探讨中国传统文化与中医药理论之间关联及渊源。

（一）道学与中医药学

鲁迅曾经说过："中国根柢全在道教……以此读史，有多种问题可迎刃而解。"道教植根于中国文化的土壤，在长期发展融合的过程中，它不仅继承了道家思想，还兼收儒、墨、兵、法各家，因而道教糅合了众多中国民族传统文化，形成庞大的宗教体系，是中国一个土生土长的宗教。

道文化包含道家文化与道教文化两个方面。前者由来已久，可以上溯到中国古代文明，其代表人物为黄帝、老子、庄子，世称"黄老之学""老庄之学"，对中国哲学、政治思想、文学、艺术及医学都产生了极为重要的影响。在诸子百家中，道家与儒家、法家鼎足而三，构成了中华文化不可分离的有机部分。

1.道法自然与"人与天地相参"

《黄帝内经》开篇之作即是《素问·上古天真论》，首论"上古之人，其知道者，法于阴阳，和于术数""形与神俱""恬惔虚无，真气从之""精神内守"；以及"提挈天地，把握阴阳，呼吸精气，独立守神""淳德全道"，"积精全神，游行天地之间，视听八达之外""外不劳形于事，内无思想之患"，"法则天地，象似日月，辩列星辰，逆从阴阳，分别四时，将从上古合同于道"的上古、中古时期的"真人""至人""圣人"和"贤人"的四种养生方法所能达到的修养境界，其思想理论基本来源于道家，同《老子》"人法地，地法天，天法道，道法自然""至虚极，守静笃""和其光，同其尘""专气致柔""涤除玄览""见素抱朴，少私寡欲，绝学无忧"，以及"归根曰静，静曰復命"等养生思想是相一致的。《素问·阴阳应象大论》说"阴阳者，天地之道也，万物之纲纪，变化之父母，生杀之本始，神明之府也"。认为阴阳为天地之大道，万类之主宰，变化之本源，道之所处。言"道"者，是精神实体，故曰"神明之府"，一切事物发展变化都必须遵循这一规律，故又曰"万物之纲纪"。

老子说："有物混成，先天地生，寂兮寥兮，独立而不改，周行而不殆，可以为天下母，吾不知其名，字之曰道，强为之名曰大。"（《道德经》二十五章）这里，"先天地生"的本体就是"道"，即是说在天地未有之先，道已经存在。大即为道之名，道即是大的代称。大与"太"通，"古人太字多不加点，如大极、大初、大素、大宝、大庙、大学之类"（《骈雅训纂·释名》）。又，清人段玉裁说："凡言大而以为形容未尽则作太，如大宰俗作太宰，大子俗作太子……又

用泰为太。"(《说文解字注》)

老子认为，"道"是天地万物存在的根据。天地万物各有特殊性，但又具有统一的普遍的存在根据。老子说："大道泛兮，其可左右，万物恃之以生而不辞。"(《道德经》三十四章)这里论述了大道广泛流行，无所不至，万物的生、育、长、养都依赖于它。"辞"，老学注家多解为言辞、推辞，似未允当。拙见以为，辞有告别之意，作"离开"解，意指万物依赖道以生而须臾不离。《楚辞》中屈原《九歌·少司命》"入不言兮出不辞"可证。"道"生长万物，衣养万物，为天下母，为"万物之宗"，而有无穷的活力。"万物之总，皆阅一孔，百事之根，皆出一门"(《淮南子·原道训》)，说明"道"是万物存在的根据。

"人与天地相参"，语虽出于《黄帝内经》，但其源可上溯到老子。老子(《道德经》二十五章)说："道大，天大，地大，人亦大，域中有四大，而人居其一焉。"按照老子对道的描述，道除了是宇宙本体，又是万物之源，还是客观规律，是一身而兼具数任焉。作为宇宙本体而言，道先天地生，自然是道大；作为万物之源而言，道为万物之宗，自然也是道大；作为客观规律而言，天地人都服从共同的自然规律，不能违反，自然也是道大。道虽然不是与天、地、人相同的实体，却也能变化成为有固定具体形象的天地万物，所以道也列于"四大"之中。不过"道"作为老子哲学的最高范畴，毕竟与天、地、人有所不同。推究老子之意，重点是论述天地与人。

这里，老子将天地人并举，并且要求符合道的规范、道的形象、道的法则，那就是"自然"。所谓自然，当然包括自然客观规律，这是老子自然天道观的集中体现。

应该指出的是，老子把天地人看成一个具有相同的"大"的整体，一个在"道"的规范下的域中的大系统，这个系统遵从的法则就是"自然"。这已经是"人与天地相参"最早的表述形式。

《黄帝内经》早期文献的《灵枢·岁露》说："人与天地相参也，

与日月相应也。"而《灵枢·玉版》又说："人者天地之镇也，其不可不参乎!"参，即适合之义，其所以能适合，关键在于人能与之适合，而并非由自然界的赐予。所以称"人者天地之镇"，镇即重要、主要的意思。除与天地相参外，另请注意还需"与日月相应"。《素问·八正神明论》曰："天温日明，则人血淖液而卫气浮，故血易泻，气易行；天寒日阴，则人血凝泣而卫气沉。月始生，则血气始精，卫气始行；月郭满，则血气实，肌肉坚；月郭空，则肌肉减，经络虚，卫气去，形独居。是以因天时而调血气也。"

可见其中揭示的人的气血的日节律，月节律，以及与之相应的用针取治法则，都是人与天地相参，与日月相应的重要内容。反映了人与天地日月属于同源同构的物质世界，这正是人参天地的内在根据。

又《素问·咳论》曰："人与天地相参，故五脏各以治时，感于寒则受病，微则为咳，甚者为泄为痛。乘秋则肺先受邪，乘春则肝先受之，乘夏则心先受之，乘至阴则脾先受之，乘冬则肾先受之。"以咳为例，从天地人相参来认识疾病的病因病机，指出因四时感寒不同而与五脏的关系。说明一个咳症，也与天地四时、五脏六腑有整体的联系，所以五脏六腑皆令人咳，又非独肺一脏而已。

《黄帝内经》有关人参天地的论述已可概见人与天地相参在诊断疾病、治疗疾病、辨析病因病位病势病机等方面的具体应用。从道家而来的人与天地相应的整体观念，已经被医学所吸取，并用来指导中医疾病诊治的各个方面，成为中医学卓越的学术思想。

2. 气之一元论

《云笈七签·秘要诀法·修真旨要》说："气者，阴阳之太和，万物之灵爽也。"明智了悟则称爽，灵爽亦即爽灵，道教称人之三魂名曰胎光、爽灵、幽精，此处借喻气乃万物之魂灵，这是道士对气的定义和概括。其深层的意思是说，阴阳二气合为一气，即冲和元气，构成了宇宙间万事万物，并且万物的灵性根源于气。

其实，早于道士的道家，从观察自然中，慧心独悟，早已认识到

"气"是构成万物的根源，是宇宙间最基本的物质。

春秋战国时期，就提出"气一元论"学说，对宇宙生成、万物终始，做出了天才的无可证伪的解释。

气的概念随着人们对自然界的深入认识而逐步发展，在不同层次上有不同的内涵。从最初的托举地球的大气，到人呼吸之气，在天的六气，以及地气上为云、天气下为雨的云气、雨气；继之才分出天气、地气、人气；而人气之中又分出元气、宗气、营气、卫气、脏腑之气、经络之气等。尽管如此，总归为阴阳二气，合起来宇宙间又无非是一气。

医家，在对气的认识过程中，始终把人体放在宇宙大环境之中加以制究。因此，医、道对气的认识是一致的，只不过随着中医学的发展，医家更注重"人气"的研究，对脏腑之气、宗气、营气、卫气、元气、经气有着更深入的认识，从而建立起中医的精气神学说。

在研究"人气"的同时，医家们也研究了"天气""地气"对"人气"的影响，对"风、寒、暑、湿、燥、火"天之六气，以及"木、火、土、金、水"地之五行也做了大量研究，用宏观的方法，创立了研究人体新陈代谢微观变化的"气化学说"。当然医家研究阐述最多的还是"人气"，以及影响人体、疾病的"天地之气"。

3.阴阳之应象

《黄帝内经》中有一篇隶属早期而又极端重要的论文，即《素问·阴阳应象大论》。《黄帝内经》中称"大论"的文章不多，共有九篇。除去论运气的"天元纪大论"等七篇论文由唐·王冰据其师传本补入外，早期传本只有"阴阳应象大论"和"四气调神大论"两篇，论而名之大者，可见《黄帝内经》作者的重视。为什么呢？首先得从篇名"阴阳应象"谈起。

什么是阴阳应象？历来注家都没有说清楚这个问题。马莳说："此篇以天地之阴阳，万物之阴阳，合于人身之阴阳，其象相应，故名篇。"这是依天人相应注说，重点在应，于"象"无解，读后仍朦朦胧胧，有如雾中看花。吴昆说："天地之阴阳，一人身之血气，应象者，应乎天象，而配乎阴阳五行也。"这是指象为天象，自然不错，但语焉不详，且所论之物象、气象、病象、征象、治象、法象等，难以包罗于中。张志聪说："此篇言天地水火，四时五行，寒热气味，合人之脏腑形身，清浊气血，表里上下，成象成形者，莫不合乎阴阳之道。至于诊脉察色，治疗针砭，亦皆取法于阴阳，故曰阴阳应象大论。"

其实，"象"的含义还要远大。"象"应作"道"解，阴阳应象就是阴阳应道。这是先秦医家在道家思想的启迪下，吸收当时的学术成就而提出的创见。自此以后，象作为形象一词，在中医学界沿用至今。

4.五行体系的建立

五，指木、火、土、金、水五类属性的物质；行，指运动变化。五行，概言之即指物质世界运动变化的规律。

阴阳源于日月的运动已如上述，那么五行又源自什么呢？

一般的人论五行，大多以《尚书·洪范》为依据，认为五行之说最早出自《洪范》。其文曰："五行，一曰水，二曰火，三曰木，四曰金，五曰土。水曰润下，火曰炎上，木曰曲直，金曰从革，土爰稼穑。润下作咸，炎上作苦，曲直作酸，从革作辛，稼穑作甘。"不过，我认为书中除了对五行的属性作了概括之外，还把五行与五味相联系，并对每一行的性质作了分析。水、火、木、金、土不再代表五种特殊的物质形态，而上升为五类事物的属性，因而五行已有了初步的抽象。

只要读一读老子的"五色令人目盲，五音令人耳聋，五味令人口爽"(《道德经·十二章》)，就知道色声味对古人观察事物有多么重要的地位。所以《黄帝内经》中凡属五行归类，五色、五声、五味始终都居显著位置。《黄帝内经·灵枢》还有"五色""五味""五味论""五音五味"等专篇，不仅论及五行归属，而且用以论述生理病理及疾病的诊断治疗。

《黄帝内经》认为，在地的木火土金水五行，是由于在天的风热湿燥寒五气的变化；天之五气，又是依天象斗柄所指不同方位而有五行之气的运行所产生。这就是"天有五行，御五位"，五行源出五方的意义。

须知，五气运行，也就是"五运"。而五方也不仅是空间意义上的五方，而是与天文学相关的天象。这就把作为基本物质形类的木火土金水上升了一步，通过上升到气，与天文气象相联属，进而把形气相感而化生万物也与天文气象密切地联系起来，从而创立了中医运气学说。所以《黄帝内经》将"天地之道"，归结为"五运阴阳"。《素问·天元纪大论》说："夫五运阴阳者，天地之道也…可不通乎！"表达的正是除道在于一(气)，也在于二(阴阳)之外，也在于三(阴阳、五行)。只是为道之"三"，其中的五行就是五运的五行之气了。这是中医阴阳五行学说与道学相通的关键所在，也是中医学与道学最根本的渊源所在。

5. 脏象学说的演进

藏象经络学说的形成，有一个漫长的历史演变过程。在从奴隶社会向封建社会转变的过程中，由于封建礼教的束缚，古代人体解剖学逐渐衰落，代之以宏观观察和抽象思考，使藏象经络学说向模型化方向发展。用现代控制论的"黑箱理论"来解读，是特殊的历史条件，形成了中华民族独特的关于人体解剖生理的灰箱模型。这一模型的建立，虽然与现代解剖生理学有很大差距，但是却非常实用，能解决实际问题。它显示了先民的聪明智慧，就是在复杂的事务面前，能抓住关键和要领，找到解决问题的客观规律，现代称之为简化法科学，而道家更擅长现代称之为数学模型的思维方法。

藏象之前有一个脏气的认识阶段，这与五行配属五方，五方而有五气，五气最终形成五脏是相关的。《黄帝内经》说："东方生风，风生木，木生酸，酸生肝。"风何以能生木、生酸、生肝，自然是风气生养属木行的万千事物，其中就有来源于对客观实际的直观的观察。按照《管子·四时》篇所说，东方属春，属木，就是因为春天的气候特点是多风。春风带来春雨和调，生养万物，自然界草木复苏，所以风生木。树木结果，果实之味酸，所以木生酸。五味之中，酸味养肝，所以酸生肝。因而中医学把肝称为风脏，病理变化则有"诸风掉眩，皆属于肝"。风证归属于肝。可见风之生肝，在于风气生肝；同理木之生肝，自然也是木气生肝。说明藏象之前，确有一个脏气的认知过程，或者说是将脏腑认识上升到藏象认识的抽象过程。这一认知过程，就是发展到尔后的中医藏象学说特别重视"象"的根源。当然，这样说并不是不重视"脏"，藏象也是在具体解剖的基础上发展起来的。只要看看《灵枢·肠胃》《难经·四十二难》，就可以知道古代中医的解剖也有相当的水平。文献中记载：人体食道长1.6尺，大肠与小肠的总长度为55.8尺，二者的比例为1∶35，与现代人体解剖学所载长度的比例为1∶37基本吻合。又如《难经》记载的"七冲门"，均是古代解剖部位的名称，其中属消化系统的贲门、幽门，至今还为我们所沿用。只不过受传统文化重道轻器的影响及儒家礼法思想的束缚，尔后医学的发展并没有沿着解剖的方向继续走下去，或者仅是小步走下去，而更多的是沿着"象"的道路发展下去了。要之，无象之象，才是大象。这一道学思想直接影响了《黄帝内经》的作者们在认识人体生理病理、脏腑经络及归纳脏腑功能时，不过多追求解剖的小象，而走大象这一天地人三才整体观的路子，去揭示在内的脏与在外的象之间的联系，从而建立起中医学特有的"藏象学说"。

6. 治未病学术思想

《素问·四气调神大论》说："阴阳四时者，万物之终始也，死生之本也，逆之则灾害生，从之则苛疾不起，是谓得道。道者，圣人行之，愚者佩之，从阴阳则生，逆之则死，从之则治，逆之则乱。反顺为逆，是谓内格。是故圣人不治已病治未病，不治已乱治未乱，此之谓也。夫病已成而后药之，乱已成而后治之，譬犹渴而穿井，斗而铸椎，不亦晚!"这就是著名的"治未病"的思想，《黄帝内经》中还进一步把它发挥为"上工治未病"。按照《黄帝内经》的说法，治未病大致包含了四个方面的含义，即未病先防、早期诊治、把握病机、既病防变四点，都属于预防医学的思想，与先于《黄帝内经》的老学相通，二者有明显的传承关系。

老子认为，"其安易持，其未兆易谋。其脆易泮，其微易散。为之于未有，治之于未乱。合抱之木，生于毫末；九层之台，起于累土"（《道德经》六十四章）。意思是说，事物在安静、平稳、正常的时候容易持守，一旦发生动荡、祸乱、病患就难以把持了。没有形迹时容易图谋，脆弱时容易分解，微细时容易消散。因而无论治国、处事、养生，都应当在未发生败乱、破散、祸患之前，未兆之先，脆弱之际，微小之期，未乱之时，防患于未然，消弭于无形；而且祸乱、病患的初浅阶段，都容易得到治理。比照前引《黄帝内经》之文，显然这一"治未乱"的思想引入到医学之中，就发展为医经"治未病"的思想了。

此外，医经治未病的依据是"四时阴阳"或称"阴阳四时"这个"万物之根本"。顺四气以调神，春夏养阳，秋冬养阴，从之有福，逆之有咎，从之则治，逆之则乱。而"因阴阳之大顺"正是道家一贯的思想。《史记·太史公自序》就说指出，"夫阴阳四时、八位、十二度、二十四节，各有教令。顺之者昌，逆之者不死则亡，未必然也。故曰使人拘而多畏。夫春生、夏长、秋收、冬藏，此天道之大经也；弗顺则无以为天下纲纪。故曰：四时之大顺不可失也"。老子指出，"然后乃至大顺"（《道德经》六十五章）。所谓大顺，就是阴阳四时，就是天道运行规律，就是自然。能够把握阴阳四时转化、依存互根的自然规律，也就能够治未病，治未乱，又何顺之无有。

7. 道学与气功

气功应该是起源于原始人类的自我保健活动，据《素问·移精变气论》记载，"往古人居禽兽之间，动作以避寒，阴居以避暑，内无眷慕之累，外无伸宦之形，此恬淡之世，邪不能深入也"。动作就是运动，阴居就是在阴凉处安静休息。

（编者 张义明 李慧慧）

（二）儒学与中医药学

在中国的历史长河中，经历了两千多年漫长的封建王朝，从汉武帝"废除百家，独尊儒术"开始，无论是战火纷飞还是太平盛世，儒家思想就如同一棵参天大树，深深地植根于这两千多年的土壤中，影响了一代又一代的中国人。中医完整体系形成的《黄帝内经》成书于汉代，深受儒家文化影响。

1.致中和与中医药学

中庸思想是儒学博大精深的体系里一个"相当适宜而完整的基础"(林语堂《中国哲人的智慧》)。

"中"的概念出现的较早。《论语·尧曰》记载一段传说：古代圣王尧临终前传帝位于舜，并告诉他统治臣民的秘诀，即"天之历数在尔躬，允执其中，四海困穷，天禄永终"。后来舜把帝位传于禹时，也将这四字秘诀如是告之。唐宋诸儒有所谓"道统"说，认为有一个"道"从尧舜传到孔子，其主要内容就是"中"。"允执其中"的"其"，是指事物的两端或对立双方，《礼记·中庸》引孔子的话"执其两端，用其中于民"，意思就更明白了。"中"指不偏不倚、无过之无不及的状态或境界，即"中者，不偏不倚、无过不及之名"(朱熹《中庸章句集注》)。"执中"或"用中"，就是要确确实实抓住两端之间的中心点，不可过之，也不可不及。统治者的"允执其中"，是指对百姓既不能过分残暴，也不可宽厚无制，如此才能维护住既定的统治秩序。

《论语·雍也》曰："中庸之为德也，其至矣乎!"意思是说，作为一种道德，中庸是最高的了。中庸即用中，以中为常道。孔子承认事物中对立的两端是客观存在的，但主张采取"和"的方法，防止斗争激化和矛盾转化，"礼之用，和为贵"（《论语·学而》），以"和"为处理社会矛盾的最高政治伦理准则。

孔子以后的儒者，对"中庸"进行了反复阐述和发挥，使"中庸"或"中和"成为儒家认识世界、对待人生的基本价值观念。《礼记·中庸》曰：中也者，天下之大本也；和也者，天下之达道也。致中和，天地位焉，万物育焉。"意思是说，"中"是天下万事万物根本的价值标准，"和"是天下共行的大道。人如果能把中和的道理推而广之，那么，天地万物都能各得其所，各遂其生了。

所谓"和"有两层意思：一是指调和，以不同的因素或对立的两端适度配合，使之比例恰当，如同厨师两开烹调羹汤，具有手段和方法论的意义；二是指和谐，表示协调、和合、均衡、统一的状态，就像是做好了的羹汤，是一种比"和"的手法更要高深、宽广的和谐机制。《礼记·中庸》认为，"中和"是世界万物存在的一种理想状态。郑玄（127-200）在解释《礼记·中庸》篇名时指出，"中庸"就是记述"中和之为用"的，即怎样达到中和。"中"与"中和"的含义是相通的，所以后世儒者多以"中和"通于"中庸"。

儒学的中庸之道里包含有丰富的辩证法思想。它认为事物的发展要适度，反对过与不及，这对中医学理论体系的形成和发展、中医的生理病理观以及养生治疗观都有诸多深刻的影响。

"喜怒哀乐"是人体的情绪，中医称之为"七情"。七情"未发"，怎么被称为"中"？这似乎很难理解，其实不然。中医认为，心在为喜，肝在志为怒，肺在志为悲，这是正常的情志变化，发出来的时候，只要合乎"适中、和谐"的原则，就是正常的情志变化，因此，《中庸》说"发而皆中节"。这种状态才可以称为"和"，而情志太过，过喜、过悲、过哀的"失和"状态，就不是"中"，就是病态。

"喜怒哀乐之未发"，并不是没有喜怒哀乐，而是隐含于中，不突出一脏的情志，五脏之间处于和谐状态，是人体的正常表现；遇到应该"喜怒哀乐"的情况，就应该表现出"喜怒哀乐"的变化，否则就是麻木不仁，是一种失常的、不到位的表现状态，就不能称之为"中"，也不能称之为"和"。喜怒哀乐表现得很到位，既不太过，也不不及，就是"和"，是五脏功能正常的外在表现。《中庸》作者强调的是"皆中节"，它表示的意义是很严谨的。

生病起于过用：《素问经脉别论》："春秋冬夏，四时阴阳，生病起于过用，此为常也。"所谓"过用"即指超越常度，"过用"致病可作为《内经》发病理论的普遍规律。情志太过：《灵枢·口问》说：

"大惊卒恐，则血气分离，阴阳破败，经络厥绝，脉道不通，阴阳相逆，卫气稽留，经络虚空，血气不次，乃失其常。"指出七情太过是人体重要的致病因素之一。饮食不节：《素问·痹论》云："饮食自倍，肠胃乃伤"，指出饮食过量可损伤胃肠，此处是宏观的论述。

《素问·至真要大论》则具体描述了五味太过，造成人体发病的机制，云："夫五味入胃，各归所喜……久而增气，物化之常也；气增而久，夭之由也。"饮食五味能化生阴精，入五脏以养五脏之气，但如果五味偏嗜，又能损伤五脏，故《素问·生气通天论》云："阴之所生，本在五味；阴之五宫，伤在五味。是故味过于酸，肝气以津，脾气乃绝；味过于咸，大骨气劳，短肌，心气抑……"提出偏食某味过久，可使五脏之气偏胜偏衰而发病的病机理论。劳倦太过：《素问·调经论》说："有所劳倦，形气衰少。"《素问·举痛论》云："劳则喘息汗出，外内皆越，故气耗矣。"《素问·宣明五气》曰："五劳所伤：久视伤血，久卧伤气，久坐伤肉，久立伤骨，久行伤筋，是谓五劳所伤。"这里所说的劳倦、劳、五劳均为过度运动，与"中庸"相反，故可造成正气的损伤。运气太过：自然界气候变化太过也会导致人体的失衡，如《素问·气交变大论篇》云："岁木太过，风气流行，脾土受邪。民病飧泄，食减，体重，烦冤，肠鸣，腹支满……岁木不及，燥乃大行…民病中清，肤胁痛，少腹痛，肠鸣，溏泄……"

可见，《内经》关于发病理论，无论外感内伤都存在"生病起于过用"的规律，这种"过则为病"的病机理论，显然是基于儒家之"中庸"思想。儒家积极入世的价值观，最终形成了其极力推崇皇权思想的世界观和方法论。

中医学以阴阳平衡为人体生命运动的理想状态，《黄帝内经》提到"阴阳均平……命曰平人"（《素问·调经》），"平人者不病"（《灵枢·终始》）阴阳平衡标志着人体健康，平人就是健康人。所谓"匀平""平"，相当于儒学"中和"之"和"。金代医家刘完素在《六气为病·寒类》中说："阴阳以平为和，而偏为疾。"阴阳的匀平或调和，是以阴阳双方各自恪守职责即得其中或中节为前提的。如阴主藏精、阳主卫外，二者彼此相互依存，相互为用。从人体的生理过程看，"阴在内，阳之守也；阳在外，阴之使也"（《素问·阴阳应象大论》）。物质居于体内，功能现于外；在内的阴是产生功能的物质基础，在外的阳是内在物质运动的表现。彼此的发而中节与相互配合就是和，这就是阴阳平衡的关键，即"凡阴阳之要，阳密乃固；两者不和，若春无秋，若冬无夏，因而和之，是谓圣度"（《素问·生气通天论》）。统而言之如此，分而言之也是如此。人的整体功能状况取决于各部分功能的正常(即中节)和相互配合，如"血和则经脉流行""卫气和则分肉解利""志意和则精神专直""寒温和则六腑化谷"等，只有气血营卫、精神和消化系统的功能都协调，才能做到"人之常平"（《灵枢·本藏》），即维持健康状态。

阴阳平衡状态的破坏，则意味着生病。"阴盛则阳病，阳胜则阴病"（《素问·阴阳应象大论》），这是阴阳的太过；"阳虚则外寒，阴虚则内热"，这是阴阳的不及。举凡血、气、形、志的有余或不足亦可致病，"气有余则喘咳上气，不足则息利少气"，"血有余则怒，不足则恐"，"形有余则腹胀，泾溲不利，不足则四肢不用""志有余则腹胀飧泄，不足则厥"（《素问·调经论》），由于肝藏血，肺藏气，脾藏肉、肾藏志，所以血、气、形、志的有余、不足所致病证，实际上是上述脏腑的虚实病变。

总之，在中医学看来，无论什么病都可以用阴阳的失衡来解释，即《素问·四气调神大论》中所谓的"从阴阳则生，逆之则死，从之则治，逆之则乱"。由此，尽管病种繁多，病理复杂，治法各异，但都遵循一个总的原则，即"谨察阴阳所在而调之，以平为期""无问其病，以平为期"。

2. 医术与仁术

"仁"的观念是儒家文化的核心内容，仁的基本含义是"爱人"。首先是爱自己的亲人，即以"孝悌"为"仁之本"；继而以忠恕之道将这种血缘关系推广至社会上所有的人，就是"爱人""泛爱众而亲仁"。以仁爱之心治理朝政，则可平天下。而医乃生死所寄，治病救人者首先应爱人；不仅要爱护救治病人，通过治病，还可将仁爱之心播散到普天下的黎民百姓中去，使家庭亲睦、人伦有序，从而达到国家社会的长治久安。正像《灵枢·师传》中所概括的，医学可"使百姓无病，上下和亲，德泽下流，子孙无忧，传于后世，无有终时"。在医生看来，治病、救人、济世三位一体，不可分割，并由此来评定医生的优劣，即"上医医国，中医医人，下医医病"（《备急千金方·诊候》）。

把医学作为仁术，反映了古代朴素的人道观念。"仁者，人也"（《礼中庸》），以儒学为主体的中国文化将人推崇到很高的地位，所谓"唯人万物之灵"（《尚书·周书·泰誓》），"人与天地相参"（《素问·咳论》），把人与天地等量齐观，并列论之。但这种"重人"意识，并非尊重个人价值和个性的自由发展，而是将个体与群体，将人与自然、社会交融互摄，强调人对宗族和国家的义务。它与近代勃兴的以个性解放为旗帜的人本主义属于不同的范畴。

"医乃仁术"，这是两千多年来对中医医德最集中，也是最深刻的概括。这一命题得到历代医家的认同，并付之于实践，典型地体现出以孔子仁学思想为基础的儒家学说对中医药伦理思想的深刻影响。在《黄帝内经》里中医伦理思想也非常丰富；在儒家学说影响下形成的中医药伦理思想，正是由《黄帝内经》中的医德论述所奠定基础的；并在医者们的实践中不断得到深化和丰富，最终形成完整的医德体系。

"仁"是孔子思想的核心。"仁者爱人"，在儒家看来绝不仅仅是指"爱"的行动，"仁"是做人的原则，更是一种人生的境界。在漫长的历史进程中，华夏大地真可谓"仁泽广被"。中医药思想中，"仁"结合中医职业特点，不仅形成了"医乃仁术"，医乃"救人生命"、"活人性命"的一门技艺，更形成了医者行医时必须恪守的"医德"。

"人命关天"在中医中是最基本也是最朴素的观念。战国时期荀子说："水火有气而无生，草木有生而无知，禽兽有知而无义，人有气、有生、有知亦且有义，故最为天下贵也。"（《荀子集解·王制》）《素问·宝命全形论》也明确提出："天复地载，万物悉备，莫贵于人。"所以它要求医者"预救生灵"、"预济群生"、"与民为病，可得先除"。

正基于此，中医在业医者那里成了"精光之道，大圣之业"（《素问·灵兰秘典论》）。被后世称为"医圣"的张仲景在其《伤寒论·序》中论说了自己对业医的认识：精究方术，上以疗君亲之疾，下以救贫贱之厄，中以保身长全，以养其生。（《伤寒论译释》）

正因为医术涉及救命活人，所以医家认为医者必须对"生命"具有高度的仁爱精神，这是一名医者必须具备的德性。诚如明代名医龚信在《明医箴》中有言曰：今之明医，心存仁义。……不计其功不谋其利，不论贫富，施药一例。（《古今图书集成·艺术典·医部》）

他的儿子龚廷贤，子承父业，亦为名医，他在其专著《万病回春》中有《医家十要》，其中有言曰："一存仁心，乃是良箴，博施济众，惠泽斯深。二通儒道，儒医世宝，道理贵明，群书当考。……十勿重利，当存仁义，贫富虽殊，药施无二。"（《古今图书集成·艺术典·医部》）

正因为历代名家大多坚守"医乃仁术"的信条，在实践中表现出对任何病人能够一视同仁，关心体贴、竭诚尽智，全力以赴，且无欲无求，不图名利。正是由于儒家"仁学"的影响和历代名家的实践，中医早就形成了自己优良的医德传统。

如北宋名医唐慎微，"治百病百不失一"，名声极大，但凡是病家来请，"不以贵贱，有所召必往。"金元四大家之一的朱震亨都是主动去贫病之家诊治，尤其照顾"困厄无告"的患者。明代名医万全，不念旧恶、不计前仇，曾千方百计治好一怨家小儿的危重病症。他在其著《幼科发挥》中就表示"以活为心，不计宿怨。"确如孙思邈在《大医精诚》中所云：凡大医治病，必当安神定志，无欲无求，先发大慈恻隐

之心，誓愿普救含灵之苦。若有疾厄来求救者，不得问其贵贱贫富，长幼妍蚩，怨亲善友，华夷愚智，普同一等，皆如至亲之想。

儒家非常重视人们道德的修养，因为"德"是人的内在品质及其外化表现的高度概括，它主要靠社会舆论和人内心信念来维持，并通过每个人的德行来调节人们相互间的种种关系。从社会学意义上说，它是一种行为规范。

德的内涵非常丰富。《荀子·法行》记载了一段孔子关于以玉比德的谈话：夫玉者，君子比德焉。温润而泽，仁也；折而不挠，勇也；瑕适并见，情也；扣之，其声清扬而远闻，其止辍然，辞也。故虽有珉之雕雕，不若玉之章章。

《黄帝内经》的不少篇章记载了对医者的道德要求。如《素问·阴阳应象大论》要求"乐恬淡之能，从欲快志于虚无之守"；《素问·上古天真论》要求"高下不相慕"，"嗜欲不能劳其目，淫邪不能惑其心"；《素问·徵四失论》尖锐批评那些"谬言为道，更名自功"，"后遗身咎"的恶劣行径。魏晋学者杨泉在其《物理论》中特别提出评价"良医"的标准："其德能仁恕博爱，其智能宣畅曲解。能知天地神祇之次，能明性命吉凶之数。处虚实之分，定逆顺之节，原疾疢之轻重，而量药剂之多少。贯微达幽，不失细小，如是乃谓良医。"

药王孙思邈在其《千金方·大医精诚》中提出为医者应富有同情心和不避艰险，不计名利，全身心用在患者病情之上。他说医者在行医过程中："亦不得瞻前顾后，自虑吉凶，护惜身命。见苦恼，若己有之，深心凄怆。忽避险巇，昼夜寒暑，饥渴疲劳，一心赴救，无作功夫形迹之心。如此可为苍生大医，反此则是含灵巨贼。""不得于性命之上，率尔自逞俊快，邀射名誉，甚不仁矣。""夫为医之法，不得多语调笑，谈谑喧哗，道说是非，议论人物，炫耀声明，訾毁诸医。自矜己德。偶然治差一病，则昂头戴面，而有自诩之貌，谓天下无双，此医人之膏肓也"。

北宋年间成书的《小儿卫生总微论方》中，对医者也提出了具体要求：凡为医之道，必先正己，然后正物。""凡为医者，性存温雅，志必谦恭；动需礼节，举止和柔；无妄自尊，不可矫饰"。元末明初名医徐春甫在其《古今医统大全》中提出"医术之比儒术，固其次也，然动关性命，非谓等闲。学者若非性好专志，难臻其妙。""儒识礼仪，医知损益。礼仪之不修，昧孔孟之教；损益不分，害生民之命。儒与医岂可轻哉？儒与医岂可分哉？"

明代名医李梴在其《医学入门》中对为医提出自己的看法与要求："医司人命，非质实而无伪、性静而有恒真、知阴功之趣者，未可轻易习医。""既诊后，对病家言必以实，或虚或实，可治、易治、难治，说出几分证候，以验己精神。如有察未及者，值令说明，不可牵强文饰，务宜从容拟以，不可急迫激切，以致恐吓。""寡室妇女，愈加敬谨，此非小节。""治病既愈，亦医家分内事也。纵守清素，借此治生，亦不可过取重索，但当听其所酬。如病家亦贫，一毫不取。"(孔令俭、王安莉主编《儒医文献选读》，山东友谊出版社)

翻开中医史不难发现，一个负有"救人"、"活命"责任的医生，在其为医的实践中，必须具备高尚的道德意识和崇高人格。这其中的仁爱与清廉正直、淡泊名利是密切相关的。

反之那些为名图利的医者必然缺乏仁爱精神，更谈不上对高尚道德意识和崇高品格的自觉追求，他们在行医中挟一技之长，只顾私利，贪得无厌，沽名钓誉，欺骗病人，妒嫉同道，趋炎附势，奉迎当道。这样的医者只能被世人鄙视，被历史淘汰。

从流传下来的医典文献我们可以概括出那些令人赞佩的美德懿行：首先，廉洁正直，不贪钱财，不计报酬，不为名利，尽心尽责，扶危济困。其次，对待病人普同一等，一视同仁，不论美丑，不为贫富，不贪女色。再次，诊治论病，实事求是，不欺病家，不为易治而说其难以售其技，不为难医而说其易以掩己短；再其次，与人唯善，尊重同行，不沽名钓誉，不自我吹嘘，等等。

医者必须为国为民，认真负责，鞠躬尽瘁。真正体现了尽职尽责、竭诚敬业的精神。

"敬业"一词最早见于儒家经典《礼记·学记》，其文曰："一年视离经辨志、三年视敬业乐群。"其后又引《尚书·兑命》文，"敬逊务时敏，厥修乃来。"重申敬业之义。

医乃救人、活人之术，所以病人的安危系于医生一身。这就需要医生具备高尚的职业道德。凡诊病施治，必须严谨认真，一丝不苟。《素问·徵四失论》就指斥那些诊病草率的庸医："诊病不问其始，忧患饮食失节，起居之过度，或伤于毒。不先言此，卒持寸口，何能病中，妄言作名，为粗所穷。"

张机亦在《伤寒论·自序》中批评那些"务在口给，相对斯须，便处汤药。按寸不及尺，握手不及足；人迎、趺阳，三部不参；动数发息，不满五十。短期未知决诊，九候曾无仿佛；明堂厥庭，尽不见察，所谓窥管而已。夫欲视死别生，实为难矣。"

那么，如何达到仁爱救人、精诚济众的医德境界呢？传统医生主要通过"内省"和"慎独"来实现。"内省"是儒家提出的修养方法。孔子说："内省不疚，夫何忧何惧。"(《论语·颜渊》)意谓自我反省没有内愧于心的事，就不会有什么忧愁和恐惧的了。另如孟子的"存心"、程颐的"诚敬"和王阳明的"省察克制"，都是内省方法的继承。那么，该内省什么呢？《论语·学而》曰："曾子曰：吾日三省吾身，为人谋而不忠乎？与朋友交而不信乎？传不习乎？"三省，既可指从如上三个方面反省自己，亦指次数之多，即一日多次反省自己。医学家的内省，又有其职业色彩。明代李梴和缪希雍则分别谈到医家内省的具体内容大致分为两个方面。于清夜扪心深思，反省一天的行医生活，是否有仁爱之心？有无加害于人？处方用药是否切中病情？有无需要改进之处？等等；于五更潜心默想，推究古今方书，力求融会贯通。学习传统医学，讲求博闻强记，对本草诗、方剂歌、脉诀一类的基础知识要背得滚瓜烂熟，临床应用才能得心应手。所以也要像艺人练功一样，天天"曲不离口，拳不离手"。背诵不是目的，关键在于深思。所谓学而不思则罔，思而不学则殆"（《论语·为政》）。读与思，思与读，两者不可偏废，都是每天清晨必做的功课。

"慎独"，则属内省修养方法的一种。系指在独立活动、无人监督、做坏事可能不会被发现的情况下，仍能坚持自己的道德信念，自觉地按照一定的道德准则去行动而不做坏事。从这个意义讲，"慎独"又是道德修养所达到的一种较高的境界。儒家对慎独在道德修养中的作用进行过深入探讨。《礼记》里四次提到"慎独"问题，最集中的论述见于《中庸》一节，"是故君子戒慎乎其所不睹，恐惧乎其所不闻，莫见乎隐，莫显乎微，故君子慎其独也"。慎独者，慎其闲居之所为也。君子在无人看到之处要警戒谨慎，在无人听到之处要恐惧护持，最隐蔽的地方也是最容易被发现的，最细微的事物也是最容易显露的。因此，君子一个人独处时，总是特别小心谨慎的。

传统医生为什么要把"慎独"作为自身的修养方法呢？因为这种修养方法更切合诊疗实际。首先，传统医生以个体行医为主，且医疗、配药、护理诸工种集于一身，这种职业活动形式基本是在无人监督的情况下完成整个诊疗过程。其次，医生职业的技术性较强，一般人缺乏有关专业知识，有的病人甚至是在失去知觉的情况下就医。外行人心目中对好医生的判断，主要针对其服务态度而不是专业水平。怎样才算全面详尽的检查、正确及时的治疗呢？这还要靠医生强烈的责任感和高度的自觉性。再次，与医疗工作的特殊需要有关。患者为了治好病，往往毫无保留地向医生倾诉自己躯体或内心的秘密和隐私；医生为了诊治疾病，也需要了解病人的家族史、个人史、婚姻史及个人爱好、精神状态等方面的情况。这就对医务人员提出了特殊的道德要求，即必须心地纯正，言行谨慎，为患者隐私保守秘密，不得随便谈论。否则，会给病人造成痛苦，给其家庭带来不幸，甚至酿成悲剧。

历代医家在谨慎行医方面都留下典范：中医门派林立，难免互相贬斥，但同行们公认施今墨先生豁达大度，谦和可敬。施氏常说："今墨还是治好的病人少，没治好的病人多。"他总是教导弟子"不要包治"："在应诊过程中，面对病人不可许诺诸如二帖、三帖药保好等言词是绝对忌讳的。即使有十分的把握，也得留有余地，把话说大、说尽是不科学的。若对某些疑难病症尚无把握时，要给病人讲清楚：您这病很复杂，头绪较乱，今天先开三付药观察一下，探探路子，然后再集中兵力打歼灭战。"他还告诉弟子，"白天应诊，下班后静下来，把一天看过的病人在脑海里过一下，想想哪个病人的处方不全面，必要时应准备下复诊时的处方。"

沪上名医王仲奇善治热病和杂病，求诊者甚多，连英、美、法国的使领馆官员也来求治。这样一个大牌名医却没有架子，对待病人非常亲切，让人如沐春风，有病家赞曰："入门先减三分病，接座平添一段春。"为当今医者树立了令人尊敬的良好医德形象。

（编者 张义明 李娜）

（三）《周易》与中医药学

《周易》是一部伟大的哲学、社会科学、自然科学融为一体的巨著，对中国的文化、科学产生着巨大的影响。中医学亦不例外，尤其《周易》是一部哲理性极强的著作，因此对《内经》有着纵深的渗透，《内经》中的许多认识论及方法论上的问题，皆朔源于《周易》。对中医理论的形成和发展起了很大的促进作用。

1.《周易》唯物自然观与五行学说

《周易》认为与宇宙的发生至关紧要的莫过于天与地，《周易》用乾卦、坤卦代表天与地。如《易·系辞》曰："天尊地卑乾坤定矣"。"乾知大始，坤化成物"。八卦中的其余六卦也分别代表实实在在的物质，如巽风、震雷、离火、坎水，艮山、兑泽，形成了所谓八卦哲学，八卦哲学体现了《周易》对宇宙认识的唯物观。《周易》是以八种物质为宇宙万物之基本要素，其中水、火为五行学说中的两种主要元素。根据甲骨文记载，五行观念起源于殷商，记载于《尚书·洪范》，但《周易》中已有五行的主要元素—水、火等的萌芽。五行完整记载于《尚书·洪范》。如曰："一曰水，二曰火，三曰木，四曰金，五曰土。水曰润下，火曰炎上，木曰曲直，金曰从革，土爰稼穑。润下作咸，炎上作苦，曲直作酸，从革作辛，稼穑作甘"。五行学说在春秋时期还是一种抽象哲学的概念，《内经》在当时《周易》、《左传》《洪范》的影响下，把五学说这一哲学观念的东西引进到中医学的领域内来，在宇宙唯物观的基础上，借助五行的归类，揭示中医脏腑经络、病理、生理之间的联系，并应用五行生克理论，维持人体内外环境的平衡。五行学说被广泛地应用到中医学，长期以来被作为中医理论的说理工具。由于五行学说有认识论范畴唯物观的先进性，又具方法论中的朴素的系统论思想，中医又独特地把五行学说和阴阳学说相结合，用以阐述中医理论，故使五行学说在中医学中跃居重要地位。因此，中医学中的五行概念已经比原始的五行概念有了本质的差别，它已经升华为哲学与自然科学相结合的典范之一。

2.《周易》人与天地相应的整体恒动观

《黄帝内经》在多篇中反复阐述"人与天地相应""人与天地相参"。这一思想的形成，首先是受《周易》"三才观"的影响，同时，也是《周易》以天地为万物之父母的命题下，对"人"在宇宙中的价值判定。《易传·序卦》："有天地，然后有万物；有万物，然后有男女；有男女，然后有夫妇，有夫妇，然后有父子……"这说明从自然界到人类社会都是由天地产生的。在八卦中，乾坤两经卦为八卦的首脑，乾为天，坤为地，其他六卦皆为乾坤天地所产生的六个子女。天地结合生万物，也就像男女结合要生出子女一样。据此理《素问·宝命全形论》说："人以天地之气生，四时之法成。"《灵枢·岁露》说："人与天地相参也，与日月相应也。"《素问·六节藏象论》说："天食人以五气，地食人以五味。"甚至从天地的角度来定义"人"："夫人生于地，悬命于天，天地合气，命之曰人。"(《素问·宝命全形论》)

《易传·系辞》在"《易》有太极，是生两仪，两仪生四象"之论中已经提出了气一元论的思想。《灵枢·决气》也指出"精、气、津、液、血、脉，余意以为一气耳，今乃辨为六名。"人体之不同构成和功能也是本于气之一元。人体和万物是一致的，皆一气所生。于是，在"气"一元论的基础上又形成天与人的对立统一概念，用以说明人与自然之间的相互关系。

人与自然的物质统一性，是中医学整体观的立论基础。气的存在和运动的无限性与连续性(它构成了空间和时间的概念)，决定了宇宙乃至人体的整体性，而气的存在和运动的有限性与不连续性，形成了万物及人体结构质的多样性。二者辩证统一、对立依存，构成了既相对稳定又不断变化的物质世界。天与人既是一个整体，又独立存在；人体内部既是一个整体，又有各种不同的器官。中医学的整体观，正是建立在对世界物质统一性和质的多样性认识的基础上的。

《周易》认为宇宙在动，万物在变，而且运动变化是极其复杂，难以预测的。故《易·说卦》曰："神也者，妙万物而为言者也"。即言万物的变化神妙莫测。《周易》还认为事物的变化是无止境的，故《序卦》曰："物不可穷也。"《易传》并认识到事物的运动变化来自于事物的内部，也即来自于事物对立面之间的相互作用。具体指天地阴阳的对立统一，故《易·系辞》"在天成象，在地成形，变化见矣"。及"刚柔相推，变在其中矣。"《系辞传》也曰："乾坤成列而易立乎其中矣"。就是说没有矛盾便没有对立，也就没有运动变化和发展。故《易·系辞》曰："变化者，进退之象也"。《周易》的辨证观不但已阐述到事物是运动变化着的、发展着的，而且认为事物之间不是孤立的，而是互相联系的，如既济卦之强调水火互济。再如《易·杂卦》："有过物者必济，故受之以既济"，便可说明。

《周易》泰卦、既济卦都体现了阴阳的和谐、平衡，如原文曰："天地交泰，万物通也"(《易·泰卦》)，"初吉，柔得中也"(《易·既济》)。

《内经》和《周易》一样认为宇宙万物是运动产生的，运动是永恒的，互相联系着的，运动产生生命，运动停止，生命便要告终。体现了整体衡动观的重要意义。

近代"整体恒动观"的提法，确应修正为"整体衡动观"。整体，指人体内外环境的相关性、统一性。动，指运动、变化，言人体的气化，气机升降运动是无器不有，无时不存在的。衡，指平衡，即人体内部脏腑组织之间，人体与外界环境之间，都保持着一定的平衡。中医整体衡动观是中医学认识论中的一大特色，是中医学的指导思想。

思格斯说："平衡是和运动分不开的"，就是说有动必有静，所谓静，即指相对的静止，也就是相对的平衡。

《周易》在平衡观方面，已经初具平衡论思想的雏形，《周易》已经认识到有动必有静的动静平衡观，如《易·系辞》曰："动静有常，刚柔断矣"。《周易》的平衡观还反映在卦的结构上，如无论八卦，还是六十四卦对于阴、阳爻的数量，位置其分布都是平衡的。体现了平衡是动态的、相对的原理，亦即是在发展中、变化中的平衡，《周易》六十四卦朴素地反映了这一观点。平衡的目的在于维持相对的静止，亦即相对的稳态，平衡是对立统一的产物，没有对立统一便没有平衡。《周易》的平衡观是建立在对立统一的基础上的，是在阴阳、天地、水火、日月、刚柔对立统一的基础上产生的相对平衡。《周易》的平衡观还表现在制约关系上，就是说有制约才有平衡，亦即对立统一的双方，要在一定制约的基础上才能维持平衡。如既济卦的水火互制，泰、否卦的乾、坤交感，都是平衡制约的朴素萌芽。平衡是为了维持整体的统一性。

中医学认为，升降出入是宇宙中所有事物运动的基本形式，也是人体脏腑、经络、阴阳、气血各种功能运动的基本形式。

如肺之宣发与肃降，脾之升清与转输，胃之降浊，肝之疏泄，肾与心之阴阳相交、水火既济等，对立而又统一，相反而又相成。肺因脾之升而得到水谷精气，滋养本脏并宣发周身；脾因肺之降而主运化，将槽粕下转，排出体外；肺之肃降又能抑制肝木升发太过，所谓"金能平木"者也。在这些正常活动中，尤以脾胃至关重要，其位居中州，是通联上下的渠道，升降出入的枢纽，脾升胃降，可使饮食物的消化吸收、输布排泄等得以正常运行。其他肝胆之升发，肺之肃降，心火下行，肾水上升，肺气宣发，肾阳蒸腾，肺主呼吸，肾主纳气，无不配合并依赖脾胃以完成升降运动。所以《内经》认为，只有脾胃健运，升降有序，才能维持"清阳出上窍，浊阴出下窍，清阳发腠理，浊阴走五脏，清阳实四肢，浊阴归六腑"的各种正常生理活动。

3.《周易》与中医的取类比象

《周易》卦辞、爻辞是中医取类比象的渊源。

《易经》六十四条卦辞，三百八十四条爻辞所罗之事毕矣。正如原文所说："十有八变而成卦，八卦而小成，引而伸之，触类而长之，天下之能事毕矣"。

《周易》卦、爻辞的特点在于虽包罗万象，却系统归类，故可触类旁通，举一反三，每一爻，每一卦皆可代入许多事物，亦即每一个卦，都代表一个范畴，每条爻都代表一个公式，都包含一个原则在内。《周易》强调"远取诸物，近取诸身"，就说明《周易》的象是客观事物的征象，并不是凭空忆拟来的，《周易》的卦、爻辞实际上是当时客观自然界和社会现象的缩影，因此孕育着许多哲理和科学的原胚。类比哲理便是其中之一部分。

《系辞传》认为："整个《易》，就是一套'象'"。因此它说："是故易者，象也。象也者，像也"。

《周易》不但直接提出"观象"（《易·系辞》："圣人设卦，观象系辞"。），而且提出"取类"（《易·系辞》："其称名也小，其取类也大"，故虞翻曰："谓乾，阳也，为天，为父，触类而长之，故大也"。）《周易》的类比法也不是凭空而来的，是通过实践观察而来的。如《易·系辞》曰："仰则观象于天，俯则观法于地"，"近取诸身，远取诸物，于是作八卦，以通神明之德，以类万物之情。"

《内经》"候之所始，道之所生。"以及王冰《重广补注黄帝内经素问序》亦说："上穷天纪，下极地理，远取诸物，近取诸身，更相问难"。表明《内经》的取象比类也是来源于实践观察的。

类比方法极广地渗透于《内经》的基础理论之中，包括脏象，阴阳五行，六淫。如在藏象学说中，把人体的脏器、神志、液、体、窍，分别归类于心、肝、脾、肺、肾五个系统中来，形成五个脏象，这是中医吸取了《周易》卦象的取类比象及五行学说类比演义而来的。中医脏象学说的特点是在于，把五行学说之间的五种物质形态的相生相克类比到脏象中来，从而加深了脏腑之间的相互联系，比《周易》卦象的取类比象进了一步。

4.《周易》与中医的系统论

所谓系统论，其实质也就是整体论，是指事物之间的相互联系而言，大系统中包含着小系统，小系统中又有更小的系统，说明事物的存在不是孤立的，事物的结构是层次性的，事物的运动是整体关联的。

《周易》六十四卦就像一个大系统，每一个卦各由六爻组成，又是一个小系统，大系统与小系统之间，有着不可分割的联系，反映了事物之间相互联系的普遍性。如《易·坤卦·文言》曰："坤道其顺乎，承天而时行"。即言顺应天地自然之道万事不能离开天地自然界的关系。

《周易》朴素系统论的特点在于注重人与社会及自然界这三个系统之间的关系。尤其以人与社会的关系最为突出，充分的反映于卦辞及爻辞中。

《内经》系统论纵横交织于整个中医基础理论中，如中医五行学说，金、木、水、火、土和脏象相结合，构成五个子系统，子系统之间又都存在着生克的控制信息联系，系统论加强了个性与共性的联系。中医系统论的特色在于强调人体内外两个系统的密切关系，尤其注重人与自然界的关系，人与大自然界相比，人只是一个小系统，是这个大自然界中的一个小系统，因此特别注重自然界对人的影响，这在运气学说及脏象学说中都有充分体现。如《素问·阴阳应象大论》曰："在天为风，在地为木，在体为筋，在脏为肝，在色为苍，在音为角，在声为呼，在变动为握，在窍为目，在味为酸，在志为怒"体现了人与天地的密切关系。

（编者 张义明 李娜）

（四）伏羲文化与中医药学

伏羲是"肇启人类文明"的"人文之元"。伏羲"一画开天"，始成八卦，深刻地影响了中华民族传统文化的形成和走向，把人类从洪荒时代推进到了一个文明的新纪元。他测影绘制的阴阳太极图，反映了两体运动(地球、太阳)以及地球与太阳互相作用的自然关系；他结网罟、教佃渔，发展畜牧养殖和农业种植，创造了人类物质文明；他造书契、制嫁娶、设官职、制乐器、定历法等，创造人类精神文明；他尝百药、制九针，发明医药，开启医学之先河。伏羲"仰观俯察"以"天地与我并生，而万物与我齐一"的浩大境界，追求"天人合一"，首创了以"天地人"三才构建之道为核心的独具东方特色的"象思维"，不仅为《周易》及其思想的形成奠定了基础，而且深刻地影响着中医药理论的构建，是中医学思维方法的核心。所以，伏羲被尊为三皇之首，成为海内外华夏民族共同敬仰的人文始祖。

1.阴阳太极八卦图与中医阴阳学说

阴阳观是伏羲易思想的核心，是古人认识自然界事物运动变化规律的基础，伏羲阴阳大极图是中华文明与文化的源头。中医学与中国传统文化是一脉相承的，因此，中医学完全体现了中国古人特有的、不同于西方的思维方式。《易·系辞下》关于伏羲"仰则观象于天，俯则察法于地…近取诸身，远取诸物"，确定的易思想，把人类自身置于天地之间，人与自然处于不可分离的状态，所有的"卦象"也反映的是人与自然的共生关系，因此便有"三级"(三才)之道而成卦。这种中国所特有的"天人合一"的思维模式，是中国传统文化的核心思想，由此而确定了中国哲学的基本走向。中医学正是以"天人合一"的哲学观为基础，以此作为自己的认识论、方法论和价值观，来建构中医理论体系并指导中医临床，并由此而奠定了中医学的整体观。如《素问·咳论》云："人与天地相参。"《灵枢·逆顺肥瘦》云："圣人之为道者，上合于天，下合于地，中于人事。"以及《黄帝内经》中关于"法天则地""和于阴阳""顺四时而适寒温"等相关养生和治疗原则，是"天人合一"的整体观在中医学的体现。

2. 河图、洛书与中医五行学说

河图与洛书之说最早见于《尚书顾命》"大玉、夷玉、天球、河图，在东序。"其后《管子·小匡》中有"昔人之受者，龙龟假，河出图，洛出书，地出乘黄。"《论语·子罕》中有"凤鸟不至，河不出图，吾已矣夫。"《易·系辞上传》曰："河出图、洛出书，圣人则之。"但未说明出自何时，圣人为谁。唐初孔颖达及近代易学家尚秉和先生皆曾引《礼纬·含文嘉》所载："伏羲德合上下，天应以鸟兽文章；地应以河图洛书，乃则以作《易》。"因而认为河图洛书皆出自伏羲时代。现在我们所看到的河图与洛书皆由宋初道士陈抟传出，并由朱熹刊载于所撰《周易本义》卷首。

河图反映了五行生成与五行相生。《尚书·洪范》云："五行：一曰水、二曰火、三曰木、四曰金、五曰土，水曰润下、火曰炎上、木曰曲直、金曰从革、土爰稼穑。"可见五行之说早于商代。宋初道士陈抟认为五行产生于河图。古人对河图衍生五行的文字表述是："一变生水、六化成之；二化生火、七变成之；三变生木、八化成之；四化生金、九变成之；五变生土、十化成之"。"阳以变生，阴以化合，阴阳交合，万物成焉"。可见《尚书·洪范》记载的一曰水、二曰火、三曰木、四曰金、五曰土，五个数字与河图天一生水、地二生火、天三生木、地四生金、天五生土的五个数字是相吻合的。

河图不仅描述了五行的生成，而且反映了五行间的相生关系。河图按顺时针方向旋转即为五行相生，即金生水、水生木、木生火、火生土、土生金。

洛书反映了五行相克。河图按"天道左旋"即顺时旋转，反映的是五行相生。洛书按"地道右旋"即逆时针方向旋转，反映的是五行相克。即水克火、火克金、金克木、木克土、土克水。《白虎通义·五行》中说："五行所以相害者，天地之性。众胜寡，故水胜火也。精胜坚，故火胜金。刚胜柔，故金胜木。专胜散，故木胜土。实胜虚，故土胜水也"。五行相克是古人对自然界及日常生活世界的感性认识与以象类物的经验总结，虽然其中存有较多的联想成分，但明显具有事物本质特征的关联，既有丰富的想象力，又有较强的逻辑性，且始终紧扣着事物间内在的本质联系。

3. 伏羲象思维与中医诊断学

伏羲及其后代，包括袭着伏羲名号的远古先民创立的阴阳太极图、河图与洛书不仅是中华文明与文化的起点，而且是中国哲学与思维的源头；他建构了中国古人所特有的、不同于西方的认知与思维方法。这些思维方法包括象数思维、整体思维、直觉思维、变易思维等。其中象思维是独具特色的思维方法，它不仅具有人类早期思维的特征，而且更多的具有人类思维的共性特征。

《周易·系辞上传》言："圣人有以见天下之赜，而拟诸其形容，象其物宜，是故谓之象。"又云："是故《易》者，象也，象也者，像也。"象"首先是指客观事物表现于外的现象、形象；它既有感性成分，又有理性成分。根据"象"的不同抽象程度，大致可把象及其思维分为形象思维、抽象思维、意象思维三个层次。而且这三个层次紧密联系，逐层递进，在本质上是相通的。急构成了独具特色的中国传统思维方式的"母胎"，中国传统思维方式的其他特性都是由这个象的性质所决定。中医学中的藏象、脉象、舌象、证象、诊法、药象等无不与象思维密切相关；晋皇甫谧《帝王世纪》云："伏羲画卦，所以六气、六腑、五藏、五行、阴阳、四时、水火升降，得以有象；百病之理，得以有类，乃尝百草而制九针，以拯天枉焉。"因此，象思维也是中医思维的核心，是中医药理论形成的源头，贯穿于中医理论形成的始终。

脏腑之象　脏腑之象即藏象，是关于人体脏腑功能的学说。是在

"天人合一"整体观的指导下，仅仅粗略地界定了五脏六腑的实体属性，运用形象思维、比象思维，把主要精力放在脏腑功能及其互相关系的观察和研究上，通过现之于外的象来把握藏之于内的脏，即"执其功见其形""视其外应，以知内脏"（《灵枢·本脏》）。《素问·六节藏象论》对肝的描述："肝者，罢极之本，魂之居也；其华在爪，其充在筋，以生血气，其味酸，其色苍，此为阳中之少阳，通于春气。"《素问·阴阳应象大论》云："东方色青，入通于肝，开窍于目……其应四时，上为岁星，是以春气在头也，其音角，其数八……"。由此可看出，这里的肝已经不是解剖学中具有一定形态结构之肝，而是一系列相关人体生命活动的象，通过比类方法，即"从其类序"（《素问·六元正纪大论》），将人体五脏功能系统与天的方位、季节、气候……在地的五谷、五味、五畜相匹配，通过五中实体的相互滋生、制约之象来类推各脏腑的特征及其功能联系。在肝木、心火、脾土、肺金、肾水五大功能系统的时空合一基础上构建了中医藏象学说，从而更好地把握人与自然、人与社会、人与疾病的关系。

诊法之象　中医对疾病的诊断主要是运用望、闻、问、切四诊合参之法，通过对人体的神态、气息、声音、主诉、舌象、脉象及生活习惯、环境等表象、形象多维度地揣测内脏生理和病理信息，以经络为信息通道对这些信息进行互校"合参"，从而获取具有一定时空性的整体、综合的象，即"证象"。如《黄帝内经·素问》言："善诊者，察色按脉，先别阴阳；审清浊而知部分；视喘息，听声音，而知所苦；观权衡规矩，而知病所主；按尺寸，观浮沉滑涩，而知病所生。以治无过，以诊不失矣。"

在四诊中，最经典的莫过于望诊与脉诊了。望诊是医者长期以来对人体外在表现的领悟，即对象的慧然顿悟。如《灵枢五色》曰："沉浊为内、浮泽为外、黄赤为风、青黑为痛、白为寒……五色各见其部，察其浮沉，必知浅深；察其泽夭，以观成败。"

中药药性之象　中药的四气即温、热、寒、凉，五味即苦、酸、甘、辛、咸。中药来源于天然植物、动物、矿物，皆具有生生之气，这种生生之气与人的生生之气一样秉受于自然，感天地之气而成。伏羲"观鸟兽之文与地之宜，近取诸身，远取诸物"，将人置身于天地之间，达到"以通神明之德，以类万物之情"的目的。这种观察方法启发了远古先民对动物药("鸟兽")、矿物药("地之宜")、植物药("诸物")的认识，隐喻着伏羲"味百药"的原创过程。

四气五味中的每一项本意都是远古先民对温度和味道的感觉。但如何把对药物的直觉体悟由感性认识上升到理性阶段，中国古人在对药性认识的演绎过程中，以象为媒介，借助象思维，抽象于天之四时、地之五行之象，完成一个认识过程，从而在演绎理论中得出一个中国式的完整的综合的药象，此即药类法象……风升生、热浮长、湿成化、燥降收、寒收藏五象。此象为气运之象、自然之象。刘完素《素问病机气宜保命集》云："其寒热温凉者，生乎天，酸苦辛咸甘淡六味者成乎地。"《汤液本草·用药法象》亦云："温凉寒热，四气是也，皆象于天。温、热者，天之阳也；凉、寒者，天之阴也。此乃天之阴阳也。"取四时属性之象，归纳中药所具有的属性，成为中药的性象。味与气是相对而言的，《黄帝内经》已把味的理论同阴阳、五行理论、天人合一观、经络藏象等理论结合起来。如《素问·阴阳应象大论》中所论述的"木生酸、火生苦、土生甘、金生辛、水生咸"；以及"酸生肝、苦生心、甘生脾、辛生肺、咸生肾"等理论，将五味、五行、五脏互相联系，说明五味的性象。再如"诸花独升"，取药花为上升之意，"诸子独降"，取子为下沉之意。茯苓皮、姜皮、大腹皮治皮之水肿；续断、骨碎补疗筋骨损伤；伸筋草舒筋通络；桂心温心气，莲子心清心火等皆因其形态、生长趋势、生长环境的物态之象而推断其功效的本原，是比象思维中"以类相从，同气相求"的"天人共通"规律的完美体现。

以伏羲为代表的远古先民，一画开天，所创立的阴阳太极八卦图、河图、洛书，深深影响着中医药理论的方方面面。其阴阳太极图所表达的事物对立统一规律的思想，是中医阴阳学说的源头。而河图、洛书所表达的天地万物生成、相生、相克的五运思想，是中医五行学说的源头。"有以见天下之颐，而拟诸其形容，象其物宜"所确立的象思维，是中医学思维的源头。中医学以象为媒介、以象为工具，未从解剖分析入手分析人体的结构、成分，而是以极其简单的解剖为基础，构造出了以功能及其相互关系为内容的藏象学说；同时运用形象思维、比象思维、意象思维，在"天人合一"整体观念的指导下，构建起了中医六淫学说、四诊理论、药性学说等。中医辨病辨证论治的实质就是观象、别象、类象的过程。伏羲天人合一的易思想以及象思维不仅指导着中医药理论体系的形成与构建，而且对中医药理论的创新与发展必将产生深远的影响。

（编者　张义明　李娜）

三、中医文化失信的反思

中医药文化是中国传统文化的重要组成部分，中医药文化的复兴是中华文化复兴的一个重要途径。近百年来，由于受到西方科学主义的冲击，中医的发展出现了危机。于是，产生了"中国没有哲学，中国没有科学""中医药必须与国际接轨"等怪论。

鸦片战争，英帝国主义的大炮，轰开了腐败的清政府的大门，中华民族一连串国耻接踵而至。帝国主义的大炮不仅打破国门，汹涌而来的西方文化除了给我们带来西方文明的优秀部分之外，也带来了如鸦片烟一样的东西，使东方之龙，睡梦不醒，逐步地对中华文化博大精深可宝贵的部分失去信心，甘心一切臣服于西方文化脚下。这就是近百年中华文化的现实、中医药学所处的时代背景。近几十年改革开放以来，在西方工业化及市场经济的影响下，国家及各级地方政府对中医的关怀、保护和扶持力度不可谓不大，中医药教育和中医医院规模也一天天扩大。

（一）中医基础理论的异化

我们现在教科书把阴阳的起源解释为根据日光的向背和日月、男女、水火的相对而产生的阴阳，因而把阴阳概括为对立统一的两个方面，把阴阳学说定性为"古代自发的、朴素的辩证法"。对五行的解释则是"古人认为构成世界的五种基本物质或基本元素"，五行学说也就成了"五种物质的运动和相互作用"的学说，是"朴素的唯物论"了。

其实，仅据日光的向背，日月、男女、水火的相对，不足以形成阴阳学说；仅仅是"木、火、土、金、水五种物质，也产生不了五行学说。阴阳和五行都是古人对天地自然运动变化规律的理解，首先是古代的自然科学模型，讨论的是自然变化的"象"和"理"，在中医学中是具体的医学理论。必须还中医阴阳五行自然科学模型的本来面目。

中国古人观察日影和昼夜的长短就会产生阴阳的概念。冬至白天最短，夜晚最长，日影也最长；随后白天不断增长，到夏至白天最长，日影最短。通过观察日影并结合自然气息的变化，容易得出冬至阴极而一阳生，夏至阳极而一阴生；冬至到夏至的上半年为阳，夏至到冬至的下半年为阴的概念。这一概念的形象表达就是太极图。河图、洛书是太极图的数字表达，是数字化的太极图。

《汉书-艺文志》："五行者，五常之形气也"。把一年分作五个时段，就会依次出现木、火、土、金、水五大类自然气息，也就产生了五行。时令的顺序是春→夏→长夏→秋→冬，所以五行相生的顺序是木→火→土→金→水。

阴阳和五行强调的是动态、时态。古人把宇宙的动态节律描述为"离合"运动，气化阴阳的离合过程产生开、阖、枢三种状态，形成三阴三阳六气。三阴三阳说是中医阴阳学说的精髓，指导中医辨证意义重大。阴阳被蜕化为对立统一的辩证法后，中医教科书中的三阴三阳已不知所云，失去了其应有的地位。把五行说成是"构成世界的五种基本物质"，就更没有继承发扬的价值了。

天地阴阳动态变化盈虚损益的描述。《黄帝内经·阴阳应象大论》提出调和阴阳的大法是"知七损八益，则两者可调"。现在的教科书把"七损八益"解释为房中术，还能成为中医调阴阳的大法吗？谓"天不足西北，地不满东南"的说法，是根据祖国的地理形势"而分的，变动态为地域，变时间为空间，这样的"文化"已经不是中国的传统文化

中医的"藏象"讲的是天地自然五行之象在人体的表现，《黄帝内经》讲"各以其气命其藏"，自然界有五行之气，故人有"五藏"。近贤恽铁樵先生讲中医之五藏是"四时之五藏"，也强调了五藏的时态概念。现在将基于时间的藏象学说代之以基于空间解剖实体的脏腑器官，如何在藏象研究中继承发扬天人相应的思想，又如何体现中医学的文化特色？

（编者 张义明 张燕）

（二）中医临床阵地萎缩

中医队伍严重弱化，不仅数量大大减少，内在质量也明显下降，直接影响到中医的疗效。人民群众在求医过程中往往遇到的不是真正能用中医思路看病的中医，常常遇到假医、劣医、名为专家实为庸医的中医大夫，往往见不到良好疗效，由此而认为"中医治不了病""中医治不好病"。这种舆论的形成，极为可怕，将致中医于死地。不是中医治不了病，而是许多病人遇到的"中医"没有真正掌握中医的精髓。

中医西医人员的比例很能说明问题。根据调查，1949年，全国中医27.6万名，西医87万名。2013年末，全国执业（助理）医师279.5万名，其中中医类别执业（助理）医师39.8万名。

（编者 张义明 张燕）

（三）中医医院建院模式的西化

目前国内中医医院数量越来越多，规模越来越大，院内科室划分越来越细，但是中医药文化元素却越来越少，究其原因，其中医院建设的顶层设计出了问题，医院模式没有考虑中医药自身运行发展的规律，而是一味的效仿现代化的西医院建设模式，诸如病房门诊、科室的设置，医疗检查设备的配置，特别是连科室的名称、技术人员的组成，大部分都是西医的。不少中医院里都挂有中医科的诊牌。

（编者 张义明 张燕）

（四）中医医疗方法和疗效评价体系的缺失

现代科学技术的发展使体现疾病的特异指标越来越多，以指标来帮助疾病诊断确实在很大程度上方便了临床治疗，但是，指标不是万能的，既不能代替医生的诊断，在某些情况下也不足以确诊疾病。

中医望闻问切即可诊断，恰是中医以简御繁的优势。

西医对具体的疾病都要建立相应的诊断标准和疗效标准。多年来这种标准化模式一直主导着对中医诊断和疗效的评价。但是，由于认识疾病的方式不同，这种模式当然也不符合中医自身的规律。例如，中医的半里半表病，西医根本不认识，也检查不出来，而中医可以诊断和治疗。中医的阴阳表里寒热虚实，西医更无法理解。与此相类似，蒲辅周治疗乙脑，周仲瑛、万友生治疗流行性出血热，中医治疗AIDS和SARS，都有自己的诊断标准和疗效标准。

（编者 张义明 张燕）

（五）医疗市场的商业化影响

医方行为的本意应该充分体现其公益性的特点，但由于我国目前，特别自改革开放以来，基本上已呈现市场化，严重影响了中医医疗及中医药的传承创新和发展。在市场化的今天，中医医院的生存，出现了危机，靠发挥中医特色，望闻问切四诊、中医适宜技术、针灸、推拿按摩、小针刀、骨科的小夹板固定、经方、验方、纯中药的治疗手段，职工就得饿肚子。为了生存，各级各类中医院和西医院一样，普遍存在过度医疗现象。如乱检查、开大方、中西医并用、重手术等。

（编者 张义明 张燕）

四、病因学的变化

20世纪以来，随着工业发展，除病原生物对人群健康的威胁外，化学性和物理性因素的污染加重，社会环境也发生了巨大变化，慢性非传染性疾病的发病率和死亡率大幅度增高。随着医学模式和健康观的转变，人们认识到影响人类健康的因素，不仅存在于人体内环境，而且存在于外界的自然环境和社会环境中，影响人类健康的因素不仅包括人体内在因素（遗传因素、代谢过程、器官或系统的结构与功能）、外环境的生物性因素、化学性因素和物理性因素，也包括社会、心理和行为因素。

1977年第30届世界卫生大会首次提出，WHO和各国政府的主要卫生目标应该是到2000年使全世界的公民都具有过上富裕的社会生活与经济生活所需要的健康水平，即"2000年人人享有卫生保健（health for all）"。次年，WHO又提出全球范围推行初级卫生保健（primary healthcare，PHC），即实现"2000年人人享有卫生保健"的关键措施。WHO在第51届世界卫生大会上明确了21世纪前20年人人享有卫生保健的总目标。

人类在适应环境和为生存而与疾病斗争的过程中，逐渐认识到疾病与环境之间存在密切关系，并在实践中创造出许多防病养生之道，如《春秋·左传》中曾记有"土厚水深，居之不疾；土薄水浅，其恶易觏"；《易经》中曾提出："君子以思患而豫（同预）防之"；《黄帝内经》中有"圣人不治已病治未病"的记载；《千金要方》中则提出"上医治未病之病，中医治欲病之病，下医治已病之病"。在西方，希波克拉底（Hippocrates，公元前460~公元前377）也曾提出医生不仅要治疗疾病，还要注意研究气候、空气、土壤、水质及居住条件等环境因素对健康的影响。

（一）情志变化的影响

七情，是指人体喜、怒、忧、思、悲、恐、惊七种情志变化，也即人的七种情感。情，是情感和情绪。七情是伴随着人的需要而产生的对客观事物的表现。

人体的情志活动，是以脏腑中的气血阴阳为物质基础，以心神为主导。《素问·天元纪大论》说："人有五脏化五气，以生喜怒思忧恐"，即五脏化五气，生五志。《素问·宣明五气》说："心藏神"，指心主管精神活动的功能，包括思维、意识和情志活动等。《素问·灵兰秘典论》说："心者，君主之官也，神明出焉。"《黄帝内经》把人的精神活动归属于心。

随着社会生产力的发展，人类在控制和利用自然方面已经取得了巨大的成就。结核、伤寒、痢疾等传染病、营养缺乏症等已经大大减少，人类的寿命明显延长，但是现代社会的发展所造成的紧张的社会生活环境却给人类带来了前所未有的心理压力，与这种心理压力密切相关的病患的发生率迅速升高，如头痛、类神经症、高血压、消化性溃疡、癌症等。人们越来越清楚地认识到，人不但是一个生物有机体，而且是一个有思想、有感情、参与社会生活的社会成员。1918年德国的Heinroth在研究睡眠障碍时首先提出了"心身疾病"的问题，强调了发病机制中心理因素的作用。从中医七情内伤分析，目前肝气郁滞者为多见，所以逍遥散的应用领域几乎涵盖了内、外、妇、儿各科。特别亚健康、失眠、强迫症、抑郁症等最为多见。目前影响情志失常的病因主要有以下5种因素：

1. 生活环境

人们在复杂的社会环境中生活，遇到的生活事件，如配偶死亡、子女离家、入学或毕业、退休、被解雇、纠纷、夫妻不和等而产生的刺激反应超过了心理适应能力，常导致疾病。

2. 生活挫折

每个人都会遇到挫折，挫折的后果有利也有弊。一方面，挫折使人的认识力产生创造性变化，提高解决问题的应急能力；另一方面，挫折太大，或超过人的耐受力，或不能正确对待时，则可能引起紧张状态、情绪紊乱，致使行为偏差和发生躯体及精神疾病。如在癌症发生之前，患者大多数有焦虑、失望、抑郁、压抑、愤怒等心理经历；孕妇的心理紧张和抑郁与早产和胎儿体重偏低有关；第二次世界大战时，前苏联的列宁格勒（现称圣彼得堡）被德军围困的日子里，高血压病大量发生等。

3. 不良人际关系

如果人与人之间发生了矛盾和冲突，心理上的距离加大，彼此都将产生不愉快的情绪体验、愤恨、抑郁、忧伤、孤立的心境而影响身心健康，严重者将导致躯体疾患。有一研究表明，由不良人际关系引起的焦虑和愤怒与高血压的关系最为密切。

4. 工作紧张

工作紧张对人体身心健康的影响在现代化生活中居于最突出的地位。20世纪70年代全国各类精神病的患病率为5.4‰，目前已达13.47‰，城市人口的精神分裂症患病率明显高于农村，与城市紧张的生活环境有关。现代化的科学技术把我们带进了信息时代，信息量的迅速增长，使人应接不暇，必须不断学习，改进工作，更新知识。这种状况导致人们神经和情绪的紧张程度大大提高，这在管理者和科技人员中表现尤为明显。有调查发现在中年人心身问题中，神经衰弱约占50%，慢性胃炎、消化性溃疡者约占30%；中年人负有赡养老人和抚育后代的责任，经济压力大，工作紧张，是发生各种慢性病的危险阶段。

5. 现代化城市生活

社会现代化的主要标志是工业化和都市化。现代化的都市生活，一方面为人民提供了丰富多彩的物质和精神生活；另一方面也造成了一些不利于健康的心理紧张因一素。在城市中，人口高度集中、生活紧张忙碌、交通居住拥挤、社会关系复杂等，这些都是心理健康的不利因素。在大城市里，良好的城市设施、高楼大厦、繁华热闹的街市人群、噪声，使人几乎与大自然隔离，产生一种软弱无能和孤立无助的感觉，长期如此就会形成悲观心理，甚至可能忧郁患病。有研究发现，乡村人群血压偏低，这些人若移居城市，则血压明显升高。

（编者 张燕 王延梅）

（二）六淫致病的影响

气候环境中存在许多人类生存和健康所必需的有利因素，同时也存在众多的不利因素，中医学包括风、寒、暑、湿、燥、火、疫疠之气。诸多环境因素对机体健康的影响具有利弊两重性。例如，紫外线具有生成维生素D、抗佝偻病和增强机体免疫力作用，但过量、长期的紫外线照射则可致皮肤癌和白内障发生。适宜的气温有利于人类健康生存，但极端气象条件对健康可带来不良影响，如热浪袭人的酷暑季节可使居民死亡率显著增加，而严寒天气可诱发心血管疾病发作。人类要充分利用有利的环境条件，克服、避免、改造不利的环境因素，与环境保持生态平衡。

在人类社会的不断进步和发展中，人和环境的关系也在不断发生变化。自工业革命开始以来，人类大量利用环境资源，开矿冶炼、加工制造、化工合成等，极大地丰富了人类所需的物质条件，创造了更为舒适方便、有利于人类生存和繁衍的生活环境，同时也产生了一定的环境污染。

（编者 张燕 王延梅）

（三）睡眠节律紊乱

睡眠的自律特性，是指人体适应大自然昼夜节律而形成的睡眠-觉醒节律，它是人类生存必不可少的条件，也是人和高等动物维持生命活动所必需的生理过程。

《内经》对于生命节律的认识很丰富，主要有昼夜节律（日节律）、气血盈亏节律（月节律）、四时节律（年节律）、生命周期（超年节律）等，其中昼夜节律与睡眠的自律特性最相关。而睡眠自律特性，即睡眠-觉醒节律，其本质是一种生理韵律，是人类在长期进化过程中形成的、与宇宙自然昼夜周期同步的一种生命活动，并有体内适应机制。《素问·四气调神大论》从人源于天地角度说这是"以从其根"、"与万物沉浮于生长之门"。《灵枢·卫气行》具体描述了人之寤寐与天体运行阴阳相应的机制："天周二十八宿，…房昴为纬，虚张为经。是故房至毕为阳，昴至心为阴。阳主昼，阴主夜。"此段论述了昼夜交替的天文学原理，而人体卫气与之相应出入，以成寤寐转换："故卫气之行，一日一夜五十周于身，昼日行于阳二十五周，夜行于阴二十五周。"《灵枢·营卫生会》则说"气至阳而起"即寤，"至阴而止"即寐，并称这是人"与天地同纪"。

顺应自然，建立良好的睡眠习惯，首先要做到起居有时。起居有时，是提高睡眠质量的重要因素，我国古人在长期的生活实践中逐渐形成了"日出而作，日落而息"的作息制度，并根据人与自然相统一的理论，对四时起居时间作了相应的规定。《素问·四气调神大论》中就详细记载了适应自然界变化而调整睡眠时间的具体方法：春天宜"夜卧早起"，以顺应阳气升发、万物生机蓬勃的自然景象；夏季阳气旺盛，万物生长茂盛，应"晚卧早起"，以应夏日的阳长之气；秋季，阴气渐盛，阳气渐收，万物结实，应"早卧早起"，以应秋天收敛之气；冬季，阴气盛极，万物闭藏，应"早卧晚起"，以避寒就温，顺应冬天潜藏之气。通过这种顺应昼夜节律和四时节律的睡眠养生方法，可以达到养神、促进气化以及生精之目的，若逆而不循，就会导致精气神功能紊乱和疾病的发生，即该篇所云："逆春气，则少阳不生，肝气内变。逆夏气，则太阳不长，心气内洞。逆秋气，则太阴不收，肺气焦满。逆冬气，则少阴不藏，肾气独沉。"其中的"早"、"晚"，不能简单用固定的时间（如北京时）加以约束，因为不同地区，由于时差的关系，"早"、"晚"所对应的时间也应有所不同。正确的做法是以"真太阳时"，即太阳出没为标准，所谓"早"指入夜之前、天亮与日出之间：
"晚"指夜之后、天大亮甚至日出之后。

当然，在现实生活中，作息习惯因人而异，从事不同工作性质的人以及不同体质的人，睡眠也有所不同，主要表现为两种不同的方式。一种是所谓的"百灵鸟式"，早睡早起，早晨和上午精神集中，记忆力和创造力较强，但晚上的效率就降低了；另一种是"猫头鹰式"，晚睡晚起，上午工作效率较低，下午尤其是到夜里，就转入高度兴奋状态，精力充沛，思想集中，工作效率极高。但不管哪种类型的睡眠方式，总以起居有时，睡眠充足，能够达到养神、促气化、生精为目的。

因此，起居有时要求我们不仅要保证一定的睡眠时间，更为重要的是形成健康的睡眠节律以保证高质量的睡眠，这样才能达到防病抗衰的目的。睡眠虽然可以为人体精气神活动提供和谐的环境，但是过多的睡眠和逆人体生理节律的睡眠都对人体有害而无益。

目前，由于人们工作节奏加快，生活规律紊乱，产生了一种叫做"假日综合征"的时髦病，这与人们打乱睡眠节律密切相关，假日里因为没有了平日工作的压力，人们娱乐、旅游通宵达旦，睡眠毫无规律，还有人趁假期"恶补"睡眠，这种扰乱睡眠节律的行为都会导致精神不振，睡眠质量差，甚至会引引发疾病。

睡眠质量低劣可能导致大脑健康恶化

2019年2月，Elise R Facer-Childs等人发现晚睡晚起（平均就寝时间为凌晨2：30，醒来时间为上午10：15）的人在静息状态下大脑的连接性能相对较低。这种较低的大脑连接性能与工作时间内注意力低下、反应较慢和嗜睡程度增加有关。他们的研究结果表明早睡早起的人在清晨测试期间具有最快的反应时间，困倦程度最低，明显优于晚睡晚起的人群。

然而，晚睡晚起的人在晚上8点的反应时间最快，困倦程度也最低，虽然这并不明显优于比早睡早起的人，但是这明显表明晚睡晚起的人在早上表现最差。在所有时间点中，早睡早起的人在静息状态下的大脑连接性能明显优于晚睡晚起的人群。

2018年11月，Asher Y Rosinger等人通过对中国和美国人群进行研究以便探究睡眠影响身体水合状态和脱水风险的机制。在两组人群中，这些研究人员发现，相比每晚有规律睡8个小时的成年人而言，每天睡眠6个小时的成年人会出现更加明显的浓缩尿液，而且他们的身体水分不足发生的可能性会增加16%～59%；人体出现脱水的原因或许与身体激素系统调节水合作用的方式有关。

2019年1月，Brendan P. Lucey等人发现慢波睡眠阶段时间较短的老年人大脑中的蛋白质tau水平更高。这是阿尔茨海默病的征兆，并且与脑损伤和认知能力下降有关。这一结果表明晚年睡眠质量低劣可能是导致大脑健康恶化的一个危险信号。如果未来的研究证实了他们的发现，那么睡眠监测可能是一种简单且经济实惠的早期筛查阿尔茨海默病的方法。

睡觉增强人体免疫力

2019年2月，Stoyan Dimitrov等人也发现为何有时睡觉是最好的药物。他们报道某些Gas偶联蛋白受体激动剂（包括肾上腺素和去甲肾上腺素，促炎分子前列腺素E2和D2，以及神经调节腺苷）会在T细胞识别靶细胞后阻止T细胞激活整合素，因而阻止T细胞粘附到靶细胞（比如被病毒感染的细胞）上。鉴于当人体在睡眠状态下会降低肾上腺素和前列腺素水平，他们接着比较了健康志愿者在睡眠或者熬通宵之后的T细胞，结果发现正常睡觉后的T细胞整合素激活的水平显著高于熬通宵后的T细胞的水平。他们随后确定睡眠对T细胞整合素激活的影响是由于Gas偶联蛋白受体激活水平降低。

这些结果就表明睡觉也许可以增强T细胞反应的效率，从而增强人体免疫力。

2018年12月，Mathias Baumert等人首次发现睡眠期间血液氧合不良可预测老年男性心脏相关死亡的可能性，而且还指出血液氧合减少不能归因于单独使用氧气的偶发性下降。他们发现当男性在低氧饱和度低于90％的情况下进行12分钟或更长时间的睡眠时，心脏相关死亡的风险增加了59％，因此筛查和治疗除睡眠呼吸障碍和肥胖之外的风险因素可能有助于减少夜间缺氧以及心脏病死亡风险。

目前由于手机、电脑网络的普及，城市中夜生活的增加，青少年学生学习压力过重，引起了一部分人群的睡眠时间不足、睡眠节律紊乱、睡眠质量下降，精神亚健康人群逐年上升，严重影响了国民的身心健康。

因此，充分发挥意识的能动作用，顺应大自然昼夜和四时的节律，做到起居有时，对于保证充足和高质量的睡眠以及人体精气神发挥正常作用意义重大。

（编者 张燕 王延梅）

（四）生活工作中的过逸

逸伤，是指过度安逸致病。即既不适当体力劳动，又不参加体育锻炼。过度安逸，或好逸恶劳，久则致病。

人体每天都需要进行适当的形体活动或劳动，或参加体育锻炼，以促进气血运行和脏腑组织的功能活动。《世补斋医书·逸病解》引华佗曰："人体欲得劳动，但不当使其极耳。动则谷气易消，血脉流利，病不能生。"若长时间缺乏形体活动，不劳动，不参加体育锻炼，则可导致逸病。"夫逸之为病，脾病也。"过度安逸，可使脾胃功能减退，谷气不消，出现腹胀、纳呆，并影响气血化生，导致气血不足，出现全身乏力，动则心悸、气短，汗出，神疲等。《素问·宣明五气》说："久卧伤气。"就是这个道理。又可因气血不足，正气减弱，易发生他病。如《金匮要略·血痹虚劳病脉证并治》说："夫尊荣人，骨弱，肌肤盛，重因疲劳汗出，卧不时动摇，加被微风，遂得之。"这是说痹证的病因，是由于养尊处优，不从事劳动之人，外表肥盛而阳气不固，汗出遇微风，就可致血凝于肌肤的血痹证。主要表现为"身体不仁"。《景岳全书·虚损》中说："劳倦不顾者，多成劳损。""盖贫贱之劳，作息有度，无关荣辱，习以为常，何病之有？惟安闲柔脆之辈，而苦竭心力，斯为害矣。"故过度安逸，可使人发病。逸之为病，除了出现脾失健运，气血不足，正气减弱而易致他病外，尚可见食后反倦，卧起反疲，闲暇则病，小劳转健，有事则病等现象。

目前由于生活和工作环境的变化，劳逸致病的病因已呈现以逸伤为主的现象。人类的生命在于运动，而目前的社会现象则是动的少了，不运动的多了，特别是网络时代的到来，人们工作是基本上都是坐在电脑前，回家后不离电脑、电视、手机，高层住房，人们多以电梯代步，住在商品房内如同关在笼子里，几乎没有运动空间；出行则是飞机、动车、汽车、轮船，连自行车都将被人类遗弃，步行者更是少见，尚若机器人时代的到来，人类如不觉醒，过逸会使人类失去自己的基本生理功能，可以想象，失去运动的人类不仅难以健康的进化，极有可能逐步走向退化。

（编者 张燕 王延梅）

（五）药源性疾病

药源性疾病是医源性疾病的主要组成部分，又称药物诱发的疾病，简称"药物病"，系指药物作为致病因子，引起人体功能或组织结构损害，并具有相应临床经过的疾病。

药物除了具有对人体有益的防治疾病作用外，还具有有害的不良反应。俗话说"是药三分毒"，这里的"毒"即为药物不良反应，即药物作用具有两重性，既可治病，也可致病。近年来，随着各类新药的不断涌现，药物品种日益增多，临床上大剂量、长疗程、合并用药愈来愈多，药源性疾病的发生率逐年上升，药物不良反应监测越来越受到人们的重视。国际药物不良反应监测的范围已从一般的化学药品扩展到传统药物、血液制品、生物制品、医疗器械及疫苗。药物警戒不仅涉及药物的不良反应。

据统计，目前我国常见的疾病主要有：

1. 消化系统药源性疾病

肝脏疾病

常见的是肝功能损害、中毒性肝炎等，多数情况是肝脏功能异常，严重者可导致肝实质损害。

（1）急性药源性肝损伤

急性肝炎型：异烟肼、氟烷、酮康唑、甲基多巴、苯妥英钠等具有直接或间接肝毒性，造成肝细胞膜结构损伤，而引起急性肝炎型肝损伤。其临床表现类似病毒性肝炎，常见乏力、厌食、恶心、呕吐、上腹部不适、轻度黄疸、肝大，但常无发热。

急性淤胆型：避孕药、白细胞介素-2、依托红霉素、5-氟脱氧尿苷、口服降糖药、抗甲状腺药物引起胆汁分泌障碍，使胆汁不能到达十二脂肠而反流入血，引起黄疸。临床表现类似急性病毒性肝炎，有发热、黄疸、皮肤瘙痒、转酶升高、胆碱酯酶及胆固醇明显升高等，但消化道症状轻微。

混合型：保泰松、对氨基水杨酸等所引起的肝损害介于上述两型之间，兼有肝实质损害和胆汁淤积两种病理特征。

（2）慢性药源性肝损伤 如①呋喃妥因、异烟肼、氟烷、阿司匹林等可导致肝维化或肝硬化；②卡马西平可引起慢性肝内胆汁淤积，严重时出现胆管消失综合征；③长期应用生长激素、肾上腺皮质激素等引起类似于长期饮酒所致的乙醇性脂肪肝样病变和临床表现；④6-巯鸟嘌呤和口服避孕药可引起肝静脉血栓形成和肝静脉阻塞综合征。

胃肠疾病

（1）急性胃炎 氨苯水杨酸、双水杨酯水杨酸盐等解热镇痛药，奎宁、吗啡、磺胺类、洋地黄、碘剂等刺激胃黏膜、破坏胃黏膜屏障上皮，致胃腔内氢离子反弥散至胃黏膜层内造成炎症，形成急性胃炎。氨苄西林注射液、吡罗昔康可致胃发生逆向蠕动而造成急性胃炎。阿司匹林、吲哚美辛、泼尼松、甲泼尼松等可致胃黏膜急性糜烂性胃炎。

（2）慢性胃炎 阿司匹林可使胃腔内的H+反弥散而致胃黏膜上皮反复遭受损害，影响胃黏膜的再生，从而造成固有胃腺体不可逆性萎缩甚至消失，形成胃黏膜糜烂。

（3）消化性溃疡 氟尿嘧啶、甲氨蝶呤等抗癌药可致胃小弯或十二指肠球部黏膜发生炎性变化和溃疡；泼尼松、地塞米松醋酸泼尼松、甲泼尼龙等肾上腺皮质激素可抑制前列腺素合成，降低胃黏膜的抗酸能力而致溃疡。

（4）上消化道出血 头孢唑林可抑制肠道内产生维生素K的菌群，造成维生素K缺乏而致凝血酶合成减少，发生凝血障碍。泼尼松可刺激胃酸和胃蛋白酶的分泌，使胃黏膜抵抗力降低可致出血。非甾体抗炎药抑制血小板功能和损害胃、十二指肠黏膜，与口服抗凝药合用，可导致上消化道出血；与肾上腺皮质激素联用，加重原有的消化性溃疡而致黏膜血管糜烂、破裂出血。

（5）小肠吸收不良 四环素等可致肠道内胆盐沉淀，损伤肠黏膜绒毛，影响小肠对营养物质的吸收。考来烯胺可致肠道内胆盐沉淀，阻碍微粒胶的形成，致小肠消化和吸收营养物质的功能减损，发生营养缺乏的综合征群。苯妥英钠、对氨基水杨酸、秋水仙碱等可抑制叶酸吸收。

其他消化系统疾病

抗精神病药物、抗胆碱能药物可致胃动力障碍或胃张力缺乏，造成胃内容物积贮不能及时排空，从而导致胃潴留。肾上腺皮质激素、雌激素、噻嗪类利尿药、硫唑嘌呤、磺胺类药物与扎西他滨、喷他脒联合应用可导致急性胰腺炎。降血脂药、雌激素、口服避孕药可导致胆石病。

（张燕 王延梅）

2.泌尿系统药源性疾病

肾损伤

（1）直接肾损害 肾毒性与药物浓度及作用时间有密切关系，大量长期用药者易见肾脏损害，严重者可引起急性肾功能衰竭。能引起肾损害的氨基糖苷类抗生素依次为：新霉素，庆大霉素、卡那霉素、链霉素。解热镇痛药长期大量服用会出现慢性肾中毒，阿司匹林和对乙酰氨基酚合用毒性大于单用。

（2）免疫性肾损害 用药后发生自身免疫反应，形成免疫复合物沉积于肾小球基底膜上，造成局部炎症，导致肾损害。

（3）阻塞泌尿道而引起肾损害 磺胺类、甲氨蝶呤在肾小管内浓度过高，可在肾小管内形成结晶而阻塞肾小管，兼有刺激作用，导致肾功能衰竭。乙酰唑胺、维生素D、维生素A与碳酸钙都可引起肾结石。

其他泌尿系统疾病

环磷酰胺治疗非泌尿系统肿瘤时可引起继发性膀胱癌。氨苯蝶啶能引起尿中钙和尿酸浓度升高。膀颈部及尿道括约肌的α肾上腺能受体被阻断可引起尿失禁。例如α受体拮抗剂哌唑嗪、特拉唑嗪、多沙唑嗪以及利培酮氯氮平和硫利达嗪等，都可引起女性压力性尿失禁。

（编者 王延梅 朱源昊）

3. 呼吸系统药源性疾病

肺病

（1）过敏性肺炎 为免疫复合物性疾病，肺泡巨噬细胞被激活是关键环节。本病的发生多与患者的过敏体质有关，而引起发病的相关药物有青霉素类、红霉素、磺胺类等。此外，丙卡巴肼、门冬酰胺酶、紫杉醇等所致的肺损伤也属过敏反应

（2）红斑狼疮样肺炎 其病理基础主要为免疫复合物在肺泡壁上沉积，导致肺实质纤维化，肺间质小血管非特异性炎症及出血，肺透明膜形成及肺毛细血管栓塞性坏死等。临床表现有发热、咳嗽、气急、胸痛、胸腔积液、胸膜肥厚和肺间质纤维化等。青霉素类、磺胺类、头孢菌素类、四环素类、灰黄霉素、呋喃妥因、肼屈嗪、乙内酰胺、普鲁卡因胺、青霉胺等药物有可能引起狼疮性肺炎。链霉素、异烟肼或与其他抗结核药联合应用时，也易导致药源性红斑狼疮样肺炎。

（3）间质性肺炎 变态反应和细胞损伤都可能引起间质性肺炎。

所用药物或其代谢产物与作为载体的蛋白相结合，成为半抗原-载体复合物并获得抗原性，引起致敏作用。

甲氨蝶呤对肺组织有较强的直接毒性作用，当其与依托泊苷合用时，发生间质性肺炎概率增大。而甲氨蝶呤与氨苯蝶啶、乙胺嘧啶合用也可增加其毒性。磺胺类、NSAID、巴比妥类能将甲氨蝶呤从蛋白质结

合部位置换出来变成游离型，其毒性明显增加。

抗肿瘤药如博来霉素、丝裂霉素、环磷酰胺、氟达拉滨等同样可引起间质性肺炎。

（4）肺纤维化 肺间质病变可发展成为肺纤维化，肺纤维化导致正常的肺组织结构改变，肺功能丧失。

呋喃妥因导致肺病，大多发生在用药后2小时至2周，但在停药24~48小时后消失，再用药时又复发，此称"呋喃妥因肺"。

醛固酮类药物可以促进肺纤维化，螺内酯对其促肺纤维化过程有一定的保护作用，提示醛固酮可能参与肺纤维化的发病过程。

抗肿瘤药可引起间质性肺炎，进而发展成肺纤维化。①马利兰（白消安）使用2~3年后，可引起肺纤维化，即所谓"马利兰肺"，常因呼吸衰竭或并发肺炎而死亡。苯丁酸氮芥、美法仑有类似作用。②博来霉素最严重的不良反应为非特异性肺炎至肺纤维化，死亡率高达50%，并且与年龄及剂量呈正相关，药物累积剂量不宜＞300mg。平阳霉素也有致肺纤维化的报道。③卡莫司汀治疗患者致死性肺纤维化的发生率非常高，与药物剂量及合用长春新碱或脊髓放疗无关，而与年龄密切相关，即卡莫司汀治疗时年龄越小，死于肺纤维化的危险性越大，可能为发育中的肺组织对卡莫司汀的毒性更为敏感之故。

（5）肺水肿

海洛因等由于对呼吸的抑制，换气减弱而导致严重缺氧，加之使肺毛细血管通透性增加，导致肺水肿。

镇静催眠药氯氮草、右丙氧芬、乙氯维诺、副醛、地西泮及氯丙嗪均可引起肺水肿。

降压药卡托普利可致血中缓激肽、PG继发性聚集，毛细血管通透性增高，导致肺水肿。

肼屈嗪、间羟胺、普萘洛尔可致心肌收缩力减弱，周围血管阻力增高，而诱发或加重心源性肺水肿。硝苯地平、地尔硫草、维拉帕米等可引起非心源性肺水肿。

抗肿瘤药甲氨蝶呤、多柔比星、丝裂霉素、环磷酰胺等均可导致心肌一损害，从而诱发心力衰竭及肺水肿。

哮喘和气道阻塞

（1）阿司匹林、吲哚美辛等非甾体类抗炎药对花生四烯酸环氧酶通路具有抑制作用，从而导致脂氧酶通路增强，产生大量白三烯引起哮喘。

（2）抗菌药物如青霉素类、头孢菌素类、磺胺类、喹诺酮类，酶类药物如胰蛋白酶、糜蛋白酶，生物制品如疫苗、抗毒素、血清制品等，主要通过特异性抗体IgE介导的I型变态反应，导致支气管痉挛，常伴有荨麻疹、瘙痒、血管神经性水肿或过敏性休克等症状。

（3）普萘洛尔、普拉洛尔（心得宁）等药物，因阻断β肾上腺素受体，从而诱发或加重哮喘。

（4）西咪替丁、雷尼替丁可能是阻断T细胞的H2受体，减少组胺诱导的抑制因子产生，促进淋巴因子和B细胞增殖，从而导致哮喘。

（5）氢化可的松、色甘酸钠等气雾剂因对咽喉、气管刺激而引起哮喘。

（6）乙酰胆碱、毛果芸香碱等因对支配呼吸道平滑肌的迷走神经张力有直接影响，引起支气管收缩导致哮喘。

（7）氯胺酮、利多卡因、普鲁卡因等引起支气管痉挛，其机制可能涉及组胺释放和特殊抗体的形成。

（王延梅　朱源昊）

4. 神经系统药源性疾病

药源性头痛

（1）镇痛药性头痛　治疗头痛的药物可引起头痛，但不会在无头痛史的患者诱发头痛。此类药物包括 NSAID、阿片碱类、巴比妥类、苯二氮草类、吩噻嗪类、抗组胺药等。由于头痛常发生在停药后，故有反跳性头痛之称。

（2）防治偏头痛药　麦角胺、普萘洛尔长期服用亦有导致偏头痛加重的报道。

（3）其他药物 灰黄霉素、血管扩张药、咖啡因、丙戊酸钠等也可引起药源性头痛。

失眠

（1）利尿药可引起夜间多尿，导致心血管节律性障碍，扰乱睡眠。

（2）某些β受体阻断剂可诱发低血糖和抑郁综合征，引起失眠。

（3）抗抑郁药丙米嗪、阿米替林等因其抗胆碱作用可引起夜间烦躁不安和精神错乱。

（4）大剂量使用泼尼松等皮质激素，麻黄碱、氨茶碱等平喘药和异烟肼均可兴奋中枢神经系统，导致失眠。

（5）老年人服用苯二氮䓬类药物可出现睡眠倒错，白天镇静，夜间烦躁。

（6）抗癫痫药、口服避孕药和含咖啡因的药物均可兴奋大脑皮层而影响睡眠。

发热

亦称药物热，以抗生素最为多见，其次为降压、麻醉、镇静、抗甲状腺和抗癌药，有的为过敏反应引起。

（1）两性霉素B是直接引起发热的物质。

（2）抗癌药为癌细胞被破坏释放内热原所致。

（3）阿托品、抗组胺药、三环类抗抑郁药等具有抗胆碱作用，抑制腺体分泌，减少发汗，影响散热过程而致发热。

（4）甲状腺激素可促进基础代谢，引起发热。

（5）奎尼丁、普鲁卡因胺、巴比妥和苯妥英钠等药物均可引起药物热。

药物成瘾

成瘾是由于人们使用了麻醉药品、精神药品及其他具有成瘾潜力的精神活性物质，对其产生了药物依赖。除阿片类（吗啡、可待因等）

成瘾性药物外，长期使用苯二氮䓬类镇静催眠药以及阿司匹林、对乙酰氨基酚、吲哚美辛、布洛芬等解热镇痛药也会导致依赖性，对健康、工作、生活和学习带来不良影响，所以防止此类药物成瘾尤为重要。

精神障碍

（1）抗疟药奎宁致躁狂兴奋、时有幻觉，也有的表现为沉默或木僵症状。

（2）驱肠虫药哌嗪多以意识障碍为主，严重者可出现谵妄或幻视等。

（3）抗精神失常药物可引起精神障碍，即药物的矛盾反应。吩噻嗪类如氯丙嗪、氟奋乃静、氟哌啶醇及三氟拉嗪等，表现为抑郁态、精神运动性兴奋、意识障碍、木僵或紧张症候群，有时伴有幻觉、妄想及焦虑不安等。

脑病

（1）青霉素剂量过大、静注过快或鞘内注射可产生脑膜或神经刺激症状，称为"青霉素性脑病"，敏感者每天用药量在1000万单位以上时，即可出现该反应。原因是药物在一定程度上抑制了中枢神经抑制性递质γ氨基丁酸的合成和转运，以及$Na^+-K-ATP$酶，使静息膜电位降低所致。

（2）普萘洛尔致脑病多见于老年患者。由于老年人肝功能减退，白蛋白结合药物的比例下降，普萘洛尔血药浓度明显增高，使心输出量明显减少，脑供血不足，就会出现头晕、头疼甚至昏迷等症状。

（3）喹诺酮类静脉给药易导致高龄老人精神紊乱，出现烦躁不安、语无伦次、恐惧、焦虑等精神症状，可能与药物脂溶性大、脑脊液中浓度高，抑制中枢抑制性递质GABA的作用有关。

（编者 王延梅 朱源昊）

5. 心血管系统药源性疾病

心脏疾病

药源性心脏疾病发生率较高，主要表现为心律失常、心功能抑制和心肌病等症状，不加注意可致猝死。

（1）心律失常 抗心律失常药物均有不同程度的致心律失常作用，使原有心律失常加重，也有小部分新发生危及生命的心律失常。奎尼丁、普鲁卡园胺、丙吡胺、胺碘酮等可致心室复极异常，引起QT问期延长，常可招致恶性心律失常，尤其是奎尼丁致尖端扭转型室速、室颤的发生率很高。普罗帕酮、维拉帕米、利多卡因、氟卡尼等也可致心律失常，严重时可造成心脏骤停。

（2）心绞痛和心肌梗死

普罗帕酮、恩卡尼等可引起心内膜下血管床收缩，同时抑制心肌收缩力，使心排出量下降，冠状动脉血流量减少，因而诱发心绞痛。

硝酸甘油在含服或静脉滴注时，因扩张血管作用，可产生低血压甚至体克，由此而产生的冠脉灌注减少及反射性窦性心动过速，可使心肌缺血加重，诱发或加重心绞痛。

硝苯地平、尼群地平、地尔硫草、维拉帕米等在用药过程中或停药后可诱发心绞痛，尤以硝苯地平较多见。

氟尿嘧啶、丝裂霉素、长春碱、顺铂（cisplatin）等均可引起急性冠状动脉缺血性改变，诱发心绞痛，甚至急性心肌梗死和脑血管意外。

青霉素、庆大霉素因致过敏性休克，而诱发急性心肌梗死。

（3）心力衰竭

普罗帕酮具有负性肌力作用，在左室功能受损或有潜在心功能减退的患者可诱发心力衰竭。丙吡胺诱发充血性心力衰竭发生率可达16%。

地黄类中时不论是否出现心律失常均可诱发或加重心力衰。对于单纯舒张性二心力衰竭，用洋地黄反而使症状更加明显；对窦性心律的心力衰竭患者，突然停用地高辛等药物可使原有心力衰竭加重。

硝苯地平能使某些患者血管阻力显著降低，并产生直接抑制心肌的作用，诱发或加重心力衰竭。

青霉素肌注可导致室内期前收缩伴扭转型室性心动过速，也可致心肌过敏性灶性溶解坏死，从而导致心力衰竭。

阿霉素、柔红霉素、环磷酰胺等也可引起心力衰竭。

过量摄入5-HT拮抗剂麦角胺可导致主动脉瓣膜疾病。可引起高血压的药物均可使心衰恶化。

高血压

拟交感类药物肾上腺素、去甲肾上腺素、多巴胺、多巴酚丁胺和去氧肾上腺素可致全身性高血压。

环孢素可能因增加血管阻力和减少钠排泄而引起高血压，与剂量和血清浓度无关，对心脏和肺移植的病人及儿童尤其严重。

皮质激素类、促红细胞生成素、a干扰素、酮康唑、纳洛酮和雌激素也可引起高血压。

休克

抗心律失常药物在治疗量时可出现低血压休克。

环磷酰胺、硫唑嘌呤、氟尿嘧啶、氟尿苷、阿糖胞苷和糖皮质激素类药物，长期应用可造成机体严重感染，进而发生药源性感染性休克。

青霉素G及其各种半合成制品、抗白喉马血清、链霉素等药物半抗原，可刺激B细胞产生IgE类亲同种细胞抗体，这种抗体的FC段与皮肤、黏膜和毛细血管周围的肥大细胞和血液中嗜碱粒细胞的表面受体结合，使机体处于致敏状态；一旦再次接触后，抗原与抗体结合反应，致敏细胞释放过敏介质，并激活补体，使中性粒细胞释放碱性蛋白酶，引起过敏性休克。

（王延梅 朱源昊）

6. 血液系统药源性疾病

据世界卫生组织统计，药源性血液病占全部药源性疾病患者的10%，其中以白细胞减少和粒细胞缺乏症之发病率最高。导致药源性血液病的药物各有不同，一般不外于免疫性和非免疫性两方面，前者与用药剂量无关，后者则与长期或大剂量用药有关。

贫血

（1）再生障碍性贫血 甲氨蝶呤、阿糖胞苷、白消安、环磷酰胺等可引起再生障碍性贫血；氯丙嗪、苯妥英钠、卡马西平、阿司匹林、吲哚美辛、氯喹、乙胺嗪等则偶可引起再生障碍性贫血。

（2）其它贫血

长期大量使用阿司匹林，可导致失血（失血量与用量大小成正比）而引起缺铁性贫血。

苯妥英钠、氯丙嗪、吲哚美辛、维生素K、青霉素、链霉素、利福平、对氨基水杨酸、磺胺类、呋喃类等，均可引起溶血性贫血。

长期大量使用苯妥英钠、扑米酮、苯巴比妥、甲氨蝶呤、乙胺嘧啶、甲氧苄啶、巯嘌呤、阿糖胞苷、氟尿嘧啶、羟基脲（hydroxyurea）及阿司匹林均可引起巨幼红细胞贫血。

白细胞或粒细胞改变

磺胺类、吲哚美辛、异烟肼、丙硫氧嘧啶、氯氮平等可引起粒细胞减少。

氯丙嗪、对氨基水杨酸、苯海拉明、苯妥英钠、阿司匹林、氢氯噻嗪、奎尼丁、伯氨喹和乙胺嘧啶偶可引起粒细胞减少。

丙谷胺及西咪替丁等也可引起白细胞减少。

洋地黄类、肾上腺素等，有时可引起白细胞增多。

血小板减少

阿糖胞苷较易引起，其次为环磷酰胺、白消安、甲氨蝶呤、长春新碱。

氯噻嗪类以及长期使用雌激素也可引起。

奎尼丁、氯喹、奎宁、乙胺嘧啶、磺胺类、氨苄西林、头孢菌素类等偶可引。

（编者 王延梅 朱源昊）

7. 免疫系统药源性疾病

血清病

白喉抗毒素、破伤风抗毒素、抗淋巴细胞血清、蛇毒抗毒素、马抗癌血清等动物免疫血清的抗原可产生抗体，抗原和抗体会形成附着在小血管壁上的免疫复合物，从而产生血管活性物质，造成中性粒细胞浸润和溶酶体蛋白酶释放，引起局部充血、水肿、肾脏缺血、组织炎症与损伤。

皮肤类疾病

磺胺药、解热镇痛药、镇静药、抗微生物药进入人体后，可与人体内蛋白结合，构成完全抗原，刺激机体产生lgE、lgG或lgM特异性抗体和致敏小淋巴细胞（T细胞），使机体处于敏感状态。当间隔一定时间再次应用相应药物时，抗原与附着在组织细胞上或细胞内的抗体结合，使细胞释放出各种活性物质，而导致变应性固定性红斑。

青霉素G、呋喃唑酮、阿司匹林、冻干活疫苗等，可通过释放各种过敏介质，引起药源性荨麻疹。

D-青霉胺类药物易引面部或躯干部水泡、结痂、脱屑等药源性红斑性天泡疮。

8. 内分泌系统药源性疾病

许多药物对内分泌腺合成和释放激素产生干扰，从而对其功能产生影响。药源性内分泌系统疾病主要包括甲状腺疾病、肾上腺功能障碍、性腺功能障碍、抗利尿激素分泌紊乱等。如氯丙嗪等抗精神病药物可阻断结节—漏斗通路的D2受体，①减少下丘脑释放催乳素抑制因子，因而使催乳素分泌增加，引起乳房肿大及泌乳；②抑制促性腺释放激素的分泌，使卵泡刺激素和黄体生成素释放减少，引起排卵延迟或闭经；③抑制促皮质激素和生长激素的分泌，引起肾上腺皮质激素分泌减少及生长减慢等。

（编者 王延梅 朱源昊）

（六）医源性疾病

医源性疾病是指应用中、西药，或外科各类手术、介入、脏器移植等治疗手段引起技术性失误或难以避免的并发症。

1. 输血的并发症

输血可发生各种不良反应和并发症，严重者甚至危及生命。

（1）发热反应 是最常见的早期输血并发症之一，发生率约为2%-10%。多发生于输血开始后15分钟-2小时内。主要表现为畏寒、寒战和高热，体温可上升至39-40℃，同时伴有头痛、出汗、恶心、呕吐及皮肤潮红。症状持续30分钟-2小时后逐渐缓解。血压多无变化。少数反应严重者还可出现抽搐、呼吸困难、血压下降，甚至昏迷。全身麻醉时很少出现发热反应。

原因：①免疫反应：常见于经产妇或多次接受输血者，因体内已有白细胞或血小板抗体，当再次输血时可与输入的白细胞或血小板发生抗原抗体反应而引起发热。②致热原：所使用的输血器具或制剂被致热原(如蛋白质、死菌或细菌的代谢产物等)污染而附着于贮血的器具内，随血输入体内后引起发热反应。目前此类反应已少见。③细菌污染和溶血：早期或轻症细菌污染和溶血可仅表现为发热。

（2）过敏反应 多发生在输血数分钟后，也可在输血中或输血后发生，发生率约为3%。一表现为皮肤局限性或全身性瘙痒或荨麻疹。严重者可出现支气管痉挛、血管神经性水肿、会厌水肿，表现为咳嗽、喘鸣、呼吸困难以及腹痛、腹泻，甚至过敏性体克乃至昏迷、死亡。

原因：①过敏性体质病人对血中蛋白类物质过敏，或过敏体质的供血者随血将其体内的某种抗体转移给病人，当病人再次接触该过敏原时，即可触发过敏反应。此类反应的抗体常为IgE型。②病人因多次输注血浆制品，体内产生多种抗血清免疫球蛋白抗体，尤以抗IgA抗体为主。或有些免疫功能低下的病人，体内IgA低下或缺乏，当输血时便对其中的IgA发生过敏一反应。

（3）溶血反应 是最严重的输血并发症。虽然很少发生，但后果严重，死亡率高。发生溶血反应病人的临床表现有较大差异，与所输的不合血型种类、输血速度与数量以及所发生溶血的程度有关。典型的症状为病人输入十几毫升血型不合的血后，立即出现沿输血静脉的红肿及疼痛、寒战、高热、呼吸困难、腰背酸痛、头痛、胸闷、心率加快乃至血压下降、休克，随之出现血红蛋白尿和溶血性黄疸。溶血反应严重者可因免疫复合物在肾小球沉积，或因发生弥散性血管内凝血(DIC)及低血压引起肾血流减少而继发少尿、无尿及急性肾衰竭。术中的病人由于无法主诉症状，最早征象是不明原因的血压下降和手术野渗血。延迟性溶血反应多发生在输血后7~14天，表现为原因不明的发热、贫血、黄疸和血红蛋白尿，一般症状并不严重。近年，DHTR被重视主要是由于它可引起全身炎症反应综合征，表现为体温升高或下降，心律失常，白细胞溶解及减少，血压升高或外周血管阻力下降甚至发生休克、急性呼吸窘迫综合征(ARDS)，甚至多器官功能衰竭。

原因：①绝大多数是因误输了ABO血型不合的血液引起，是由补体介导、以红细胞破坏为主的免疫反应。其次，由于A亚型不合或Rh及其他血型不合时也可发生溶血反应。此外，溶血反应还可因供血者之间血型不合引起，常见于一次大量输血或短期内输入不同供血者的血液时。②少数在输入有缺陷的红细胞后可引起非免疫性溶血，如血液贮存、运输不当，输入前预热过度，血液中加入高渗、低渗性溶液或对红细胞有损害作用的药物等。③受血者患自身免疫性疾病时，其血液中的自身抗体也可使输入的异体红细胞遭到破坏而诱发溶血。

（4）细菌污染反应 虽发生率不高，但后果严重。病人的反应程度依细菌污染的种类、毒力大小和输入的数量而异。若污染的细菌毒力小、数量少时，可仅有发热反应。反之，则输入后可立即出现内毒素性休克(如大肠埃希菌或铜绿假单胞菌)和DIC。临床表现有烦躁、寒战、高热、呼吸困难、恶心、呕吐、发绀、腹痛和休克。也可以出现血红蛋白尿、急性肾衰竭、肺水肿，致病人短期内死亡。

原因：由于采血、贮存环节中无菌技术有漏洞而致污染，革兰阴性杆菌在4℃环境生长很快，并可产生内毒素。有时也可为革兰阳性球菌污染。

（5）循环超负荷 常见于心功能低下、老年、幼儿及低蛋白血症病人，由于输血速度过快、过量而引起急性心衰和肺水肿。表现为输血中或输血后突发心率加快、呼吸急促、发绀或咳吐血性泡沫痰。有颈静脉怒张、静脉压升高，肺内可闻及大量湿啰音。胸片可见肺水肿表现。

原因：①输血速度过快致短时间内血容量上升超出了心脏的负荷能力。②原有心功能不全，对血容量增加承受能力小。③原有肺功能减退或低蛋白血症不能耐受血容量增加。

（6）输血相关的急性肺损伤 输血相关的急性肺损伤的发生与年龄、性别和原发病无关，其发生机制为供血者血浆中存在白细胞凝集素或HLA特异性抗体所致。临床上TRALI常与肺部感染、吸入性肺炎或毒素吸收等非输血所致的ARDS难以区别。TRALI也有急性呼吸困难、严重的双侧肺水肿及低氧血症，可伴有发热和低血压，后者对输液无效。这些症状常发生在输血后1~6小时内，其诊断应首先排除心源性呼吸困难。TRAL在及时采取有效治疗(插管、输氧、机械通气等)后，48~96小时内临床和生理学改变都将明显改善。随着临床症状的好转，X线肺部浸润在1-4天内消退，少数可持续7天。预防 TRALI的措施为，禁用多次妊娠供血者的血浆作为血液制品，可减少TRAL的发生率

（7）输血相关性移植物抗宿主病 输血相关性移植物抗宿主病是由于有免疫活性的淋巴细胞输入有严重免疫缺陷的受血者体内以后，输入的淋巴细胞成为移植物并增殖，对受血者的组织起反应。病人发病前常已有免疫力低下、低蛋白血症、淋巴细胞减少或骨髓抑制等异常。临床症状有发热、皮疹、肝炎、腹泻、骨髓抑制和感染，发展恶化可致死亡。TA-GVHD至今仍无有效的治疗手段，故应注重预防。对用于骨髓移植、加强化疗或放射疗法的病人所输注的含淋巴细胞的血液成分，应经γ射线辐照等物理方法去除免疫活性淋巴细胞。

（8）疾病传播 病毒和细菌性疾病可经输血途径传播。病毒包括EB病毒、巨细胞病毒、肝炎病毒、HIV和人类T细胞白血病病毒(HTLV)I、Ⅱ型等；细菌性疾病如布氏杆菌病等。其他还有梅毒、疟疾等。其中以输血后肝炎和疟疾多见。预防措施有：①严格掌握输血适应证；②严格

进行献血员体检；③在血制品生产过程中采用有效手段灭活病毒；④自体输血等。

（9）免疫抑制 输血可使受血者的非特异免疫功能下降和抗原特异性免疫抑制，增加术后感染率，并可促进肿瘤生长、转移及复发，降低5年存活率。输血所致的免疫抑制同输血的量和成分有一定的关系。少于或等于3个单位的红细胞成分血对肿瘤复发影响较小，而输注异体全血或大量红细胞液则影响较大。

（10）大量输血的影响 大量输血后(24小时内用库存血细胞置换病人全部血容量或数小时内输入血量超过4000ml)，可出现：①低体温(因输入大量冷藏血)；②碱中毒(枸橼酸钠在肝转化成碳酸氢钠)；③暂时性低钙血症(大量含枸橼酸钠的血制品)；④高钾血症(一次输入大量库存血所致)及凝血异常(凝血因子被稀释和低体温)等变化。

（编者 朱源昊 刘兴旺）

2. 麻醉并发症

麻醉主要有全麻、局麻和椎管内麻醉三种，具有并发症较多，且分术中和术后不同，今仅举术中并发症为例。

全身麻醉的并发症

（1）反流与误吸 全麻时容易发生反流和误吸，尤其以产科和小儿外科病人的发生率较仅高。因反流或误吸物的性质和量的不同，其后果也不同。误吸入大量胃内容物的死亡率可高达70%。全麻诱导时，因病人的意识消失、咽喉部反射消失，一旦有反流物即可发生误吸。无论误吸物为固体食物或胃液，都可引起急性呼吸道梗阻。完全性呼吸道梗阻可立即导致窒息、缺氧，可危及病人的生命。误吸胃液可引起肺损伤、支气管痉挛和毛细血管通透性增加，结果导致肺水肿和肺不张。肺损伤的程度与胃液量和pH相关，吸入量越大、pH越低，肺损伤越重；pH低于2.5. 容量大于0.4ml/kg者危险性明显增加。麻醉期间预防反流和误吸是非常重要的，主要措施包括：减少胃内容物的滞留，促进胃排空，提高胃液的pH，降低胃内压，加强对呼吸道的保护。

（2）呼吸道梗阻 以声门为界，呼吸道梗阻可分为上呼吸道梗阻和下呼吸道梗阻。

上呼吸道梗阻 常见原因为机械性梗阻，如舌后坠、口腔内分泌物或血液及异物阻塞、喉头水肿、喉痉挛等。不全梗阻表现为呼吸困难并有鼾声；完全梗阻者有鼻翼扇动和三凹征，虽有强烈的呼吸动作而无气体交换。舌后坠的处理见"呼吸道管理"。有咽喉部分泌物及异物者需及时清除。喉头水肿多发生于婴幼儿及气管内插管困难者，也可因手术牵拉或刺激喉头引起。轻者可静注皮质激素或雾化吸入肾上腺素；严重者应行紧急气管切开。喉痉挛时，病人表现为呼吸困难，吸气时有喉鸣声，可因缺氧而发绀。轻度喉痉挛者经加压给氧即可解除，严重者可应用肌松药后行控制通气或经环甲膜穿刺置管行加压给氧，多数均可缓解。为预防喉痉挛的发生，应避免在浅麻醉时刺激喉头；给予阿托品可预防喉头副交感神经张力增高。

下呼吸道梗阻 常见原因为气管导管扭折、导管斜面过长而紧贴在气管壁上、分泌物或呕吐物误吸入后堵塞气管及支气管。梗阻不严重者除肺部听到呼吸音减弱外，可无明显症状；梗阻严重者可呈现呼吸困难、潮气量降低、气道阻力高、缺氧发绀、心率增快和血压降低，如处理不及时可危及病人的生命。下呼吸道梗阻也可因支气管痉挛引起，多发生在有哮喘史或慢性气管炎病人、过敏反应或药物引起组胺释放时。肺部听诊可闻及哮鸣音，严重者甚至呼吸音消失。维持适当的麻醉深度和良好的氧合是缓解支气管痉挛的重要措施，吸入异氟烷或静注氯胺酮也可缓解；必要时可静注氨茶碱0.125~0.25g或氢化可的松100mg，吸入β2受体激动剂(沙丁胺醇等)。

（3）通气量不足 麻醉期间和全麻后都可能发生通气不足，主要表现为CO_2潴留，可伴有低氧血症。血气分析显示$PaCO_2$高于50mmHg，同时pH小于7.30。颅脑手术的损伤和全身麻醉药、麻醉性镇痛药及镇静药的残余作用，是引起中枢性呼吸抑制的主要原因，应以机械通气维持呼吸直到呼吸功能的完全恢复，必要时以拮抗药逆转。术后肌松药的残余作用可导致通气不足，应辅助或控制呼吸直至呼吸肌力的完全恢复，必要时给予拮抗药。

（4）低氧血症 吸空气时，$SpO_2 < 90\%$，$PaO_2 < 60mmHg$，或吸纯氧时，$PaO_2 < 90mmHg$ 即可诊断为低氧血症。临床表现为呼吸急促、发绀、躁动不安、心动过速、心律失常、血压升高等。常见原因和处理原则为：①麻醉机的故障、氧气供应不足可引起吸入氧浓度过低；气管内导管插入一侧支气管或脱出气管外以及呼吸道梗阻均可引起低氧血症，应及时发现和纠正。②弥散性缺氧：可见于 N_2O 吸入麻醉。停止吸入 N_2O 后应继续吸氧至少5~10分钟。③肺不张：可通过吸痰、增大通气量、肺复张等措施纠正。④误吸：轻者应用氧治疗有效，严重者应行机械通气治疗。⑤肺水肿：可发生于急性左心衰或肺毛细血管通透性增加。应在增加吸入氧浓度的同时积极治疗原发病。

（5）低血压 麻醉期间收缩压下降幅度超过基础值的30%或收缩压低于80mmHg者应及时处理。常见原因有：①麻醉过深可导致血压下降、脉压变窄，若麻醉前已有血容量不足者，表现更为明显。②术中失血过多可引起低血容量性休克。③过敏反应、肾上腺皮质功能低下及复温时，均可引起血管张力降低而导致低血压。治疗包括补充血容量、恢复血管张力(应用血管收缩药)及病因治疗。④术中牵拉内脏时常可引起反射性血压下降，同时发生心动过缓。应及时解除刺激，必要时给予阿托品治疗。

（6）高血压 麻醉期间舒张压高于100mmHg或收缩压升高幅度超过基础值的30%，都应根据原因进行适当治疗。常见原因有：①与并存疾病有关，如原发性高血压、嗜铬细胞瘤、颅内压增高等。②与手术、麻醉操作有关，如手术探查、气管插管等。③通气不足引起 CO_2 蓄积。④药物所致血压升高，如氯胺酮。处理原则：气管插管时可复合镇痛药如芬太尼，以减轻插管时的心血管反应；根据手术刺激的程度调节麻醉深度；对于顽固性高血压者，可行控制性降压以维持循环稳定。

（7）心律失常 窦性心动过速与高血压同时出现时，常为浅麻醉的表现，应适当加深麻醉。存在低血容量、贫血及缺氧时，心率均可增快，应针对病因进行治疗。当手术牵拉内脏（如胆囊，可引起胆心反射)或发生眼心反射时，可因迷走神经反射致心动过缓，严重者可致心搏骤停，应及时停止手术操作，必要时静注阿托品。发生期前收缩时，应先明确其性质并观察其对血流动力学的影响。因浅麻醉或CO_2蓄积所致的室性期前收缩，适当加深麻醉或排出CO_2后多可缓解。如室性期前收缩为多源性、频发或伴有R-on-T现象，表明有心肌灌注不足，应积极治疗。

（8）高热、抽搐和惊厥 常见于小儿麻醉。由于婴幼儿的体温调节中枢尚未发育完善，体温极易受环境温度的影响。如对高热处理不及时，可引起抽搐甚至惊厥，应积极进行物理降温。恶性高热表现为持续肌肉收缩、$PaCO_2$迅速升高、体温急剧上升(速度可达1℃/5min)，可超过42℃。最容易诱发恶性高热的药物是琥珀胆碱和氟烷。恶性高热在欧美国家的发病率稍高，而国人较罕见，但死亡率很高，应提高警惕。治疗恶性高热的特效药物是丹曲林。

局部麻醉的不良反应

（1）毒性反应 当局麻药使用过量或误入血液或鞘内，使血药浓度超过一定阈值时，就会发生局麻药的全身性毒性反应，严重者可危及生命安全。其程度和血药浓度有直接关系。

常见原因：①一次用量超过病人的耐受量；②意外注入血管内；③注药部位血供丰富，吸收增快；④病人因体质衰弱等原因而导致耐受力降低。用小量局麻药即出现毒性反应症状者，称为高敏反应。

临床表现：主要表现在对中枢神经系统和心血管系统的影响，且中枢神经系统对局麻药更为敏感。轻度毒性反应时，病人常出现眩晕、多语、嗜睡、寒战、惊恐不安和定向障碍等症状。此时如药物已停止吸收，症状可在短时间内自行消失。如果继续发展，则可意识丧失，并出现面肌和四肢的震颤。一旦发生抽搐或惊厥，可因呼吸困难缺氧导致呼吸和循环衰竭。由于中枢神经系统的下行抑制系统神经元较兴奋系统神经元更容易被抑制，早期临床表现以兴奋为主，如血压升高、心率增快等。但局麻药对神经系统的作用主要是抑制，而震颤和惊厥可能是局麻药对中枢神经系统抑制不平衡的表现。当血药浓度继续增大时，即表现为全面抑制现象。局麻药对心血管系统的作用主要是对心肌力、传导系统和周围血管平滑肌的抑制，阻滞交感或副交感神经传出纤维，降低心肌收缩力，心排出量减少，血压下降。高血药浓度时，周围血管广泛扩张、房室传导阻滞，心率缓慢，甚至心搏骤停。

（2）过敏反应 即变态反应。临床上酯类局麻药过敏者较多，酰胺类极罕见，有时常易将局麻药毒性反应或添加的肾上腺素的不良反应误认为过敏反应。过敏反应是指使用很少量局麻药后，出现荨麻疹、咽喉水肿、支气管痉挛、低血压和血管神经性水肿，甚至危及病人生命。一旦发生过敏反应，首先停止用药；保持呼吸道通畅，吸氧；维持循环稳定，适量补充血容量，紧急时可适当选用血管加压药，同时应用糖皮质激素和抗组胺药。但其预防措施尚难肯定。以传统的局麻药皮肤试验来预测局麻药变态反应是不足置信的，因为在非变态反应人群中，伪阳性率竟达40%。因此，不必进行常规局麻药皮试，如果病人有对酯类局麻药过敏史时，可选用酰胺类局麻药。

椎管麻醉并发症

（1）血压下降、心率减慢：腰麻时血压下降的发生率和严重程度与麻醉平面有密切关系。麻醉平面愈高，阻滞范围愈广，发生血管舒张的范围增加，而进行代偿性血管收缩的范围减小，故血压下降愈明显。一般低平面腰麻血压下降者较少。合并有高血压或血容量不足者，自身代偿能力低下，更容易发生低血压。若麻醉平面超过T4，心加速神经被阻滞，迷走神经相对亢进，易引起心动过缓。当血压明显下降，可先快速静脉输液200~300m，以扩充血容量，必要时可静注麻黄碱。心率过缓者可静注阿托品。

(2)呼吸抑制：常出现于高平面腰麻的病人，因胸段脊神经广泛阻滞，肋间肌麻痹，病人感到胸闷气促，说话费力，胸式呼吸减弱，发绀。当全部脊神经被阻滞，即发生全脊椎麻醉，病人呼吸停止，血压下降甚至心搏骤停。此外，平面过高可引起呼吸中枢的缺血缺氧，加重呼吸抑制。呼吸功能不全时应给予吸氧，并同时借助面罩辅助呼吸。一旦呼吸停止，应立即气管内插管和人工呼吸。

(3)恶心呕吐：常见于：①麻醉平面过高，发生低血压和呼吸抑制，造成脑缺血缺氧而兴奋呕吐中枢；②迷走神经亢进，胃肠蠕动增强；③牵拉腹腔内脏；④对术中辅助用药较敏感等。

(4)化脓性脑脊膜炎：可因直接或间接原因引起，如皮肤感染、脓毒症等，严重者可危及生命，故重在预防。

（编者 朱源昊 刘兴旺）

3.脏器移植免疫

目前，临床移植多属同种异体移植，移植排斥是移植成功的最大障碍，其本质是一种受体对供体特异性的免疫反应，具有获得性免疫反应的特征，如特异性与记忆性，包括T细胞介导的细胞免疫反应和抗体类物质介导的体液免疫反应。

（1）移值抗原 引起免疫应答的供体移植物抗原称为移植抗原，包括：①主要组织相容性复合物分子；②次要组织相容性抗原；③内皮糖蛋白，如ABO血型抗原。

MHC分子 组织相容性是指不同个体间进行组织器官移植时，供受体双方相互接受程度，编码最强移植抗原的基因座位即为MHC，在人类MHC定位于人第6号染色体的短臂上，MHC分子首先是用血清学方法在白细胞上发现的，所以又称人类白细胞抗原，分为三类分子，与移植相关的是I类和Ⅱ类分子。I类分子(HLA-A，B，C)存在于体内几乎所有有核细胞的表面；Ⅱ类分子(HLA-DR，DQ，DP)通常仅表达于抗原递呈细胞表面，主要是树突状细胞、巨噬细胞、B细胞和其他有抗原递呈功能的细胞。MHC具有广泛的多态性，供受体之间的MHC差异是发生急性排斥反应的主要原因。

mH抗原 可引起较弱的排斥反应，包括与性别相关的抗原(如H-Y抗原)、表达于白血病细胞或正常细胞表面的非Y染色体连锁的mH抗原等。该抗原被降解形成的肽段具有同种异型决定簇，以MHC限制性方式被T细胞识别。

ABO血型抗原 ABO抗原亦可表达于血管内皮，违反血型配伍原则时，可以与受体血液中原已存在的血型抗体结合，通过激活补体引起血管内皮细胞损伤和血管内凝血，导致超急性排斥反应。

（2）移植抗原的识别与免疫应答 移植抗原识别分为直接识别与间接识别两种途径。直接识别是指供体来源的抗原递呈细胞经血液迁移至二级淋巴组织(淋巴结和脾)，将表面的MHC分子或抗原肽–MHC分子复合物直接递呈给受体淋巴细胞，使其识别并产生应答。间接识别是指供体移植物的脱落细胞或抗原经受体抗原递呈细胞摄取、加工和处理，以供体抗原肽–受体MHCⅡ分子复合物的形式递呈给受体T细胞，使之活化。Th细胞激活后，通过分泌细胞因子，不但促进自身分裂增殖，同时也激活CD8+的细胞毒性T细胞、B细胞等。细胞毒性T细胞通过分泌穿孔素、颗粒酶等形成对移植器官靶细胞的损伤。B细胞主要通过转化为浆细胞，分泌抗体，经体液免疫或抗体介导的细胞免疫反应作用于移植物。每一个B细胞表面表达的免疫球白抗体都是抗原特异性的。静止期B细胞表达IgD和IgM抗体。在抗原和细胞因子的刺激下，其表面抗体表型适应性转变，在内源性血管内免疫反应中表达IgM和IgG，IgM最先表达，随着IgM的消耗，IgG逐渐增加。致敏B细胞通过进一步突变来增加抗体的亲和力被称作体细胞超突变。体内预先存在的抗体如ABO血型抗体、抗MHC抗体可激活补体和凝血反应，引起血管内皮损伤和血管内凝血。一般认为直接识别在移植早期急性排斥反应中起重要作用，间接识别机制协同发挥作用，在急性排斥反应中晚期或慢性排斥　反应中，间接识别机制更为重要。

（3）临床排斥反应的机制和分类 器官移植后，由于免疫攻击的方向不同，可分为两种不同类型的排斥反应：一种是宿主抗移植物反应(HVG)，即临床常提到的排斥反应。另一种为移植物抗宿主反应

(CVHR)。根据排斥反应机制可分为T细胞介导性排斥反应和抗体介导性排斥反应，根据排斥反应的组织学表现可以进一步划分为急性、慢性T细胞介导性排斥反应以及急性、慢性抗体介导性排斥反应。临床上通常根据排斥反应发生的时间和强度，以及发生的机制和病理表现分为超急性排斥反应、急性排斥反应和慢性排斥反应。

超急性排斥反应通常由于受体预先存在抗供体抗原的抗体(如ABO血型不符或妊娠、输血和曾接受过器官移植而致敏)。移植物再灌注后数分钟或数小时内，预存抗体迅速与移植物内皮细胞结合，激活补体和凝血反应，导致溶解反应，移植物微血管系统广泛微血栓形成。术中可见移植物肿胀、色泽变暗、血流量减少而变软，无弹性，器官功能迅速衰竭。病理特点为广泛的急性动脉炎伴血栓形成，可见器官实质明显水肿、出血和坏死，毛细血管与小血管内血栓，管壁有多形核粒细胞浸润和纤维素样坏死。一旦发生只能切除移植物，重新移植。可以通过术前ABO血型相配、淋巴细胞毒试验、抗HLA抗体检测等手段进行预防。

加速性急性排斥反应又称血管排斥反应，通常是由于受体体内预存抗供体低浓度抗体所致，在本质上与超急性排斥反应类似，是典型的体液免疫反应，由抗体介导补体的细胞毒作用、抗体依赖细胞介导的细胞毒性造成损伤。通常在移植术后3~5天发生，可导致移植物功能迅速减退或衰竭。主要病理特征是小血管炎症和管壁纤维素样坏死，实质出血或梗死，抗排斥治疗往往难以逆转。

急性排斥反应 是临床最常见的一种排斥反应，细胞免疫反应和体液免疫反应均发挥重要作用。以往认为急性排斥反应主要发生于移植术后3个月内，但由于目前临床强效免疫抑制剂的应用，其发生已不具有明确的时间概念，可见于移植后的任何时间段。排斥反应程度轻微时无特征性临床表现，需与原发性移植物功能不全、免疫抑制剂毒副作用等病因相鉴别。目前尚无可靠的生化或免疫学指标可助早期诊断，最后诊断仍靠病理学检查，其特征为明显的炎性细胞浸润，包括淋巴细胞、单核细胞、浆细胞，有时可见中性粒细胞和嗜酸性粒细胞，一旦确诊则应尽早治疗，大剂量激素冲击或调整免疫抑制方案通常有效。

慢性排斥反应 是移植物功能丧失的常见原因，部分病人在移植数月后穿刺活检即有发现。其发生机制尚不完全清楚，主要为免疫因素如急性排斥反复发作，多种非免疫因素促进慢性排斥反应进展共同导致慢性移植物失功。临床表现为移植器官功能缓慢减退，其病理特征主要是移植物动脉血管内膜因反复的免疫损伤以及修复增生而增厚，形成移植物血管病，继而导致移植物广泛缺血、纤维化直至功能丧失。目前免疫抑制剂对慢性排斥反应无效，是目前器官移植的最大障碍之一。

移植物抗宿主反应 是移植物中的特异性淋巴细胞识别宿主抗原所致，可导致移植失败。其引起的移植物抗宿主病可引发多器官功能衰竭和受体死亡。

（编者 朱源昊 刘兴旺）

4.介入外科技术的并发症

（1）经血管介入治疗技术相关并发症：

穿刺并发症：常见为穿刺部位出血、血肿、血管内膜损伤或假性动脉瘤形成。故穿刺时必注意病人的凝血功能状况，并选择合适的介入器材进行精细操作，以免并发症的发生。另外还有导管在血管内打结、断裂，甚至形成血栓，一旦栓子脱落可导致异位栓塞。

造影剂的反应：极少数病例会发生造影剂的过敏反应或对肾小管的损害。过敏反应一般为皮疹，肾小管损害多能在1~2周后恢复。严重者可发生喉头水肿或过敏性休克。故对有过敏体质、肾功能不全、心功能不全、糖尿病或高龄体弱者，临床上应引起高度的重视。

（2）非血管途径的介入治疗技术相关并发症

主要为穿刺部位相关的组织和脏器损伤。如肝肿瘤射频消融治疗导致的胆囊或肠管损伤，胸腔穿刺引流引起的肺损伤，以及穿刺道出血。另外还有穿刺所致脓肿破溃扩散，肿瘤种植播散等。

（朱源昊 刘兴旺）

5. 血液透析急性并发症

（1）失衡综合征

此综合征是透析过程中或透析结束后不久出现的以神经系统症状为主要表现的综合征。多见于急性肾衰时行快速透析和最初几次维持性透析的病人。轻者仅有焦虑不安、头痛、恶心、呕吐、视力模糊等。重者可出现肌肉阵挛、震颤、嗜睡，甚至癫痫样大发作、昏迷及至死亡。脑电图显示为弥漫性慢波。仔细观察对比透析前后的脑电图动态变化有助诊断。

（2）发热

透析开始后不久即突然出现寒战、高热，多由于透析装置中残留的纤维蛋白冲洗不净或消毒不彻底及输血反应等引起。应立即注射异丙嗪或杜冷丁。反应严重时应中止透析。

透析1~2小时后发热，多因透析装置中甲醛溶液冲洗不充分；控制系统障碍，使透析液温度过高及动静脉外瘘感染等。

（3）心血管并发症

低血压 发生率可达25%~50%。主要原因有血容量不足；长期使用低钠透析液或醋酸钠透析液及自主神经功能失调等。发生低血压时，应取平卧位，降低负压以防继续超滤并对引发原因进行治疗。

心力衰竭 是血液透析的常见并发症，且为维持性血透病人的首位死因。国内高达46.6%。它可发生于透析过程中的透析间期。积极防治是提高长期透析存活率的重要措施之一。

心包炎 维持性血液透析病人心包炎的发病率为10%~15%。透析中发生者多为出血性，出血性心包炎致死者占死因的5.5%~6%，故其为极危险的并发症。透析中突然出现低血压，心衰征象等表现时，应疑及此并发症。处理为即时停止透析，使用鱼精蛋白中和肝素和心包穿刺引流等。

高血压 透析过程中突然血压升高，多见于失衡综合征、体内钠水潴留和紧张恐惧等。经相应处理后，一般可恢复。

透析间期高血压，可通过严格限制水和钠盐的摄入；合理使用抗高血压药物等减轻其程度。严重者应及时改做血液滤过。

严重心律失常 常见于高钾或低钾血症、代谢性或病毒性心肌病变、心肌钙化和洋地黄类药物毒性反应等，应针对病因进行治疗。

心绞痛和急性心肌梗死 年龄大、贫血严重、原有冠心病、透析中发生低血压及出血等，较易诱发心绞痛和心肌梗死。可给硝酸甘油舌下含服或静滴。必要时应心电监护。心绞痛持续或发生心肌梗死者，应中止透析。

透析中心跳骤停 为少见和严重的并发症。原因有电解质紊乱、心衰、出血性心包填塞、严重失衡综合征及空气栓塞等。一旦发生即按心肺复苏原则积极处理。

（4）急性溶血

常见原因为控温系统失灵，透析液温度过高；透析液渗透压过低；透析膜广泛破损；较多透析液进入血液及透析用水不合标准等。

（5）出血

常见原因为肝素化过程中引起内出血；动静脉外瘘因局部感染使血管壁坏死；缝合组织溶解；动静脉导管内压过高，引起管壁破裂或连接处松脱等。

（6）空气栓塞

为威胁生命的并发症。常见原因为血路系统破损；内瘘穿刺针周围漏气；注射装置漏气；透析膜破损；透析液内空气弥散至血液等。为防止意外发生应在透析前认真检查，并严格按操作规程进行。一旦发现空气进入体内，应立即阻断静脉回路，吸纯氧，保持左侧卧位，头胸低位等体位，并经心房穿刺抽气。

对维持性血液透析病人还应进行饮食管理，纠正贫血，及时防治感染，纠正水、电解质和酸碱平衡紊乱，防治神经系统并发症等。

血液透析疗法虽然是治疗急、慢性肾功能衰竭和某些急性药物与毒物中毒的有效方法，但也存在着不足与缺陷，所以不应忽视其他治疗方法的研究，包括中医药治疗措施的研究与应用。

近年来，血液净化技术有了很大发展。血液滤过、血浆置换、血液灌流等治疗方法已被应用于临床。

血液滤过是血液透析的进一步发展，实践证明其在控制顽固性高血压、纠正心功能不全、清除过多水分、治疗期间副反应少、心血管状态稳定性、中分子物质清除及改变尿毒症引起的神经病变等方面均优于血透。有着广泛的应用前景。血浆置换法也亦用于治疗急进性肾炎和各种重症或难治性自身免疫性疾患，但由于设备昂贵，且需补充大量人体血清清蛋白，故难于普遍应用。血液灌流是以吸附清除某些外源性或内源性毒物达到治疗目的的一种治疗方法，目前主要用于抢救药物和毒物中毒。

（编者 朱源昊 刘兴旺）

6. 腹膜透析并发症

（1）腹膜炎

腹膜炎为腹透的主要并发症；也是影响开展腹透的主要障碍。它会造成堵塞导管，降低透析效能等不良后果。

腹透中的腹膜炎有细菌性、真菌性及化学性等类型。其诊断主要根据临床症状和透出液常规化验及细菌检查结果。腹膜炎必须强调及时诊断和早期治疗，以提高疗效。腹膜炎最早出现的表现常为透出液变混浊和腹痛。对疑为腹膜炎者应立即治疗。作CAPD者要改作IPD，并减少入液量，每次不超过1000ml，并在每升透析液内加入肝素4mg及适当的抗生素。如病情较重，还须全身使用抗菌药。化学性腹膜炎处理与细菌性一样，应直到细菌培养证实无菌时，再停止治疗。真菌性腹膜炎常为念珠菌属引起，宜静脉注射两性霉素B治疗，并立即拆除透析管。经处理后，常能迅速好转。

（2）腹痛

透析管插植1周后，伤口长好，就不应有腹痛存在，如出现即应追查原因，常见因素有：透析管插植过深、透析管异位至肝区或脾区等。

治疗时除应针对原因，作相应治疗外，还可在放清腹腔内透析液后，注入利多卡因20~30ml，15分钟后重新输入透析液。必要时，4~6小时后可重复使用一次。

（3）腹腔内积气

（4）蛋白质、氨基酸和维生素的丢失

（5）心血管并发症

腹透中的心血管并发症远较血透为少。

（6）水、电解质平衡失调

使用高渗透析液时应注意血容量不足、高渗性昏迷等的发生。应用无钾透析液者要防止低钾血症的发生。

（7）肺部感染

为防止肺部感染的发生，要鼓励病人多做深呼吸和插植透析管后早期起床活动。一旦发生感染，应积极治疗。

（8）高脂血症和肥胖等

防治重点在于调整饮食和进行力所能及的锻炼等。

（编者 朱源昊 刘兴旺）

7. 常见病术后并发症

（1）甲状腺术后并发症

术后呼吸困难和窒息 是术后最严重的并发症，多发生在术后48小时内，如不及时发现、处理，则可危及病人生命。常见原因为：①出血及血肿压迫气管：多因手术时止血(特别是腺体断面止血)不完善；偶尔为血管结扎线滑脱所引起。②喉头水肿：主要是手术创伤所致，也可因气管插管引起。③气管塌陷：是气管壁长期受肿大甲状腺压迫，发生软化，切除甲状腺体的大部分后软化的气管壁失去支撑的结果。④双侧喉返神经损伤。

以呼吸困难为主要临床表现。轻者呼吸困难有时临床不易发现，中度者往往坐立不安、烦躁，重者可有端坐呼吸、吸气性三凹征，甚至口唇、指端发绀和窒息。

手术后近期出现呼吸困难，如还有颈部肿胀，切口渗出鲜血时，多为切口内出血所引起。发现上述情况时，必须立即行床旁抢救，及时剪开缝线，敞开切口，迅速除去血肿；如此时病人呼吸仍无改善，则应立即施行气管插管；情况好转后，再送手术室作进一步的检查、止血和其他处理。因此，术后应常规地在病人床旁放置无菌的气管插管和手套，以备急用。

喉返神经损伤 发生率约0.5%。大多数是因手术处理甲状腺下极时，不慎将喉返神经切断、缝扎或挫夹、牵拉造成永久性或暂时性损伤所致。少数也可由血肿或瘢痕组织压迫或牵拉而发生。损伤的后果与损伤的性质(永久性或暂时性)和范围(单侧或双侧)密切相关。喉返神经含支配声带的运动神经纤维，一侧喉返神经损伤，大都引起声嘶，术后虽可由健侧声带代偿性地向患侧过度内收而恢复发音，但喉镜检查显示患侧声带依然不能内收，因此不能恢复其原有的音色。双侧喉返神经损伤，视其损伤全支、前支或后支等不同的平面，可导致失声或严重的呼吸困难，甚至窒息，需立即作气管切开。由于手术切断、缝扎、挫夹、牵拉等直接损伤喉返神经者，术中立即出现症状。而因血肿压迫、瘢痕组织牵拉等所致者，则可在术后数日才出现症状。切断、缝扎引起者属永久性损伤，挫夹、牵拉、血肿压迫所致则多为暂时性，经理疗等及时处理后，一般可能在3~6个月内逐渐恢复。

喉上神经损伤 多发生于处理甲状腺上极时，离腺体太远，分离不仔细和将神经与周围组织一同大束结扎所引起。喉上神经分内(感觉)、外(运动)两支。若损伤外支会使环甲肌瘫痪，引起声带松弛、音调降低。内支损伤，则喉部黏膜感觉丧失，进食特别是饮水时，容易误咽发生呛咳。一般经理疗后可自行恢复。

甲状旁腺功能减退 因手术时误伤及甲状旁腺或其血液供给受累所致，血钙浓度下降至2.0mmol/L以下，严重降至1.0~1.5mmol/L，神经肌肉的应激性显著增高，多在术后1~3天出现症状，起初多数病人只有面部、唇部或手足部的针刺样麻木感或强直感，严重者可出现面肌和手足伴有疼痛的持续性痉挛，每天发作多次，每次持续10~20分钟或更长，严重者可发生喉和膈肌痉挛，引起窒息死亡。经过2~3周后，未受损伤的甲状旁腺增大或血供恢复，起到代偿作用，症状便可消失。切除甲状腺时，注意保留腺体背面部分的完整。切下甲状腺标本时要立即仔细检查其背面甲状旁腺有无误切，发现时设法移植到胸锁乳突肌中等，均是避免此并发症发生的关键。

发生手足抽搐后，应限制肉类、乳品和蛋类等食品(因含磷较高，影响钙的吸收)。抽搐发作时，立即静脉注射10%葡萄糖酸钙或氯化钙10~20ml。症状轻者可口服葡萄糖酸钙或乳酸钙2~4g，每日3次；症状较重或长期不能恢复者，可加服维生素D3，每日5万~10万U，以促进钙在肠道内的吸收。口服双氢速留醇(双氢速变固醇)(DT10)油剂能明显提高血中钙含量，降低神经肌肉的应激性。定期检测血钙，以调整钙剂的用量。永久性甲状旁腺功能减退者，可用同种异体甲状旁腺移植。

甲状腺危象 是甲亢术后的严重并发症，是因甲状腺素过量释放引起的暴发性肾上腺素能兴奋现象。临床观察发现，危象发生与术前准备不够、甲亢症状未能很好控制及手术应激有关，充分的术前准备和轻柔的手术操作是预防的关键。病人主要表现为：高热(>39℃)、脉快(>120次/分)，同时合并神经、循环及消化系统严重功能紊乱如烦躁、谵妄、大汗、呕吐、水泻等。若不及时处理，可迅速发展至昏迷、虚脱、休克甚至死亡，死亡率约20%~30%。

（2）肺结核术后并发症

支气管胸膜瘘：结核病病人的发生率较高。原因有：①支气管残端有内膜结核，致愈合不良；②残端有感染或胸膜腔感染侵蚀支气管残端，引起炎性水肿或缝线脱落致残端裂开；③支气管残端处理不当，如残端周围组织剥离过多导致供血受损、残端过长导致分泌物潴留感染、术后残腔未能妥善处理、支气管残端闭合不良等。

病人有发热、刺激性咳嗽，健侧卧位时咳嗽加剧，咳出血性痰液，胸腔闭式引流管持续性大量漏气，影像学检查显示胸腔内液-气平面，出现以上情况考虑并发支气管胸膜瘘可能。向胸膜腔内注入亚甲蓝液1~2ml后，如病人咳出蓝色痰液即可确诊。支气管胸膜瘘的处理取决于术后发生瘘的时间。术后早期可重新手术修补瘘口，较晚者宜安置闭式引流，排空感染的胸膜腔内液体。若引流4~6周瘘口仍不闭合，需按慢性脓胸处理。

顽固性胸腔含气残腔：多数病人无症状，此腔可保持无菌，经严密观察和采用药物治疗，几个月可逐渐消失。少数有呼吸困难、发热、咯血或持续肺泡漏气等征象，则需按支气管胸膜瘘处理。

脓胸：结核病肺切除后遗留的残腔并发感染引起脓胸，其发病率远较非结核病者为高。诊治原则见脓胸章。

结核播散：术前未进行有效的抗结核药物治疗准备，痰量多且痰菌阳性，活动性结核未能有效控制，加上手术麻醉创伤影响、术后排痰不佳、并发支气管胸膜瘘等均可导致结核播散。

（3）阑尾炎术后并发症

出血：阑尾系膜的结扎线松脱，引起系膜血管出血。表现为腹痛、腹胀和失血性休克等症状。关键在于预防，阑尾系膜结扎确切，系膜肥厚者应分束结扎，结扎线距切断的系膜缘要有一定距离，系膜结扎线及时剪除不要再次牵拉以免松脱。一旦发生出血表现，应立即输血补液，紧急再次手术止血。

切口感染：是最常见的术后并发症。在化脓或穿孔性急性阑尾炎中多见。近年来，由外科技术的提高和有效抗生素的应用，此并发症已较少见。术中加强切口保护，切口冲洗，彻底止血，消灭无效腔等措施可预防切口感染。切口感染的临床表现包括，术后2~3日体温升高，切口胀痛或跳痛，局部红肿、压痛等。处理原则：可先试行穿刺抽出脓液，或于波动处拆除缝线，排出脓液，放置引流，定期换药。短期可治愈。

粘连性肠梗阻：也是阑尾切除术后的较常见并发症，与局部炎症重、手术损伤、切口异物、术后卧床等多种原因有关。一旦诊断为急性阑尾炎，应早期手术，术后早期离床活动可适当防此并发症。粘连性肠梗阻病情重者须手术治疗。

阑尾残株炎：阑尾残端保留过长超过1cm时，或者肠石残留，术后残株可炎症复发，仍表现为阑尾炎的症状。行钡剂灌肠造影检查可以明确诊断。症状较重时应再次手术切除阑尾残株。

粪瘘：很少见。产生术后粪瘘的原因有多种，阑尾残端单纯结扎，其结扎线脱落；盲肠原为结核、癌症等；盲肠组织水肿脆弱术中缝合时裂伤。粪瘘发生时如已局限化，不至发生弥漫腹膜炎，类似阑尾周围脓肿的临床表现。如为非结核或肿瘤病变等，一般经非手术治疗粪瘘可闭合自愈。

（4）脾切除后并发症

腹腔内大出血 一般发生在术后24~48小时内。常见原因是脾窝创面严重渗血，脾蒂结扎线脱落，或术中遗漏结扎的血管出血。短时间内大量出血并出现低血压甚至休克者，应迅速再次剖腹止血。术前注意纠正可能存在的凝血障碍，术中彻底止血是防止此类并发症的关键。

膈下感染 术中彻底止血，避免损伤胰尾发生胰瘘，术后膈下置管有效引流，是重要的预防措施。

血栓-栓塞性并发症 并不多见。但如发生在视网膜动脉、肠系膜静脉、门静脉主干等，会造成严重后果。一般认为其发生与脾切除术后血小板骤升有关，故多主张术后血小板计数＞1000×109/L时应用肝素等抗凝剂预防治疗。

脾切除术后凶险性感染是脾切除术后远期的一个特殊问题。脾切除后机体免疫功能削弱和抗感染能力下降，不仅对感染的易感性增高，而且可发生OPSI，主要是婴幼儿。故对脾损伤和某些脾疾病而有保留部分脾适应证者，应尽量选择脾保留治疗。OPSI临床特点是起病隐匿，开始可能有轻度感冒样症状。发病突然，来势凶猛，骤起寒战高热、头痛、恶心、呕吐、腹泻，乃至昏迷、休克，常并发弥散性血管内凝血等。OPSI发病率虽不高，但死亡率高。50%病人的致病菌为肺炎球菌。根本的预防方法是避免一切不必要的脾切除，而对已行脾切除者，可预防性应用抗生素，接种多效价肺炎球菌疫苗，并加强无脾病人的预防教育。

（5）胆囊切除后并发症

一个不争的事实是，患有胆结石的人，在不得已切掉胆囊后，其他胆管还会长出"疯狂的石头"，在胆汁流经的肝内外胆管中继续"流窜作案"，形成新的梗阻和麻烦，专家就此告诫：轻易摘除胆囊后果堪忧。

众所周知，胆囊的机能是贮存和浓缩胆汁，以备进食后将胆汁排入十二指肠帮助消化。以往人们对胆囊功能认识和理解的并不深刻，只是将其视为一个胆汁的"储存罐"，在遇到反复发作的胆囊炎、胆结石、胆囊息肉时，往往主张将胆囊摘除就是了，没必要"养虎为患"。

对上述观点，黑龙江省中医药学会胆汁病专业委员会主任委员、哈尔滨东方肝胆研究所所长高凤岩教授并不认可，"胆囊是一个十分重要的消化器官，对人体有着不可替代性，切除后不仅因脏器缺失导致生理上的缺陷，还易引发消化不良、腹胀腹泻、十二指肠液和胃液反流、增加胆管损伤概率、增高胆总管结石发生率，以及易于诱发结肠癌的严重后果和重重隐患，因此切胆手术务须慎重再慎重!

生活方式病导致了胆汁病。近些年来，随着生活水平的提高，患胆结石的人也越来越多，我国成年人胆结石的发病率大约为10%，中年妇女甚至高达15%。有统计显示，患有胆石症的女性高出男性数倍之多。胆结石也是最常见的老年疾病之一，数据表明，60岁以上老年人中，约有1/3患胆石症。与此同时，胆囊炎、胆固醇型息肉也随之"水涨船高"。高凤岩结合30余年中西医结合工作经验及数万例病人的影像学诊断资料，在国内外首次从病因学角度将这些常见胆道疾病命名为"胆汁病"。

通过大量病例观察和深入研究，高凤岩教授得出的结论是：作为一种"富贵病"和生活方式病，这些胆病正是由于生活作息不规律、饮食习惯不正常、食物结构不合理，同时因感染、精神压力等不良因素的长期刺激，引起胆道系统功能障碍，进而形成病理性胆汁。而病理性胆汁又会刺激胆囊内壁，致使囊壁毛糙增厚，弹性下降，进一步影响胆汁循环，造成胆汁过度浓稠、矿物质沉积，最终凝成泥沙和块状物，即人们所说的结石。

胆石症的形成经历三阶段。那么，胆汁的病理性变化有哪些过程呢？高凤岩教授精辟地总结出"三阶段"，第一阶段为彩超检查无异常，但有一定胆汁病的临床表现；第二阶段出现胆囊炎、胆汁浑浊及胆囊结构改变；第三阶段开始生成胆囊内结石、胆固醇型息肉、管道结石等有形物。从第一阶段到第三阶段，一般要渐进性地经历几年、十几年时间；其中，第二阶段是胆汁病防治的关键节点和拐点，及时进行干预可向第一阶段逆转，若不良因素继续，则进入第三阶段的有形期，即普遍以胆石症的形式存在。

从现有医学诊断标准看，结石虽已达到手术指征，而部分患者因年老体弱及多重综合疾病缠身，无法承受手术的风险，在没有急性并发症的情况下，还是首先要考虑保守治疗。高凤岩指出，结石形成的根源是胆汁的病理性改变，不提高胆汁质量，即使没有了胆囊，结石还会在肝内外其他胆管部位"露头"并继续"兴风作浪"。很多人都以为，摘除了附带石头的胆囊，一切就会万事大吉了，从而轻率地切掉了胆囊，其结果是既丢了"胆"，又没使结石"销声匿迹"。

"管理"好结石有两个小窍门。如何减少胆囊疾病的发病概率或是不发病？高凤岩在临床工作中发明了一种简便易行的"脚跟运动"和"拍背疗法"。前者的具体做法是双脚并拢，脚跟抬起，用力下蹲，重复20分钟，其原理是利用重力学作用，让结石回到胆囊的底部，安全地待在那里。如果病人卧床或腰膝关节不适合做"脚跟运动"，就要找一个人帮忙做"拍背疗法"，后者的操作方法是并拢五指，指关节微曲呈空心状对准病人右肩胛骨下的位置反复拍打时间也是20分左右。经过这样的处置，结石就会沉底到胆囊下部了。这个运动最好晚上临睡前和清晨起床后各做1次，每天坚持。

饮食清淡，晚餐尤其不要油腻。一个常见的现象是，许多胆结石患者，吃点儿油腻的东西就胀痛不舒服。高凤岩教授解释说，人的胆囊形状像"茄子"，上窄下宽，还有一个细的"茄子把儿"样子的管道，连接胆总管通往肠道。正常状态下，人在进食后胆囊收缩，把储存在里面的胆汁排挤到肠道中参与消化，而高胆固醇食物、油炸食品会增加胆囊的收缩力，若胆囊中有结石，便会因强大的收缩力被胆汁冲进纤细的胆管并极易嵌顿住，继而暴发急性胆囊炎、胆绞痛。此外，身体在平卧时，其胆囊的位置也跟着变化，犹如茄子横放的状态。高凤岩就此告诫胆囊结石病人，一定要牢记如下两点：一要饮食清淡，尤以晚餐为要；二要学会"管理"结石，也就是坚持"脚跟运动"、"拍背疗法"的常态化。很多人就是因晚餐油腻和不会"管理"结石而在深夜突发胆管梗阻，不得不急诊切掉胆囊，非常可惜，令人扼腕。

（6）心血管术后并发症

近年来，随着心外科技术的提高和经验的积累，术后患者恢复平顺，很少发生并发症。结合文献报道和复旦大学附属儿科医院的资料，可有如下并发症。

残留梗阻 原因为未发现异常肌束，或怕损伤前乳头肌而保留过多的异常肌束。患者表现为心前区收缩期杂音伴震颤，有时有低心排表现。预防方法是在修补VSD后，常规探查右心室流入道，停机后常探查右心室表面，发现问题及时处理。术后有体征、无症状的病例可不必处理。轻度心力衰竭可用强心利尿治疗。右心室内压差在5.3kPa(40mmHg)以上者，应考虑再次手术治疗。

遗漏室间隔缺损或残余分流 遗漏室间隔缺损多因异常肌束遮挡，显露差，或解剖不熟所致。表现为胸前收缩期杂音伴震颤，心力衰竭。因此，手术时应彻底切除异常肌束，充分显露手术野，以预防遗漏。一旦发生应使用强心利尿剂控制心力衰竭，并再次手术修补室间隔缺损。小的残余分流多为撕脱所致，可不必处理。

误缝或误补狭窄口 把狭口误为VSD而进行缝合或修补。如有几个狭窄口，缝合一个，心室表面仍有收缩期震颤及心力衰竭表现。如只有一个狭窄口，则缝合后心脏不能复苏。术中应探清室内结构，以预防这种并发症的发生。一旦发生，应再次手术，拆除补片，切除狭窄肌束，修补VSD。

低心排综合征　极少发生，主要原因为：①病情重，如合并重度肺动脉高压或复杂畸形；②心肌保护不好，主动脉阻断时间过长；③畸形矫正不满意，如遗漏室间隔缺损和残余狭窄；④术中副伤，如主动脉瓣损伤；⑤术后心脏压塞；⑥血容量补允不足或过量。处理原则是术前明确诊断，对合并重度肺动脉高压或复杂畸形者，应做心导管及心室造影检查。术后做床旁超声检查，明确病因，及时采取正确的治疗措施。如心肌收缩无力，应用强心类药物。术中畸形纠正不满意或副损伤，应再次手术。心脏压塞应及时解除。

三尖瓣关闭不全　多为切断前乳头肌所致，表现为右心房收缩期震颤、术中静脉压升高、肝脏增大。预防方法是术中不要损伤前乳头肌，如有损伤应仔细缝合。本并发症应用强心利尿药物治疗只能减轻症状，应再次手术缝合乳头肌断端。

（7）腰椎术后并发症

尽管腰椎间盘突出症的手术治疗已有70余年的历史，但无论是微创手术还是传统的开放手术，仍有一部分患者复发或有其他一些并发症。

硬膜破裂：只需作修补即可，但如缝合不紧密，有发生脑脊液漏的可能。

神经根损伤：大多在分离粘连时所致，一般均可以恢复。少数被刀切断造成严重后果，应当避免。椎间盘手术较精细，要求术者有一定的操作经验，不可贸然进行。

腹膜后血管及肠管损伤：这都是从后路切除突出物时，进刀太深或在抓刮、钳夹时太深所致，文献上已有不少报道，手术时应当注意。

在椎间盘切除手术过程中，髓核应被摘除的程度、切除的多少没有一个很好的尺度。如何防止椎板切除术后硬膜、神经根周围粘连仍是有待解决的难题。融合内固定器械是否会产生塌陷、异物反应、松动、脱位等并发症及对邻近椎间盘的影响都需进一步的探讨。

从理论上讲，人工腰椎间盘置换可以减轻退变性节段不稳的产生，又能保留腰椎的运动功能，且不会加重邻近节段的负荷，是一种理想的、可望替代现有椎间盘切除术达到治疗下腰痛目的的治疗方法。腰椎人工髓核植入物(PDN)于2004年10月已通过了美国FDA及欧共体CE的审核批准进入临床。人工髓核植入术在国外虽已是较成熟的技术，在我国已有数家医院开展此项技术，但国内大多数学者持谨慎态度。文献可见术后发生人工椎间盘移位、人工髓核脱出的报道，因此，应该在严格掌握手术适应证及在严谨、规范的前提下，逐渐地开展这一新技术。

（8）周围神经医源性损伤

副神经损伤 由于副神经与颈后淋巴结关系十分密切，故该区切取淋巴结极易造成副神经损伤。颈部放射治疗、颈动脉内膜切除术、颈内静脉插管和心室颈静脉分流术可引起上颈部副神经损伤。该损伤可导致肩上举受限，并有明显的上肢下坠感。通常自行完全恢复机会较少。因此，在颈后三角区进行淋巴结活检时，应在颈丛麻醉下充分暴露后进行，切忌在局麻及小切口下操作。诊断确定后应手术修复。

桡神经损伤 大多数桡神经损伤发生于上臂中份或桡神经沟附近，肱骨干骨折接骨板内固定或接骨板取出以及桡骨头切除时易损伤桡神经。致伤原因为术时未暴露保护桡神经、或未在骨膜下作切开复位、或接骨板直接压迫桡神经。昏迷患者或手术时肢体位置不良致桡神经长时间受压是另一原因。上臂止血带压迫时间过长引起的止血带麻痹多影响桡神经。上臂部三角肌注射时定位过低亦可引起桡神经损伤。

桡神经损伤预防措施包括：严格遵守临床操作常规；对局部瘢痕严重、粘连明显的病例应先从正常的近、远端游离出桡神经并加以保护后，再作骨科矫形术。

正中神经损伤 ①将神经误为肌腱切断 在切取掌长肌腱行游离移植时有时可将正中神经误为肌腱而切断。临床表现为手部桡侧三个半手指感觉消失，对掌功能障碍，鱼际肌萎缩。应立即作直接修复或作腓肠神经移植，该失误的预防措施在手术前确认掌长肌腱的存在（文献报道其缺如率2%~7%）以及切断腕部肌腱时注意神经与肌腱的鉴别。②屈肌腱粘连分离时的误伤 其原因多为未按肌腱粘连分离操作常规而致神经损伤。神经损价后应立即修复。预防措施包括：行肌腱粘连分离术时应先解剖分离肌腱相邻的神经并加以保护；肌腱与神经需同时修复时，应将神经放置在肌腱深层，并利用周围正常软组织与肌腱分隔，以免后期作肌腱粘连分离时的误伤；当手部皮肤条件不好而需行肌腱及指神经修复者，可先修复肌腱，待功能恢复后再作指神经修复。③腕横韧带切断时的误伤 此损伤部位多为正中神经返支，也可为指神经，可见于腕管综合征的内镜手术及开放性腕横韧带切断术。神经损伤后应立即修复。顶防的关键在于熟悉正中神经返支的变异；应分层多次切断腕横韧带，在剪切前用血管钳作试探性针夹测定。

尺神经损伤 手术中上肢体位不良为尺神经医源性损伤的较为常见的原因，术中前臂旋后位置于身旁或外展位，使尺神经沟或肘管受压，若肘关节屈曲超过90°，亦可致肘管内尺神经受压。某些少见的原因如尺神经前置术时，剥离尺神经营养血管过度会导致尺神经缺血梗死，陈旧性肘关节后脱位开放复位或肘关节强直于伸直位行关节成形术时尺神经未做充分松解前移术，会因神经张力过大导致损伤。

背丛损伤 对胸廓出口综合征第1肋切除时，因解剖不熟悉或操作粗糙而致臂丛损伤；在先天性斜颈作胸锁乳突肌切断时可误伤臂丛。神经损伤后应立即修复。预防方法在于手术者应熟悉手术途径的解剖。在胸廓出口综合征病例常有先天性畸形及变异存在，使颈部血管神经的解剖位置及关系发生改变，对此术者应有清醒的认识。

（9）妇产科手术中的泌尿系统器官损伤

由于女性泌尿道与生殖道部位邻近，妇产科手术时如不慎极易发生泌尿系统器官损伤。因此，泌尿系统损伤是妇产科盆腔手术中常见的并发症。据统计，其总的发生率约为0.4%~2.5%。如果损伤在术中当即被发现并得到正确处理，则较少遗留后患；反之即有可能导致尿瘘的形成或者伤侧肾功能的完全丧先，有时还可伴发腹膜炎或盆腔及后腹腔的严重感染危及生命。

按发生率以膀胱损伤为最多，但较易发现，治疗效果亦佳。输尿管损伤容易疏忽，且后果严重。尿道损伤较少，而尿失禁处理很棘手。本节重点讨论输尿管损伤以及尿瘘。

输尿管损伤 在女性，输尿管下段行进于盆腔侧壁，卵巢后方到达子宫阔韧带之下，抵达距子宫颈的外侧面约1.5~2.0cm处，从子宫动脉下方绕过，在阴道上段侧壁水平进入膀胱底。在子宫切除结扎子宫动脉时易损伤输尿管。

巨大的盆腔占位(良性或恶性)均可以挤压输尿管使之产生移位并可导致纤维化。由于组织的移位，在手术时有可能损伤正常器官，而炎症性的盆腔病变也会导致类似的结果。浸润性的盆腔肿瘤也可能累及输尿管而导致手术中的损伤。盆腔肿瘤行淋巴结清扫或放射治疗后手术也可以引起局部的粘连和损伤。在妇科手术导致的输尿管损伤中，以子宫切除手术(包括单纯性切除和根治性切除)最为常见，其次为剖宫产手术、卵巢手术。子宫切除损伤输尿管容易发生在以下几处：①在处理骨盆漏斗韧带时，尤其输尿管粘连甚至一段包埋在骨盆漏斗韧带内；②结扎子宫动脉和主韧带时；③在处理子宫耻骨韧带时，如果子宫耻骨韧带与阔韧带后叶有严重粘连末做充分游离，或者远离宫颈侧钳夹子宫耻骨韧带时；④剥离膀胱不充分，过早钳夹阴道角，下推膀胱未远离宫颈外口时；⑤缝合盆腔腹膜如不慎重，将阔韧带后叶腹膜边缘缝入过多时，可能将输尿管结扎或缝入。

尿瘘 指输尿管、膀胱或尿道与周围的组织和器官之间形成的异常通道。如果瘘管与女性生殖道相通，尿液由生殖道流出，即为生殖道尿瘘。生殖道尿瘘最早出现在古埃及和罗马时代的医学书籍中。考古学家曾在保存完好的埃及王室成员的木乃伊上发现生殖道尿瘘。女性常见的尿瘘有膀胱阴道瘘、尿道阴道瘘、输尿管阴道瘘等，尿瘘的发病原因较多，在发展中国家，产伤最多见，有时感染性疾病也可能导致尿瘘(如埃及血吸虫病)；而在发达国家，常见的原因是妇科或盆腔手术的并发症。

在发达国家，经腹或阴道的子切除是导致尿瘘的主要原因，约占75%。在既往史剖宫产、子宫疾病或因肿瘤行盆腔放疗患者中更易产生生殖道尿瘘。据统计，在子宫切除时，输尿管的发生率为0.62%。

（10）体外碎石并发症

出血 碎石后，多数患者出现暂时性肉眼血尿，一般无须特殊处理。有肾周围血肿形成的报道，虽属少见，但应引起重视，处理以保守治疗为主，必要时需输血，并严密观察。

发热 多见于感染性结石患者，往往碎石后因结石内细菌播散而引起尿路感染、菌血症或脓毒血症，处理以静脉补液加入抗生素为主，辅以加强患者的临床观察和营养。

肾绞痛 由于结石碎片或颗粒排出所致，处理常用静脉补液、解痉药奏效。

"石街"形成 由于碎石不完全或碎石颗粒过多积聚造成输尿管梗阻，形如"石街"；患者可有腰痛或不造，梗阻合并感染等。若"石街"形成而无感染和梗阻体征时，可以等待观察，无须采取特殊措施，多数患者的碎石颗粒可自行排出；当有梗阻体征时，则需要辅以其他措施，如输尿管镜或输尿管套石篮取石、腹腔镜输尿管取石等。

脏器损伤 ESWL治疗肾结石后，有的患者出现近期肾形态改变如肾被膜下血肿、肾周围积液、肾皮髓质区别消失等；有的患者引起皮肤、肺、肠、胰等损伤，这些并发症虽属个别，但仍须注意。预防方法是严格控制过高的冲击波能量和精准的结石定位。

高血压 动物实验和临床回顾性研究发现，体外冲击波碎石后远期并发高血压的问题引人注目，其产生的机制即所谓的Page现象：碎石后造成肾周或肾内出血，久之受损部位纤维化，压迫肾，引起肾内间质压力增高，降低肾血流灌注量，激发肾产生更多的肾素，导致肾性高血压。据报道，其发生率约为7%~8%。

（11）胃及十二指肠术后并发症

胃十二指肠溃疡手术后早期并发症多与术中操作不当或术前准备不足有关；术后远期并发症多因手术导致的解剖、生理改变造成对机体的扰乱所致。

术后早期并发症：①术后出血 包括胃肠道腔内出血和腹腔内出血。前者包括胃或十二指肠残端出血、吻合口出血等。腹腔内出血多为胃周围结扎血管或网膜血管结扎线松脱出血。胃肠道腔内出血可以通过内镜检查明确出血部位，通过喷洒止血粉，上血管夹等保守措施止血。如果出血无明显缓解应再次手术止血。腹腔内出血可以通过腹腔穿刺抽得不凝血或腹腔引流管引流液性状明确诊断。②术后胃瘫 术后胃瘫是胃手术后以胃排空障碍为主的综合征，也见于胰腺手术和其他腹部手术，包括妇科手术。胃瘫通常发生在术后2~3天，多发生在饮食由禁食改为流质或流质改为半流质时。病人出现恶心、呕吐，呕吐物多呈绿色。需放置胃管进行引流、胃减压。一般胃管需要放置1~2周，时间长者可达月余。由于长期禁食和胃肠液丢失，如不及时补充调整，可导致脱水、水电解质与酸碱紊乱和营养障碍。胃管引流量减少，引流液由绿转黄、转清是胃瘫缓解的标志。辅助用药宜选用可静脉滴注的制剂，如甲氧氯普胺和红霉素。红霉素用于治疗胃瘫的剂量是1mg/kg，一日两次静脉滴注。③术后胃肠壁缺血坏死、吻合口破裂或漏 胃大部切除术需注意适当保留残胃大弯的胃短血管。十二指肠残端或空肠袢的血供不足也会引起肠壁缺血坏死，造成吻合口破裂或肠瘘。发现胃肠壁坏死应立即禁食，放置胃管进行胃肠减压，并严密观察。一旦发生坏死穿孔，出现腹膜炎体征应立即手术探查并进行相应处理。

术后远期并发症：①倾倒综合征 胃大部切除术后，由于失去了幽门的节制功能，导致胃内容物排空过快，产生一系列临床症状，称为倾倒综合征，多见于毕Ⅱ式吻合。根据进食后出项症状的时间，分为早期和晚期两种类型。早期倾倒综合征：进食后半小时出现心悸、出冷汗、乏力、面色苍白等短暂血容量不足的相应表现。并伴有恶心和呕吐、腹部绞痛和腹泻。病理机制可能与高渗性胃内容物快速进入肠道导致肠道内分泌细胞大量分泌血管活性物质有关。非手术治疗为调整饮食，少食多餐，避免过甜的高渗食品。症状重者可采用生长抑素治疗。手术宜慎重。晚期倾倒综合征：发生在进食后2~4小时。主要表现为头晕、面色苍白、出冷汗、乏力，脉搏细数。发生机制为食物进入肠道后刺激胰岛素大量分泌，继而导致反应性低血糖。故又称为低血糖综合征。治疗应采用饮食调整，减缓碳水化合物的吸收，严重病例可采用皮下注射生长抑素。②碱性反流性胃炎 碱性肠液反流至残胃，导致胃黏膜充血、水肿、糜烂，破坏了胃黏膜屏障。临床表现为胸骨后或上腹部烧灼痛，呕吐物含胆汁，体重下降。一般抑酸剂无效。多采用保护胃黏膜、抑酸、调节胃动力等综合措施。③溃疡复发 胃大部切除术未能切除足够胃组织或迷走神经切断不完全均可造成溃疡复发。应先进行溃疡的正规非手术治疗。如出现并发症则选用适当的处置方法。④营养性并发症 胃大部切除术后由于残胃容量减少，消化吸收功能影响，病人常出现上腹部饱胀、贫血、消瘦等症状。治疗应采取调节饮食，少食多餐，选用高蛋白、低脂肪饮食，补充维生素，铁剂和微量元素。⑤残胃癌 因良性疾病行胃大部切除术后5年以上，残胃出现原发癌称为残胃癌。发生率约为2%。多数病人残胃癌发生在前次因良性病变行胃大部切除术后10年以上。发生原因可能与残胃黏膜萎缩有关。临床症状为进食后饱胀伴贫血、体重下降。胃镜检查可以明确诊断。

（编者 朱源昊 刘兴旺）

五、临床疗效是文化自信的根基

（一）中华民族的繁衍昌盛离不开中医药

人类的生存、繁衍和昌盛离不开医药，中医药正是在为中华民族的健康与昌盛做出了不可磨灭的历史功绩的同时，也完善和发展了自己，中医药学不仅理论体系完整，而且临床疗效可靠。一百年以前的华夏中国，承担着中华民族防治疾病主力军的就是中医药。尽管没有现在各类现代化的医疗设备和检测手段，但凭着望闻问切的四诊诊断技术，不仅能从宏观上把握疾病病机，而且使用中药、针灸、推拿等治疗方法，不仅疗效可靠，而且具有简、便、廉，毒副作用小的特点。

1. 早期的医药卫生活动

殷墟出土的甲骨文已记载了许多疾病名称，如头病、耳病、眼病、鼻病、牙病、腹病、足病等。此外，对于个别证候及个别疾病的描述开始有了记载。如甲骨文的"蛊"字，象虫在皿中。《说文解字》："蛊，腹中虫也。"即表示腹中寄生虫。甲骨文的"龋"字，表示牙齿上的窟窿，是由虫蛀所致。

随着西周农业和天文学的发展，人们已观察到节气、气候的变化对农作物的影响。同时，对人体与自然环境的关系也有进一步的认识。初步了解季节变化与疾病的关系，如《周礼》记载有四季多发病："春时有痟首疾，夏时有痒疥疾，秋时有疟寒疾，冬时有嗽上气疾。"《礼记》也有"孟春行秋令，则民大疫"和"季春行夏令，则民多疾疫"等记载。说明四时气候的变化与人体有关，认为气候失常能导致疾病的流行，还知道流行病是具有传染性的。

春秋时期，公元前541年（周景王四年）医和给晋侯诊病，就用"六气致病说"来解释各种疾病的原因。他说："天有六气……淫生六疾，六气日：阴、阳、风、雨、晦、明也。分为四时，序为五节，过则为菑。阴淫寒疾，阳淫热疾，风淫末疾，雨淫腹疾，晦淫惑疾，明淫心疾。"说明当时人们已认识到自然界的变化对人体健康是有影响的。

医疗工具的改进与生产力的发展有着密切的关系。到了商代，由于冶炼技术的进步，金属工具已经广泛应用于生产劳动中。从殷墟出土的文物来看，不仅有刀、针、斧、锯、矢、镞等青铜器，更发现了炼铜遗址和铜范，说明商代已达到青铜器的全盛时期。青铜器的广泛使用，为医疗工具的改进和提高提供了物质条件，当时人们有可能在使用砭石的基础上，使用金属的刀针。《内经》中曾记述了古代的九针：镵针、圆针、鍉针、锋针、铍针、圆利针、毫针、长针、大针。并有"南方者，天地所长养，阳之所盛处也……其民嗜酸而食胕……其病挛痹，其治宜微针。故九针者，亦从南方来"等记载。金属针刺工具的应用，为后世针灸的发展，创造了有利的条件。

药物知识是劳动人民在生产斗争与医疗实践活动中不断充实丰富起来的。

周代药物品种不断增加，用药经验日益丰富，在一些非医学的著作中有不少关于药物的资料，《周礼》有"五药"的记载，汉代郑玄注"五药，草、木、虫、石、谷也。"

《诗经》中也记载了多种植物名称，如葛、苓、芍药、蒿、芩等，其中有些后来作为药物应用。《山海经》中记载的药物达一百多种，其中包括植物、动物、矿物等，有些是作为预防疾病的，有些是用来治疗疾病的，其治病范围达数十种之多。在使用方面有食、服、浴、佩带、涂抹等法。《礼记》更指出："孟夏月也……聚蓄百药。"说明当时人们已在夏令时节采集多种药物，可见当时的药物知识已经相当丰富了。

在人们长期与疾病斗争的过程中，到商代已逐步了解某些药物的性能及其副作用，《尚书·说命》中有"若药弗瞑眩，厥疾弗瘳"的记载，就是说，如服药后不发生反应，就不能达到治疗疾病的作用。可见商代在医疗实践的基础上，积累了一定的用药经验。

药物品种的增多，用药经验的不断积累，对疾病的认识也日益提高，使人们有可能根据不同的病情，选择多种药物配成复方。以后又在食物加工技术日益提高的基础上，把多种药物煎熬成汤液，不仅服用方便，易于发挥药效，并且还减低了药物的副作用。这在药剂方面 是一个很大的进步。同时，汤液的广泛使用，反过来也促进了复方药剂的发展。传说伊尹创始汤液，他是精于烹调技术的人，这说明汤液的发明与食物加工有密切的关系。由于汤剂疗效较显著，服用也方便，以后便渐渐成为一种常用的中药剂型了。至于伊尹，他可能是对汤液的配制和应用方面有所贡献的人，而汤剂的治疗作用，则是广大劳动人民在长期的烹调与医疗实践中逐渐发现的。

夏商时期，由于广大奴隶的辛勤劳动，产品日益增多，丰富了人们的物质文化生活。随着经济文化的发展，医药卫生知识也有显著的提高。人们在日常生活中已经知道讲究卫生。在个人卫生方面，夏商时代人们已有洗脸、洗手、洗脚、洗澡等习惯。甲骨文中有不少关于这方面的记载。如洗脸，甲骨文有"沫"字，象人散发洗面。《说文解字："沫，洗面也。" 再如洗澡，甲骨文有"浴"字，象人在盆里用水洗澡。公元1935年河南安阳发掘的殷王墓中，有全套的盥洗用具壶、盂、勺、盘等。到周代人们已知道定期沐浴，并进一步认识到"头有创则沐，身有疡则浴"的治疗意义。

在环境卫生方面，人们已经知道凿井而饮，这不但有利于农业生产的发展，而且对饮食卫生也有很大的好处。在殷墟遗址中发现住室附近有了排除积水的水沟。此外，甲骨文中还发现有洒扫和在室内除虫的资料，如"庚辰卜，大贞：来丁亥寇蟊……"，即丁亥日要在室内扫除灭虫的意思。周代，人们又进一步知道通过除害来改善环境卫生。《周礼》、《仪礼》、《诗经》中有许多除虫灭鼠的方法，如抹墙、堵洞、用药熏、洒灰、按时扫房等。《左传》中记载"国人逐瘈狗"以防狂犬病，并记有"土厚水深，居之不疾"和"土薄水浅……其恶（疾病）易觏（结成）"等，说明当时已知水土等居住条件与人体健康有关。《管子》中还提出春季要挖除井中的积垢淤泥，换以新水，并疏通沟渠，排除积水，这些都是积极改善环境卫生的措施。

（编者 李恩强 赵芸）

2. 中医药学的形成和发展

中医药学的形成与发展经历了二千多年的沧桑历史，主要表现在《黄帝内经》的问世，奠定了中医的基本理论，《伤寒杂病论》的问世，开创了中医辨证论治之先河，《神农本草经》的问世，谱写了中药治疗人类疾病的科学篇章，金元医家的学术争鸣，体现了中医各学派具有开放性的百家争鸣的学术思想，《温病学说》的形成，完善了中医外感热病的理论体系。

《黄帝内经》于两千多年前的秦汉时期问世，全书分《素问》和《灵枢》两大部分，每一部分又分九卷八十一篇，共计十四万余言。它采用黄帝与歧伯相互问答的体裁，以阴阳五行学说为理论指导，阐述人体生理现象和病理变化，为中国医药学奠定了理论基础。《内经》主张人与自然是相应的，在论述人体的生理、病理、病因、诊断治疗和预防等问题时，处处结合四时气候、地理、社会生活及思想情绪等诸方面的变化，其观点主要是重视人体与外界环境的统一性。《内经》对人体解剖知识，如脏器质地、大小、肠胃管的长短等都有详实的记载。如血液的概念，呼吸与脉搏频率的比例等，远比西欧早得多。《内径》明确十二经脉、七经八脉，创造了中国医学重要的经络学说。在疾病诊治方面，已初步确立了辨证论治的基本原则;在药性理论方面提出了寒热温凉四气及酸苦甘辛咸五味的概念;并指出五味入五脏理论，也是后世归经学说的本源;方剂也有记载，全书共收载12个处方。

《神农本草经》是现存最早的药物学专著，它总结了汉以前人们的药物知识。全书收载药物365种，不仅对药物疗效作了总结，而且对药物产地、采集、炮炙方法、剂型与疗效的关系，以及方剂君、臣、佐、使的配伍原则也都作了记述。它是我国历史上第一部药学著作，所收载的药物疗效确切。例如水银治疗疥疮，麻黄发汗止喘，常山截疟，大黄泻下等等，内容丰富广泛，为后世历代本草的蓝本。

东汉末年，著名医圣张仲景，通过勤求古训，博采众方，继承前人积累的医疗经验和理论知识，结合自己的临床实践，著出了一部《伤寒杂病论》。经后人整理分为《伤寒论》与《金匮要略》两部著作。《伤寒论》在临床医学方面，丰富和发展了辨证论治的原则，形成了理、法、方、药比较完整的治疗体系。收载了100多个有效方剂，如麻黄汤、桂枝汤、承气汤、小柴胡汤、四逆汤等等，至今仍奉为经方而被广泛应用着，是学习和研究祖国医学必读的经典著作之一。《金匮要略》论述了各种杂病的病因、诊断、治疗和预防等，为后世医学对杂病的诊断治疗奠定了基础。

唐代医家孙思邈集毕生之精力，著成《备急千金要方》《千金翼方》，其中，《千金要方》分为30卷，合方论5300首；《千金翼方》亦30卷，载方2571首，两册典籍对临床各科、针灸、食疗、预防、养生等均有论述，可谓集唐以前方书之大成。孙思邈还提出"大医精诚"，体现了中医对医道精微、心怀至诚、言行诚谨的追求，是中华民族高尚的道德情操和卓越的文明智慧在中医药中的集中体现，是中医药文化的核心价值理念。

宋代是中医药发展的鼎盛时期。政府对中医教育比较重视，专设"太医局"作为培养中医人材的最高机构。教学方法也有很大改进，如针灸医官王惟一曾设计铸造铜人两具，精细刻制了十二经脉和354个穴位作为针灸教学和考试医师之用，作为最早的教学模型具有直观具体、形象逼真的展示效果，是中国医学教育发展史上的一大创举。宋朝政府专设"校正医书局"，有计划地对历代重要医籍进行了搜集、整理、考证和校勘，历时十余年。目前所能读到的《素问》《伤寒论》《金匮要略》《针灸甲乙经》《诸病源候论》《千金要方》《千金翼方》和《外台秘要》等中医典籍都是当时校订和刊行后流传下来的。

金元时代，不少医学家认真探讨古代医书理论，结合各自的临证经验，提出了不同的学术见解，这就是医学史上著名的金元医家的学术争鸣。其中以四大学派最为突出，即刘完素重视"火热"为病，对运用寒凉药有独到的见解，强调泻火，故称他为"寒凉派"。张从正认为人体生病，都是感受外邪，善于使用汗、吐、下法攻逐邪气，故称张氏为"攻下派"。李东垣重视脾胃的作用，提出"内伤脾胃，百病由生"的主张，在治疗上善于温补脾胃，故称李氏为"温补派"。朱丹溪提出"阳常有余，阴常不足"的论点，并以此立论，常应用滋阴降火的药物治疗疾病，故称朱氏为"滋阴派"。诸家从不同角度总结了自己的临床经验，丰富了祖国医药学的理论和治疗经验，促进了医学的发展，在医学史上是做出了贡献的。

明代中医药也得到了较快发展，突出代表是医家李时珍历时27年之久写成的《本草纲目》，收载药物1892种，附方10000多个，对中国和世界药物学的发展做出了杰出的贡献。这部史作自1593年起先后被翻译成日、法、英、德、俄等多国文字，在世界广泛传播，产生了深远的影响，李时珍也被誉为"东方达尔文"。

明清以来，中医对温病(急性传染性疾病等)的认识和诊治，有了长足的发展。在理论方面，创立了"卫气营血"和"三焦辨证"纲领，形成了温病学派，这是清代医学学术上的重要成就。反映这方面成就的代表著作有《温病论治》（叶天士著）、《温病条辨》(吴鞠通著)、《温热条辨》(薛生白著)、《温热经纬》(王孟英著)等。这些著作者被后人推崇为温病四大名医，他们对温病的理论、诊断和治疗，都做出了重要贡献。

到了清代，有许多简明、实用的本草和方书陆续问世。如《本草备要》(汪昂著)、《本草从新》(吴仪洛著)、《本草求真》(黄宫绣著)、《成方便读》(张秉成著)、《医方集解》、《成方切用》(吴仪洛著)等。这些本草和方书从临床实际出发，精选方药，由博返约，便于学习和掌握；对每个方或药的组方意义和证治机理，都作了详细的注释和阐发，在理论上有了新的提高和发展；《本草从新》、《医方集解》等，都采用了按功效分类方法，使本草、方剂的分类法更趋于完善和实用。

自鸦片战争至解放前的100多年，我国遭受了帝国主义的侵略，中国沦为一个半封建、半殖民地的国家。中医中药事业举步维艰。少数从国外归来的药学家和药理学家如：汪敬熙、陈克恢、朱恒璧等按西方药学思想提取中药有效成分，研究对器官功能的药理作用。其中最有名的发现是从中药麻黄中提得麻黄碱，同时发现这个生物碱对心血管系统有类似"肾上腺素的作用"，从而成为临床治疗多种疾病的西药。以植物成分纯化为化学单体的药学思路。从阿片到吗啡从洋金花到阿托品等。这正是西方药学家不承认中医药学是科学，而只把中药当原料，不需要学习中医药学就可以研究出新药，即"废医存药"的错误观意，其结果使中医药学非但得不到发展，反而被废弃甚至被消灭。

1949年，中华人民共和国成立，我国采取坚持中西医结合的道路，明确指出："中国医药学是一个伟大的宝库，坚持走中西医结合的道路，创造中西统一的新医学、新药学，是发展我国医学科学技术的正确道路。"50年代未开始，在全国范围内掀起了西医药学习中医药的高潮：建立了中医药研究机构，开办中医院，中医药大学，培养出一大批高级中医、中药人才;编写出《中药志》《全国中草药汇编》《中药大辞典》《中医大辞典》《中药的药理与应用》《中药药理与临床研究进展》及《方剂的药理与临床应用》等专著;创刊了多种中医中药杂志与刊物；《中华人民共和国药典》(一部)90年版、95年版，收载中药材从509种增加到522种;中药成方及单味制剂从275种增加到398种等等。它们在继承弘扬祖国医药遗产，提高科研、教学、生产水平和保证临床用药质量等诸方面，都发挥了重要作用。

（编者 李恩强 张燕）

3. 名医荟萃

（1）中医医祖——扁鹊

秦越人（约公元前407~前310年），战国时期著名医学家，渤海郡郑(今河北任丘县)人。由于秦越人医术高明，又行医于民间群众之中，所以人们十分爱戴、尊崇他，用扁鹊来誉称他。

【生平事迹】秦越人少时为人舍长，舍客长桑君过，扁鹊非常敬重他，经过10余年交往，长桑君才对扁鹊说："我有禁方，年老，欲传于公，公毋泄。"乃取一种药，令扁鹊用"上池之水"饮服，并将禁方书尽传予扁鹊。此后扁鹊依言行事，可以"视见垣一方人"，看病尽见五脏癥结，成为一名周游各国的专业医生，足迹遍及当时的齐、赵、卫、郑、秦等国，上至君臣，下至百姓，一概诊治。扁鹊医术精湛，疗效卓著，在秦，他治愈了秦穆公7天昏迷不省的病；在晋，他治愈了昏迷5天，失去知觉的赵简子的病；在虢，他治愈了当时认为已经死了的王太子的尸厥症。

秦氏不仅医术高超，而且医德高尚，他"过邯郸，闻贵妇人，即为带下医；过洛阳，闻周人爱老人，即为耳目痹医；入咸阳，闻秦人爱小儿，即为小儿医"，随俗为变，急病家之所急，深受广大群众欢迎。他为人谦虚，从不自我炫耀，当他治愈了一些被认为是"死症"的危重病人，人们称颂他能够"治死人"时，他则实事求是地说："越人非能生死人，比自当生者，越人能使之起耳。"表现出难能可贵的科学态度，深为后世医家崇敬。

公元前310年，扁鹊再度来到咸阳，由于治愈了秦武王的病，声望益著，秦太医令李醯自知医技不如扁鹊，就派人刺杀了扁鹊，终年97岁。当地人民听到他的死讯，都非常痛惜，便建陵墓、立碑石、造庙宇，来纪念这位卓越的民间医生。

据《汉书·艺文志》记载，秦越人著有《扁鹊内经》9卷、《扁鹊外经》12卷，均已失传，现存的《黄帝八十一难经》相传是扁鹊所著，实是汉代有人把他的医学理论和经验总结整理而成。

【学术思想】秦氏是总结我国战国以前医学经验的第一人，是目前有史可查的最早的一位著名医学家，因此有人称他为"医学师祖"。他精通内外、妇产、小儿、五官、针灸各科，特别在望色和切脉方面有高深的造诣。

推崇科学，反对巫术。先秦时期，人们头脑中鬼神观念相当强烈，凡有疾病，都以为是鬼神作祟，于是便延请巫医祈祷驱魔，如《尚书·金滕篇》曰："武王有疾，周公祈祷，愿以身代之。"扁鹊则极端反对鬼神迷信，并毕生以自己精湛的医技与巫医作斗争，他认为导致疾病的主要原因是阴阳不调，而并非鬼神致病，如他在诊断虢太子的病时说："若太子病，所谓尸厥者也。夫以阳入阴中，动胃缠缘，中经维络，别下于三焦膀胱，是以阳脉下遂，阴脉上争，会气闭而不通，阴上而阳内行，下内鼓而不起，上外绝而不为使，上有绝阳之络，下有破阴之纽，破阴绝阳之色已发，脉乱故形静如死状，太子未死也，夫以阳入阴，支兰藏者生；以阴入阳，支兰藏者死。"以阴阳学说解释疾病，完全否定了鬼神致病的传统观念，特别是把信巫不信医作为六不治的一条，足以说明他推崇科学反对巫术的进步思想。

对诊断方法的系统总结和运用。《史记·扁鹊仓公列传》引扁鹊的话说："越人之为方也，不待切脉、望色、听声、写形，言病之所在。"即系统地提出了望、闻、问、切的四诊方法，秦氏精通望、闻、问、切四诊，尤以望诊和脉诊更为突出。据《史记》记载，越人从"听声""写形"而断定虢太子是"尸厥症"。他通过望诊齐恒侯病，预知其疾病之发展将由皮肤→血脉→肠胃→骨髓而传入，并劝告齐恒侯早治，可惜齐恒侯不以为然，不听信扁鹊的多次提醒，最终由于延误时机而抱病身亡。为此，张仲景在《伤寒杂病论·序》中赞誉道："吾每览越人入虢之诊，望齐侯之色，未尝不慨然叹其才秀也。"对于扁鹊的脉诊，《史记》曾给予高度评价，"至今天下言脉者，由扁鹊也"，并记录了他切脉诊断赵简子一病的例子。赵简子"五日不知人"，众人惊慌失措，都以为难以救治，但扁鹊在切脉后却说："血脉治也，而何怪。"认为脉象正常，并非死症，后来果然痊愈。故《盐铁论》也指出："扁鹊抚息脉而知疾病所由生。"可见扁鹊的脉诊在古代已被公认。

总结出"六不治"的理论，为治病树立了规范。《史记·扁鹊仓公列传》曰："故病有六不治；骄恣不论于理，一不治也；轻身重财，二不治也；衣食不能适，三不治也；阴阳并藏气不定，四不治也；形羸不能服药，五不治也；信巫不信医，六不治也。有此一者，则重难治。"这段话(有专家认为是扁鹊说的，有认为是司马迁根据扁鹊的话写的)既是司马迁对研究撰写秦越人传的体会，也是他对秦越人学术、医理和高尚道德品质的高度概括。

吸收民间治疗经验，综合运用各种治疗方法。秦越人的足迹曾踏遍黄河流域，从其陵墓和庙宇等遗存古迹的分布来看，其行程总计在2000公里以上。他在每个地方逗留的时间，短则几年，长则十几年，他不断吸取民间经验，所以能够掌握多种多样的医疗技术而精通内、外、妇、儿各科。在治疗上，他不拘一格，既可内治，又会外治，除了善于运用汤药治病外，还擅长针刺、熨烙等疗法。如救治虢太子的"尸厥症"，就是以针、熨、汤液并用。他更精于麻醉法和外科手术，《列子·汤问篇》记载："鲁公扈、齐婴二人有疾，同请扁鹊求治，……扁鹊遂饮二人毒酒(麻醉药)，迷死三日，剖胸探心，易而置之，投以神药，既悟如初，二人辞归。"

综上所述，秦越人医德高尚，医技高超，他推崇科学反对巫术，总结了我国战国以前的医学经验，是总结祖国医学经验的第一人，也是中医脉学的创始者。

（2）中医医圣——张仲景

张机（约150~219），字仲景，南郡涅阳(今河南省南阳市，一说河南邓县)人。

【生平事迹】张机从小笃实好学，精通博书，并嗜好医学，年轻时曾跟从同郡张伯祖学医，由于勤奋好学，故能尽得所传，时人称赞他"识用精微过其师"。后世据唐·甘伯宗的《名医传》记载，张氏曾任长沙太守，故时被人称为"张长沙"，其方书亦被称为"长沙方"。

张氏生活在东汉末年，其时政治黑暗，兵祸绵延，生灵涂炭，疫病流行，横尸遍野，惨不忍睹，所谓"家家有僵尸之痛，室室有号泣之哀；或阖门而殪，或覆族而丧"。仅据张仲景《伤寒杂病论·序》中记载，他原有200多人的家族，自汉献帝建安元年以来，在不到10年的时间，就有2/3的人染病身亡，其中死于伤寒者竟占7/10人。张氏"感往昔之沦丧，伤横夭之莫救，乃勤求古训，博采众方"，刻苦攻读《素问》、《灵枢》、《八十一难》、《阴阳大论》、《胎胪药录》等古代医书，继承《内经》等古典医籍的基本理论，广泛收集其他医家的治疗方法，结合个人临床诊治疾病的丰富经验和心得体会，并使之提高到一定的理论高度，创造性地著成《伤寒杂病论》这样一部划时代的临证医学名著。

刻苦的钻研和长期的医疗实践，使张仲景成为一位杰出的临证医学家，被后人尊称为"医宗之圣"。他的高超医术，在各种文献中多有记载，如《何颙别传》和《甲乙经·序》中均记述了仲景对建安诗人王仲宣之病的判断，"张机见侍中王仲宣，时年二十余，谓曰：君有疾，四十当眉落，眉落半年而死"，后来果然应验。张仲景医术精湛，而且医德高尚。他认为医生的职责就是治病救人，医生除要有高明的医术外，必须具备认真负责的工作态度和勇于创新的精神，因此他对于那些"按寸不及尺，握手不及足"，"相对斯须，便处汤药"，草菅人命的医疗作风，表示了极大的愤慨。对那些面对疫病流行束手无策，却又"各承家技，始终顺旧"，墨守陈规的庸医给予了尖锐的批评。他还驳斥了"钦望巫祝，告穷归天"，请求鬼神保佑的迷信思想，指出其结果只能"束手受败"。正是基于这种反对迷信，反对苟且，注重实践，认真钻研，敢于创新的精神，他才成为"医圣"。

张氏著有《伤寒杂病论》16卷(210年)，该书原本散佚，经后世医家搜集整理，分成现在流行的《伤寒论》和《金匮要略》二书。

【学术思想】张仲景的学术思想主要体现在他所著的《伤寒杂病论》一书中，他在继承前人关于"辨证论治"思想的基础上，创立了一整套辨证施治的原则，并对中医病因学说和方剂学的发展作出了重要贡献。

创用六经论伤寒，以脏腑论杂病，奠定了辨证论治的基础。汉以前的医学界有"医经家"和"经方家"之分。所谓医经家，是侧重于医学理论的探讨，多有论无方；所谓经方家，是侧重于方药技术的研究，多有方无论。二者各有所长，各有所短，仲景则取两家之长，熔为一炉，他根据《素问·热论》六经分证的基本理论，创造性地把外感疾病错综复杂的证候及其演变加以总结，提出了较为完整的六经辨证体系，还把《内经》以来的脏腑、经络和病因等学说，以及诊断、治疗等方面的知识有机地联系在一起，并运用了汗、吐、下、和、温、清、消、补的治疗方法及各个方剂和具体药物的选择使用，对于外感热病的产生、发展和辨证论治提出了切合实际的辨证纲领和具体的治疗措施。在各科杂病方面，仲景从整体观念出发，根据脏腑经络学说，运用朴素的表述方法，对疾病的病因、发病和每一种病的理法方药都有详略不同的论述，提出了根据脏腑经络病机和四诊八纲进行病与证相结合的辨证方法。仲景对杂病偏重于一个一个疾病的研究，它比之笼统归类研究疾病，有利于深化人们对许多疾病的认识，具有十分明显的优越性。

值得一提的是，仲景在外感热病的辨证论治过程中，或未雨绸缪，防病于未然；或防微杜渐，防甚于初始；或治勿过不及，差后重调摄，以顾正防变。在杂病的辨证施治过程中，则根据五行传变的原理，提出"见肝之病，知肝传脾，当先实脾"，充分发挥了《内经》提出的"治未病"思想。

发展了病因病机学说。仲景云："千般疢难，不越三条：一者，经络受邪入脏腑，为内所因也；二者，四肢九窍，血脉相传，壅塞不通，为外皮肤所中也；三者，房室、金刃、虫兽所伤。以此详之，病由都尽。"他将复杂的病因概括为三大类，并阐述了三类不同的病因与杂病发生的关系，这可称为中医学中最早的比较明确的病因学说，即后世所谓的三因致病说。关于疾病的发生，仲景提出："风气虽能生万物，亦能害万物，如水能浮舟，亦能覆舟。"认为正常的气候固然能生长万物，但不正常的气候也会伤害万物，对人体亦不例外。然反常气候是否一定会使人发病，则取决于人体正气的盛衰，"若五脏元真通畅，人即安和"，说明了正气与邪气在发病上的辩证关系，并从中强调了正气为本、邪气为标的科学观点。

对方剂学的贡献。张氏临证处方，法度严谨，在因证立法，以法统方，随证加减等方面积累了丰富的经验，包含了许多重要的组方原则，因而被后世尊为方剂学的鼻祖，仲景方亦被称为"众方之祖"。他在《伤寒杂病论》一书中，对方剂的配伍、用量、用水、煎法和服法上，都有一定的要求，如麻黄要去节，先煎去沫；小柴胡汤煎后，要去渣再煎；桂枝汤要水煎温服，啜热稀粥，温覆取微汗等。在《伤寒论》中载方113首，用药品种87种，《金匮要略》中载方262首，所用药物达116种。其所用剂型种类有汤剂、丸剂、散剂、酒剂、洗剂、浴剂、熏剂、滴耳剂、灌鼻剂、吹鼻剂、软膏剂、肛门栓剂、灌肠剂、阴道栓剂等多种，扩大了临床给药途径。仲景方经过长期临床实践验证，疗效显著，直至今日，不仅国内医家仍在广泛应用，日本也有不少医家在临床广泛采用伤寒原方治病，其中有些方剂还照原方制成了成药。

总之，张仲景不仅总结了3世纪初我国人民同疾病作斗争的经验，而且进一步确立了运用理法方药和辨证施治的原则，使中医理论与临床实践紧密结合起来，为后世中医学术的发展奠定了重要的基础，对我国医学的发展作出了杰出的贡献，他所创立的不少治疗原则和方法至今仍在临床广泛应用。诚如近人阎德润评价说："仲景《伤寒论》乃医中四书，不有《伤寒》，则众方无出；不有仲景，则生命堪虞。是其书可称万世宝典，而其人不愧医圣之才，安可因年代关系而损益其价值。"

（3）外科鼻祖——华佗

华佗（141~208），字元化，沛国谯(今安徽省亳县)人，东汉末杰出的医学家。

【生平事迹】华佗年青时曾游学徐州，兼通数经，通晓养性之术，据载"年且百岁，而犹有壮容，时人以为仙"。他性情爽朗刚强，淡于功名利禄，曾先后拒绝太尉黄琬征召他出任做官和谢绝沛相陈珪举他当孝廉的请求，只愿作一个平凡的民间医生，以自己的医术来解除病人的痛苦。他乐于接近群众，足迹遍及江苏、山东、安徽、河南等地，深得群众的信仰和爱戴。华佗晚年被曹操征召到许昌，为其治疗头风病，华佗给予针灸治疗迅速得效，曹操非常高兴，便强留华佗做他的侍医。华佗不慕名利，当然不愿以自己的医术为曹操一人服务，便托故告假归家，并数次拒绝重返许昌，终为曹操所杀。华佗临死前，曾将所著医籍交狱吏收藏，但"吏畏法不敢受"，华佗无奈，只得"索火烧之"，因此，华佗的著作未曾得以流传。

华佗医术十分精湛，传说他曾为孙策治疗弩毒，为关羽治疗箭镞，又给曹操治疗头风病。他首创用全身麻醉法施行外科手术，被后世尊之为"外科鼻祖"。华佗有弟子3人樊阿善针术，吴普著有《吴普本草》，李当之撰有《李当之药录》，他们对后世医药学的发展，也作出了贡献。

史载华佗著有《华佗枕中灸刺经》等数种，均佚。题为华佗撰的《中藏经》系后人托名。

【学术思想】华佗的医学知识非常渊博，通晓内、外、妇、儿、针灸等科，尤精于外科、针灸和医疗体育。他善于掌握特效疗法，用药简单，功专力宏；针灸定穴，也是如此，仅取一二穴位，就能获效，而且还善于用心理疗法治疗疾病。

华佗采用酒服"麻沸散"施行腹部手术，开创了全身麻醉手术的先例。他认为"若疾发结于内。针药所不能及者，乃先令以酒服麻沸散，既醉无所觉，因刳破腹背，抽割积聚：若在肠胃，则断截湔洗，除去疾秽；既而缝合，敷以神膏，四、五日创愈，一月之间皆平复。"可见华佗曾熟练运用"酒服麻沸散"的麻醉术，做过腹腔肿瘤摘除术和胃肠部分切除吻合术。华佗的这种全身麻醉手术，在我国医学史上是空前的，在世界医学史上也是罕见的创举。

华佗在医疗体育方面也有着重要贡献。他主张进行体育锻炼，提倡体育疗法，以增强体质，防治疾病。他曾教导其弟子吴普说："人体欲得劳动，但不当使极耳。动摇则谷气得消，血脉流通，病不得生。譬如户枢，终不朽也。是以古之仙者为导引之事，熊径鸱顾，引輓腰体，动诸关节，以求难老。我有一术，名五禽之戏：一日虎，二日鹿，三曰熊，四曰猿，五曰鸟，亦以除疾，兼利蹄足，以当导引。体有不快，起作一禽之戏，怡而汗出，因以著粉，身体轻便而欲食。"可见华佗继承和发扬了我国古代优良的"圣人不治已病治未病"的预防思想，矫正了往昔只重单纯治疗的观点，并否定了秦汉时逐渐风起的方士服石以求长生不老的做法，提倡用医疗体育锻炼的方法防治疾病，延年益寿。他在继承古代气功导引的基础上模仿五种动物的活动姿态所创制的"五禽戏"，开创了我国医疗体育的先例，在中国体育史上也具有相当地位。

华佗在疾病的诊治上有着丰富的经验和高超的技艺。他善于诊断，精于方药和针灸。在诊断上，华佗长于望诊和切脉，常通过病人面色和病态的观察而对疾病作出正确的判断，并正确判断出疾病预后的吉凶，如《三国志》记载："盐渎严昕与数人共候佗，适至，佗谓昕曰："君身中佳否？'昕曰：'自如常。'佗曰：'君有急病见于面，莫多饮酒。'坐毕归，行数里，昕卒头眩堕车，人扶将还，载归家，中宿死。"在针灸方面，他取穴甚少，但疗效明显，据《三国志·华佗传》载："若当灸，不过一、二处，每处不过七、八壮，病亦除。若当针，亦不过一、二处。"他总结创用沿脊柱两旁夹脊的穴位，后世称为"华佗夹脊穴"，沿用至今。华佗诊治疾病善于抓住本质，运用同病异治、异病同治的原则，辨证施治，对症下药，如府吏倪寻、李延"头痛身热，所苦正同"，华佗辨证后认为"寻外实，延内实，故治之宜殊"，分别采用汗法和下法而奏效。华佗重视民间医学，治疗寄生虫病的经验也很丰富，并对某些寄生虫病的病因有较正确的认识，如他曾用"卖饼人"的"蒜齑"(捣碎的小蒜)治愈寄生虫病患者；认为广陵太守陈登所患肠胃寄生虫病系因"食腥物所为也"。华佗在妇儿科方面也很有研究，有一李将军妻子伤于妊娠，华佗切脉后诊断为双胞胎，认为一胎产后，另一胎未能生出，留在腹内成为死胎，从而导致疾病发生，显然，这是有关母腹内长期留有死胎的最早记载。华佗还善于应用心理疗法治病，"有一郡守笃病久，佗以为盛怒则差，乃多受其货而不加功。无何弃去，又留书骂之。太守果大怒，命人追杀佗，不及，因瞋恚，吐黑血数升而愈。"（《后汉书·方术传》)这可谓我国最早见于记载的关于心理疗法的具体病案。

华佗是一个具有多方面才能的医家，他对我国医学的发展有着重大的贡献，并且品德高尚。千百年来一直为医家们所称道，深受群众的推崇和爱戴，被人们誉为神医，并且受到国外学者的重视和赞扬。

（4）中医药王——孙思邈

孙思邈（581年~682年），自号孙真人，京兆华原(今陕西省耀县孙家塬)人。

【生平事迹】孙思邈天资聪敏，治学精勤，7岁便能日诵千余言，20岁已能精通老庄及百家之说，兼好佛经，是集佛、道、儒三教于一身的饱学之士。他自幼多病，为筹汤药之资，几乎馨尽家产。18岁时立志学医，刻苦攻读岐黄之学，并因此调治好自己的病。20岁时，他开始行医于乡邻亲友之间，每得良效。孙氏致力于医学的研究，勤奋诚笃，终生未辍，正如他自己所说："青衿之岁，高尚兹典；白首之年，未尝释卷。"他认为医学乃"至精至微之事"，不能粗略草率从事。对医理的研究，他强调须博览群书，熟谙《素问》、《甲乙经》、《黄帝针经》、《明堂流注》等诸部经方。同时又十分重视寻求民间的治病经验，往往因为一个单方、一味药物、一种炮灸方法等，不远千里虚心向人请教。因此，他的医疗技术得到了不断提高，医名鹊起。隋文帝请他当国子博士，他托病不起。及唐太宗即位，召到京都谘询，将授以爵位，固辞不受。显庆四年高宗召谏，拜见大夫，又固辞不受。674年，辞疾请归，特赐良马，及鄱阳公主邑司以居焉。当时知名之士如宋令文、孟诜、卢照邻等，都执师资之礼以事焉。唐代魏征奉诏修撰齐、梁、陈、周、隋五代史时，恐有遗漏，屡次访孙，孙为之口述，有如目睹其事，由此可见孙氏学识之渊博孙氏十分重视医德修养，他认为一个医生，除了必须具有一定医学水平外，还必须具备很高的道德品质，他说："若有疾厄来求救者，不得问其贵贱贫富，长幼妍蚩，怨亲善友，华夷愚智，普同一等，皆如至亲之想。亦不得瞻前顾后，自虑吉凶，护惜身命。见彼苦恼，若己有之，深心凄怆，勿避崄巇，昼夜寒暑，饥渴疲劳，一心赴救。"他还告诫医生到了病家，举止要检点，仪态要端正，"不得多语调笑，谈谑喧哗，道说是非，议论人物，炫耀声名，訾毁诸医，自矜己德。偶然治瘥一病，则昂头戴面而有自许之貌，谓天下无双，此医人之膏肓也"。不论是在患者病家面前，还是在医界同道背后，孙思邈的态度都反映了他高尚的思想品德，为医界树立了崇高的榜样。

孙思邈不但毕生诊务繁忙，据说仅恶疾大风就亲自救治过600余人，而且在医学理论上也勇于探索。他鉴于古代诸家医方散乱浩博，求检至难，便博采群经，勤求古今，删裁繁复，并结合自己数十年的临床经验，先后著成《备急千金要方》(652年)和《千金翼方》(682年)(统称《千金方》)各30卷。《千金方》篇卷浩大，内容详博，近代医史学者称之为我国历史上第一部临床医学百科全书。

孙氏一生扶危救困，为当时的健康保健作出了卓越的贡献，并给后代留下了丰富的遗产。他的高尚品德和光辉成就，使后人无限敬仰，人们尊称他为"药王"，并在他的故乡立碑建庙，以示纪念。

【学术思想】孙思邈一生从事临床实践达80年之久，积累了丰富的医疗经验，取得了多方面的突出成就，他对外感热病、杂病以及方剂学与养生、食疗等方面均有很大贡献。

外感温热病方面的成就。孙氏鉴于"江南诸师秘仲景方不传"，因此，在晚年辑集《伤寒论》要妙，对仲景著作的传播和研究，发挥了重要作用。他对《伤寒论》的研究，首用"方证同条，比类相附"的方法，其对麻、桂、青龙三方之说，又为成无己、方中行、喻嘉言诸人"三纲鼎立"说的滥觞。此外，除仲景法方外，孙思邈对汉、魏及晋唐医家在外感热病方面的理论与丰富的治疗经验也广为吸收，如承华佗论发斑之见，提出"胃烂发斑"之说。他认为广义伤寒是外感热病的统称，包括急性、烈性传染病，治疗上主张除热解毒，善用养阴生津，他不少治伤寒、温病的方药，对后世温病学说颇多影响实开后世"温病学派"之先河。

杂病证治的成就。孙氏对杂病的辨治以五脏六腑为纲，寒热虚实为目，他是继《中藏经》、《脉经》后对脏腑辨证颇有建树的医家。在对杂病的认识、防治和护理上也有不少创造性的贡献，如他正确地揭述了糖尿病与化脓性感染的关系，强调糖尿病要随时注意预防化脓性感染。对于痢疾，他根据临床表现和大便形状，区分为赤白痢、血痢、脓血痢、久痢、休息痢5种，基本上能对当今称之为细菌性痢疾和阿米巴痢疾作出鉴别。他对麻疯病的症状描述和分型以及预后判断，也与今天的认识极其相近，其治疗方药亦颇为详备。他还明确指出，霍乱病"皆因食饮，非关鬼神"；骨关节结核好发于小儿及成人的大关节；水肿病人要注意忌盐等。对于营养缺乏病，如脚气病，认为应该用含有B族维生素的大麻、乌豆和谷白皮粥来防治。夜盲症要用含有维生素A的动物肝脏来防治。此外，如用含碘质的动物甲状腺(如鹿靥、羊靥)和海产药物治疗甲状腺肿，用槟榔治绦虫病，用水银软膏、朱砂、雄黄为消毒药品治疗皮肤病等，都合乎科学道理。

孙思邈很重视针灸与药物并用的综合治疗原则，指出"若针而不灸，灸而不针，皆非良医也，针灸不药，药不针灸，尤非良医也。……知针知药，固是良医"。他强调针灸亦须辨证施治，认为"或一病用数十穴，或数病共一穴，皆临时斟酌作法用之"。另外，疗效显著的"阿是穴"也是《千金方》中最先记载的。

孙思邈精通临床各科，尤为重视妇科和儿科。《千金方》中先论妇人、小儿，强调妇儿患病的特殊性。所载妇人方从求子到调经，包括整个妇人的特殊疾病。他对胚胎发育过程和胎养、胎教等已有了深刻认识，对新生儿的处理、婴幼儿的发育过程、哺乳和羊乳喂养卫生等的论述，都达到了很高的水平

医方、药物学方面的成就。孙搜集、保存了大量的医方和当时

流行的许多经验方。他的《千金要方》载方4000多首,《千金翼方》中有2000多个,可谓集唐以前医方之大成。其所收医方有历代医家流传下来的,有自民间征集的,有从国外传入的,包括了古今中外的医方,其中许多方剂已成为后世医家常用的名方,如犀角地黄汤、紫雪丹、肾沥汤等。

在药物学方面,孙氏对药物的采集、鉴定、炮制、分类都有研究,除注意总结药物的特殊疗效外,还非常重视药物的产地和采集季节。《千金方》中记载了133州的519种地方药材,并在233种植物药后注明了应当何时采花、采茎、采叶,何时采根、采果。由于他在药物学方面的卓越贡献,被后世尊为"药王"。

养生学方面的成就。孙思邈提倡食治与养性、养老,他十分强调饮食疗法在延年益寿和老年病防治方面的重要意义,认为"食治排邪而安脏腑,悦神爽志以资血气",主张有病先用食疗,食疗不愈,而后用药。他吸收了《内经》、扁鹊、华佗、老子、列子、葛洪、彭祖等人的养生思想,形成了我国医学上较全面的养生学,提出了恬淡虚无,调摄精志,顺应四时,食饮有节,劳逸有度,节慎房事等养生方法,注意按摩导引之术,提倡吐故纳新的"静功"和熊经鸱顾的"动功"相结合的锻炼方式,并对讲究个人卫生提出了细微、具体的要求。这些养性、养老的丰富经验,也是他能年寿百余岁的成功诀窍。孙思邈是一位学识渊博、品德高尚的医林杰出人物,他一生从事临床实践达80年之久,积累了丰富的医疗经验,取得了多方面的重要成就,为中医药学的发展做出了不可磨灭的贡献。

(5)东方达尔文——李时珍

李时珍(1518~1593),字东璧,晚年自号濒湖山人,明·蕲州(今湖北省蕲春县)瓦硝坝人。

【生平事迹】李时珍出身于医学世家,祖父即为铃医,父亲李言闻,号月池,也是当地一位饱学的名医。李时珍幼年时体弱多病,少年时读过一些书籍,曾随父看病抄方,他喜爱医学和草、木、鱼、虫等方面的知识。但由于当时医生的社会地位低下，李言闻不愿让儿子学医，而要他走科举仕途之路。为此，让李时珍拜中进士第的顾日岩为师学习八股。嘉靖十年，14岁的李时珍由父亲陪同赴黄州府应试，中了秀才。此后，他于17岁、20岁、23岁时3次赴武昌府参加乡试，但均未考中。由于屡试不第，李时珍便决心放弃科举而随父学医，此时，父亲也不得不接受他的志愿，把自己一生的治病经验传授给儿子。从此，李时珍专心钻研医药，把时间和精力几乎全部都用于对医药知识和相关学科的广搜博采上。他闭门读书达10年之久，对医学、史学、哲学、文字学、训诂学等都有很深的造诣。与此同时，李时珍通过随父的临床实践，医疗技术也不断提高，他常被召到蕲州王府看病，曾以驱虫药治愈了楚王朱厚焜之孙的嗜食灯花癖，34岁被聘为楚王府"奉祠"，不久又被推荐到太医院任院判。在这期间，他有机会饱览了王府和皇家珍藏的丰富典籍和平时难以见到的药物标本，极大地丰富了自己的医药学知识。李时珍志存高远，不贪图功名利禄，任太医院院判不及1年就托病辞归，致力于医药学的研究和实践。

在行医过程中，李时珍发现以往的本草中存在着不少错误、重复或遗漏，所列药物分类杂乱、草木混淆、名目不清，甚至有些书籍把有剧毒的药物列入补益药中，流弊很多，严重危害了人民的生命和健康；另一方面，从《类证本草》刊行以来400多年的药学进展已使只凭死记硬背药物性味功用的编排方法不能满足医生的需要。有鉴于此，李时珍决定重修本草，编著一部新的本草专著。从35岁开始(嘉靖三十一年，1552年)，经过30多年的努力，李时珍参阅了800多种典籍，跋山涉水，遍及大江南北，他寻找各地名医宿儒，搜求各种民间方药，认真进行实地调查，收集各种药物标本，凡三易其稿，终于在他61岁时（1578年)完成了传世巨著《本草纲目)的写作。1590年在南京开始刊刻，1596年，也就是在李时珍逝世后的3年，这部金陵版的《本草纲目》52卷出版问世。李氏还撰有《濒湖脉学》(1564年)、《奇经八脉考》(1572年)，另有《三焦客难》、《命门考》、《五脏图论》、《濒湖医案》、《濒湖集简方》，均佚。

【学术思想】李时珍30多年的艰辛、他的治学思想和态度、他主要的学术成就和学术思想都集中体现在《本草纲目》之中。

李时珍的治学思想比较进步，他不迷信古人，注重实践，实事求是。在《本草纲目》的每一种药物下几乎都列有改正前人错误的正误内容，他的结论大多是经过实地调查研究得出的，这些结论也大多符合科学道理，而且有着明显的创造性。他的成就大大提高了中国药物学研究的水平。在另一层意义上，他对服石以求长生不老的神仙之术的坚决否定态度也体现了他治学思想的进步，他对抱朴子、葛洪等名家及《神农本草经》关于服石长寿的谬误严厉批判，斥之为"误世之罪"、愚。

李时诊治学态度严谨，在对药物的论证中，他不但实地调查核实，还做了不少临床药理实验、动物解剖和比较解剖等。为了丰富自己的著作，他对前人、当代人的用药经验都进行了总结，还对我国少数民族地区及外国传入的用药经验进行了整理。他认为应该知之为知，不知为不知，凡经研究的药物他都力陈己见，对未能考察的药物则存疑待考，不作妄断。李时珍的这种科学研究态度和实事求是精神确实难能可贵。

《本草纲目》是李时珍的代表作，它具有多方面的重要成就。首先，它总结了我国16世纪以前的药物学，共收载药物1892种，较《本草类证》所载的1518种药物增加了374种，书中附有药图1160幅，附言11096个，参考文献852家，使这部巨著成为我国药学史上的重要里程碑。第二，它纠正了以往本草著作中的许多错误。第三，它提出了世界当时最先进的药物学分类方法，其主要特点有二，一是从无机到有机、从低等到高等，符合进化论；二是将各种药物按性质分类，便于查阅。第四，它全面系统地记述了各种药物知识，每种药物都包括了校正、释名、集解、辨疑、正误、修治、气味、主治、发明、附录、附方等项，从药物的名称、历史、形态、鉴别到采集、加工、功效、方剂都进行了详细的描述。"发明"一项主要是李时珍对药物的新发现和新经验。第五，它辑录保存了大量的古代文献，这些文献既有医药著作，也有经史百家著述。所载的许多文献原书后来佚失，由于《本草纲目》的摘录记载而使佚书部分资料得以保存。第六，它丰富了世界科学宝库，不但论述了医药诸学科的许多内容，还对植物学、动物学、矿物学、物理学、化学、农学、天文学、气象学等方面进行了广泛的论述，对这些自然科学也作出了重要贡献。

（6）急症先驱——葛洪

葛洪（约281~341年），字稚川，自号抱朴子，丹阳句容(今江苏句容)人。

【生平事迹】祖父葛系仕吴为大鸿胪，父葛悌仕晋为邵陵太守，从祖葛玄为吴时道士。葛洪年13岁时丧父，家道中落，因之他从小勤苦读书，常"带经而耕，携史而樵"，博览群书及诸子百家言，于术数、老庄之学、神仙导引之法，无所不通，他初从葛玄弟子郑隐习炼丹术。公元303年，曾参与镇压石冰领导的农民起义，于东晋初封关内侯。后至广州，"师事南海太守鲍玄，玄亦内学，见洪深重，以女妻洪(名鲍姑，精灸术)，洪传其业"。晚年闻交趾出丹砂，求为勾漏令，携子侄至广州，止于罗浮山炼丹，在山积年而卒。

葛洪虽出身于仕宦家庭，但一生饱经祸乱，为寻求安心立命之所，遂兼修儒道之学，认为"道者，儒之本也；儒者，道之末也"。主张以神仙养生为内，儒术应世为外，以图儒道合一，是一位儒道合一的宗教理论家，又是一位从事化学实验和医疗活动的医学家。

葛氏著述甚多，现存有《肘后备急方》3卷，简称《肘后方》，初名《肘后救卒方》；《抱朴子内外篇》。另有《金匮药方》100卷、《神仙服食方》10卷、《服食方》4卷、《太清神仙服食经》1卷等，均佚。

【学术思想】葛洪兴趣广泛，涉猎的学科很多，诸如文学、历史、哲学、生物、物理天文，并有所著述，尤其在医学方面深有研究。

医学方面的成就。葛洪的医学成就反映于其著《肘后备急方》一书中，他总结了我国晋以来医疗发展方面许多先进成就。例如对急性传染病的记述，包括现在所说的多种流行性传染病、疟疾、痢疾、狂犬病、结核病、丹毒、恙虫病等。其中关于天花的流行情况和症状的描述尤为详尽，他说："比岁有病时行，仍发疮头面及身，须臾周匝，状如火疮，皆戴白浆，随决随生，不即治，剧者多死。治得差后，疮瘢紫黑，弥岁方灭。此恶毒之气，世人云永徽四年，此疮从西东流，遍于海内，……建武中(301年)于南阳画房所得，仍呼为'虏疮'。"清楚地描述了天花的形态、症状、预后以及该疮传入中国的情况。葛洪对病原体的观察很细致，他第一次描述了沙虱(恙螨)的形态和生活习性，对恙虫病的病原、症状作了正确的记述，指出："山水间多有沙虱，甚细，略不可见，人入水浴，及以水浴，此虫在水中著人身，及阴天雨行草中亦著人，便钻入皮里。"又说"初得之皮上正赤，如小豆、黍米、粟粒。以后摩赤上，痛如刺。三日之后，令百节强，疼痛，寒热，赤上发疮。"其记载与今日临床所见基本相同。他所记述的一种由水中毒虫引起的病症，类似于现代所说的血吸虫病。

葛氏亦记述了许多有效的治疗方法，他提出在被狂犬咬伤之后，把狂犬杀掉，取其脑组织敷在伤口上，以预防狂犬病的发作，这种用同一类疾病的机体组织来防治这种病的思想，可以说是中医免疫思想的萌芽，也是此后中国首先发明人痘接种术的先声。对于疟疾的治疗，他提出用"青蒿一握，以水二升渍，绞取汁，尽服之"。此对现代研制抗疟新药青蒿素有很大的启迪。另外，他提出的用小竹片夹裹治疗骨折，腹壁破裂肠突出的缝合等外科手术，以及麻黄治喘，莨菪子治癫狂，海藻治瘿病，雄黄、朱砂治皮肤病，都符合现代医学的治疗原则。他对脚气病的症状记述也十分详细，并指出用大豆、牛乳、蜀椒、松节、松叶等药物治疗。这些论述对临床医学的发展有较大贡献。

（6）针灸鼻祖——皇甫谧

皇甫谧（215~282），幼名静，字士安，自号玄晏先生，安定朝那(今甘肃灵台县朝那镇)人。

【生平事迹】皇甫谧出身贫寒，曾过继在叔父门下，并随叔父迁居新安(今河南渑池县)，40岁时方还故里。谧幼时不知治学，终日的游荡，20岁后才发愤读书，耕种之余，手不释卷，边耕边读，至为精勤，博学典籍及百家著作，遂成一代名家。甘露年间(256~259年)，曾患风痹，兼苦耳聋，缠绵百日方得治愈。因感于诸医学术浅薄，遂立志研究医药，对于古代各种医书，认真钻研，颇有心得。他认为："夫受先人之体，有八尺之躯，而不知医事，此所谓游魂耳。若不精通于医道，虽有忠孝之心，仁慈之性，君父危困，赤子涂地，无以济之，此固圣人所以精思极论，尽其理也，由此言之，焉可忽乎？"因此潜心医药，魏晋政府曾几次请他出仕，他都坚辞不就，研习医药之志向终生未渝。皇甫谧52岁时，因服石引起一场重病，痛苦之极，险些令其自尽。因亲受服石之害，遂作《寒食散论》一卷，力贬服石之陋习。

皇甫谧精思博习，勤于著述，对经史各家都有研究，先后撰有《帝王世纪》《列女传》《玄晏春秋》等书，皆负盛名。在医学方面，撰有《针灸甲乙经》12卷(282年)，作为第一部针灸学专著流传至今，在医药学史上产生了深远的影响。

【学术思想】皇甫谧精于针灸学，他鉴于《素问》《针经》(即《灵枢》)、《明堂孔穴针灸治要》"三部同归，文多重复，错互非一"，于是"撰集三部，使事类相从，删其浮辞，除其重复，论其精要，至为十二卷"，著成《甲乙经》，目的则在于便于学习，便于应用。该书对于脏腑气血经脉流注，经穴的名称和位置，疾病的针灸取穴法以及进针的分寸呼留多少等，均作了较详细的论述，是我国晋代以前针灸学成就的总结性文献。其中皇甫谧把胸、腹、头、背部的腧穴，均从体表划分几根线来排列，例如：背自第1胸椎循督脉下行至脊底凡11穴，这是正中线；背自第1椎两旁侠脊各1.5寸下至节凡42穴，此是第一傍行线；背自第2椎两旁侠脊各3寸至21椎下两旁侠脊凡26穴，是为第二傍行线。这样寻找腧穴，便利而准确，自从皇甫氏创此先例以后，唐甄权《明堂图》孙思邈《千金方》均宗其例，实为检穴方法之改革。

皇甫谧在编纂《甲乙经》时，亦下了一番选材、归纳汇集之功，他以实用为依归，考定旧文，打破汉儒独守一经的旧习，开创了后世医家分类编撰医经的先例。同时,《甲乙经》比较完整地保存了《素问》、《针经》在关于针灸部分的内容,为历代校助《内经》提供了一个较好的校本。因为该本述而不作,较少发挥,因此为复原亡佚的《明堂孔穴针灸治要》提供了一个较好的参考资料。

总之,皇甫谧的《针灸甲乙经》不论就其提炼、整理和保存三部古籍的意义来讲,还是就临床针灸的实际应用而言,均有较高的价值,对我国针灸学的发展有着重大的影响,后世著名的针灸著作基本上都是在此基础上发挥而成的,所以后人一直把本书视为中医针灸学之祖。

(8)儿科之圣——钱乙

钱乙(约1032~1113年),字仲阳,祖籍浙江钱塘,至曾祖钱赟,北迁郓州,遂为郓州(今山东郓城县)人。

【生平事迹】钱乙的父亲钱颖善针术,然嗜酒喜游,于钱乙3岁时,隐匿姓名,东游海上不归;母亲早逝,由姑母抚养,并随姑父学医,后以善用《颅囟方》,闻名于山东。元丰年间(1078~1085年),钱乙因治愈宋神宗长公主女儿病,被任命为翰林医官。次年皇子病瘛疭,诸医皆束手,钱乙为进黄土汤而治愈,升为太医丞,由是公卿宗戚家延请者无虚日。晚年因患痹,以病告归。

钱乙专精儿科凡40年,积累了丰富的经验,为儿科学的发展作出了突出贡献,被《四库全书》誉为"钱乙幼科冠绝一代"。钱氏治学如《宋史·钱乙传》所述:"为方不名一师,于书无不阙,不靳守古法。"此三者当是他在儿科学方面取得成就的关键所在。其主要著作有《小儿药证直诀》3卷(1114年),《伤寒论指微》5卷,已佚,《婴孺论》百篇,已佚。

【学术思想】钱乙继承和发展了《内经》和历代诸家学说,"该括古今,又多自得",在小儿生理、病理、诊断、治疗等方面颇多创见。

临床诊治突出小儿特点。钱乙认为小儿处于生长发育阶段,"五脏六腑,成而未全,全而未壮",其"脏腑柔弱","血气未实",由此决定了小儿的病理特点为"易虚易实,易寒易热"。他考虑到存在于小儿的这些生理、病理特点，所以在治疗原则上主张以柔润为法则，常以妄攻误下为警戒。他说："小儿之脏腑柔弱，不可痛击，大下必亡津液而成疳"，即便有可下之症，亦当"量大小虚弱而下之"，下之之后，还须用益黄散等，扶助脾胃以善其后。并指出对小儿不可滥用寒药温药，因为"小儿易为虚实，脾虚不受寒温，服寒则生冷，服温则生热，当识此勿误也"。针对宋代医家喜用香燥药之流弊，钱氏结合小儿体质，独辟蹊径，以柔润方剂调治小儿病，如所制地黄丸、白术散、阿胶散等都是为了适合小儿柔嫩体质而制定的方剂。

在诊断上，钱乙进一步发展了儿科望诊的方法，根据实践经验归纳总结出了"面上证""目上证"，运用面部望诊和目内望诊方法，观察不同疾病在面部和眼睛上的不同变化，提高对儿科疾病难以准确获得问诊和切诊的诊断水平。

运用五脏辨证论治。从五脏辨证论治，是钱氏学术成就中的核心部分。他既充分运用五脏五行的一般规律，又赋予儿科学的特色。例如，心属火，主神明。若遇大声骇异，则心火内动，神不守舍易于发惊。如为邪热所扰，亦发惊，叫哭惊悸，并见身热面赤引饮，口中气热，大小便黄赤等症。如火热更甚，心阳太亢，热甚风生，心肝俱旺，便能发搐，这些证候，病为急惊。治疗方法，钱氏又各有所主，如急惊，治宜除其痰热，利惊圆主之；心气热，导赤散主之；心实热 一物泻心汤主之。若为心虚热，卧而悸动不安，目内淡红，用生犀散；心虚肝热，身壮热，神思恍惚，用安神圆。其他四脏分证施治以此类推，都是围绕着儿科特点论证的。同时，钱氏特别注意辨别脏腑虚实，和五脏之间的生克制化关系。例如：肺病又见肝虚证，以肝虚不能胜肺，故易治；若见肝实证，以肺久病而虚，肝强实而反胜肺，故难治。可见，钱氏虽立五脏主证，又不忽视五脏间的相互影响。至于治疗，亦要考虑病情的新久虚实，指出"如一脏虚一脏实"，则治当遵"补母而泻本脏"的原则。

钱氏分别五脏虚实证候及治则处方，并在临证时常以五脏病变作为施治的依据，从而确立了以五脏为纲的辨证论治方法，并为以后的脏腑辨证奠定了基础。他提出的肾有虚无实之论，实启后世补肾法门。

对儿科疾病的认识。在儿科常见传染病—麻疹、水痘与天花的鉴别诊断上，钱乙也有超出前人的见解。如他讲到麻疹患儿的典型症状："面燥腮赤，目胞亦赤，呵欠烦闷，乍凉乍热，咳嗽喷嚏，手足梢冷，夜卧惊悸，多睡，并疮疹者，此天行之病也。惟用温凉药物治之，不可妄下及妄攻发，受风冷。"可见钱乙已注意到麻疹与感受时邪有关，并比较正确地阐述了诊治法则。另外，对麻疹、天花与水痘三者在形态的鉴别上，钱乙也有所述及："五脏各有一证，肝脏水疱，青色面小；肺脏脓疱，色白而大……脾脏疹小而次斑，故色赤而黄小也。"这里分别提到天花的脓疱、水痘的水疱和麻疹的疹子。

宋以前，惊、痫不分，至钱乙始创惊风病名，使与痫症区别开来。并将惊风分为急惊风与慢惊风，指出急惊多实，慢惊多虚，故治疗上"急惊宜服凉泻之药，慢惊宜用温补之方。"此外，钱氏还对小儿营养缺乏、发育障碍所致的囟门不合、佝偻病、虚羸，以及吐泻、肿胀、疳证等许多病证都有详尽的论述。

调剂制方的特点。钱氏调剂制方，善用成药，其所用丸散膏方特多，几乎绝大部分是成方成药，反映了儿科特色。可以事先制备，便于及时应用，亦易为小儿接受。而且很注意用量服法，其中方剂，大都味数少，用量小，考虑到给药方便。钱氏组方严谨，用药精炼，注意柔和，避免刚燥繁杂之偏，突出用药的规律性。他还善于化裁古方以为今用，创制了许多有效的方剂，如治痘疹初起的升麻葛根汤；治小儿心热的导赤散；治小儿肺盛，气急喘嗽的泻白散；治肾虚失音、囟门不合的地黄丸；治脾胃虚弱，消化不良的异功散；治脾寒咳嗽的百部丸；治发斑疹的柴草散等，都为后世医家所经常采用。钱氏在继承前人成就的基础上，不仅对儿科学的发展作出了重大贡献，他的学术思想对后世也产生了很大的影响。如张洁古根据脏腑虚实寒热的辨证方法，结合自己的经验，创立了脏腑标本寒热虚实用药式。钱氏化裁仲景肾气丸而成的地黄丸，对历代医家很有启发，如朱丹溪的滋阴大补丸，是以钱氏的六味丸和还少丹加减而成。明代薛己承用此方，为补真阴之圣药，赵养葵极力推崇本方，作为补养命门真水之专剂。故有人认为钱氏开辟了后世滋阴大法。可见他的学术思想影响遍及内外妇幼各科，故明·宋濂说"世以婴孺医目之，何其知乙之浅哉。"

（9）温病学派奠基人——叶天士

叶桂（1667~1746年），字天士，号香岩，江苏吴县人。先祖由安徽歙县迁居吴县。

【生平事迹】叶桂的祖父叶时、父亲朝采皆精通医术。叶桂天资聪敏，闻言即解，且学习勤奋，白天随师习文，回家从父习医。14岁时父亲去世，生活日渐清苦，他便立下献身医学之志，跟随父亲的门人朱某习医。由于他研习刻苦，长进很快，不久医技超过了朱师。因此，他二十不到即有了医名。但他并不满足，在医技上精益求精，虚心向学，凡医术上有一技之长的人，不论远近，他都前往拜谒。他曾先后拜师17人，包括周扬俊、马元仪等名医。他博采众家之长，医术越来越精湛。他切脉望色，如见五脏，声名大振求医的人络绎不绝，且"治病多奇中"（《清史稿》）。对于疑难病症，往往有不同于他人的绝招：有的根据病人的嗜好提出救治之法；有的仅在别人的医方上略加变通；有的竟不用药，仅以饮食起居调理之；有的无病时预断其病，早先防治之，无不效验。于是名满大江南北。他的传说很多，在《浪迹丛谈》、《聊斋续编》等许多书籍中，都有他的疗病事迹。叶氏一生因忙于诊务，著述甚少，后世所广为流传的《临证指南医案》和《温证论治》，都是由其门人整理他的医案和讲授内容而成。

【学术思想】叶桂在学术思想方面造诣很深。因为他对《内经》、《难经》、《伤寒论》、《金匮要略》等医典均有深入的研究，兼之他能博采众家之长，在外感热病和内科、伤寒杂病方面都颇有见地。特别是在温病方面更有建树，阐述了温病的传变规律和治疗原则，创立了以卫气营血为纲的证治之说，总结了诸多诊断、察病的宝贵经验，为温病学说的理论体系奠定了基础，在温病学的发展史上起了承先启后的作用，作出了突出的贡献。

在温病方面，他极力宣扬"温邪上受，首先犯肺，逆传心包"的学说，认为温病多由呼吸道传染。主要表现为发热、微恶寒、头痛、咳嗽、口渴、有汗或无汗、苔薄、脉浮等。他认为温邪与伤寒的演变不同，"伤寒之邪留恋在表，然后化热入里"，而"温邪则热变最速"，易于伤阴动风，邪陷心包。叶氏详论了温邪入卫、入气、入营、入血的症状和治法，条分缕析，是他治疗温病实践经验的总结，很值得研究学习。

对于温病的病情与预后转归，他常通过察舌、验齿、辨斑疹等进行辨析。关于察舌他认为舌苔薄白，外感风寒，宜辛散法；舌苔干薄而白，邪虽在卫，而肺津已伤，宜在辛凉方中加入麦冬、花露、芦根等轻清之品；……这样，他对数十种舌苔的变化，对症论治，切中肯綮。关于验齿，他认为在诊断温病之症上具有重要的意义。他说："看舌之后，亦须验齿。齿为肾之余，龈为胃之络，热邪不燥胃津，必耗肾液"（《叶香岩外感温热病》）。他详论了辨齿的方法和对病情的判断，并提出治法，对临床诊断，颇有参考价值。关于辨认斑疹和白㾦，他也有许多独到的见解和体会，于温病的诊断和治疗，很有指导意义，与察舌、验齿一样，常被后世医家作为温病诊治的准绳。

在内科与杂病的诊治方面，他亦获得了较高的成就，有许多独到的见解和精辟的论述。过去医家多将脾胃合论，到了明代，对"脾阴"有人论述，而"胃阴"则少论及。叶氏首论"胃阴"使脾胃之研究有了新的开拓和进展。叶氏认为"脏宜藏，腑宜通，脏腑之体用各殊也"（《临证指南医案》）。脾为五脏之一，胃属六腑之一，"纳食主胃，运化主脾"，"脾宜升则健，胃宜降则和"，"脾喜刚燥，胃喜柔润"，两者的功能、特性是不能混淆的。治胃之病，宜甘凉通降；治脾之病，宜甘温升发。脾胃分论，这是叶氏的真知灼见。

叶桂还颇有见地地发展了奇经八脉辨证论治的法则。在生理上，他认为奇经的功用在于收摄精气，调节正经气血，且维护、包举形体；

在病理上，凡脾胃肝肾之病，久虚不复，必延及奇经；在辨证上，奇经之病须分虚实；治疗上，常兼通、补。奇经受病之后，八脉的正常功能必受影响，使人体收摄、护卫、包举等功能降低，会出现遗精、内伤发热、下元衰惫、月经不调、崩漏等病变。关于奇经病症的治法，叶氏说："奇经之结实者，古人必用苦辛和芳香，以通脉络；其虚者，必辛甘温补，佐以流行脉络，务在气血调和，病必痊愈"（《临证指南医案》）。叶氏又认为："初为气结在经"，"久则血伤入络"。关于通络之法，叶氏以辛润通络为基础，药用新降、旋复、青葱、当归、柏子、桃仁等；如见阴寒之症，则佐以肉桂、桂枝、茴香等辛温通络之剂；如果络病日深，则非峻攻不效，须用虫蚁之类辛咸之品，以搜剔络邪，并常用丸剂徐图缓取。

叶氏立方遣药形成了他自己的特点。治疗外感温病，他立方简洁严谨，用药则趋于轻灵流通；治疗杂病，并非一味"清淡"，特别是治疗虚损，善用血肉填下，甘药理虚；谓治脾胃，创用甘寒育养胃阴；此外，又常用酸甘化阴和辛甘化阳方法。具体用药上，主张慎用刚燥，他说："桂、附刚峻，气质雄烈，精血主藏，藏体属阴，刚则愈切脂矣"。同时又不滥投苦寒，他说："苦寒沉降""胃口得苦伤残"（《临证指南医案》）。这充分反映了叶氏精心护卫气血和脾胃的治疗思想。

叶氏一生不仅日日忙于诊务，救死扶伤，在群众中有极高的威信；而且治学和从医态度非常严谨，医德也十分高尚。临终时他告诫儿子说："医可为而不可为。必天资敏悟，读万卷书，而后可以济世。不然，鲜有不杀人者。是以药饵为刀刃也。吾死，子孙慎毋轻言医。"

（10）滋阴派创始人——朱震亨

朱震亨，字彦修，元代婺州义乌(今浙江义乌县)人。世居丹溪，故后人尊之为丹溪翁。

【生平事迹】朱震亨自幼好学，日诵千言，早年习举子业。36岁时，从朱熹的四传弟子许谦为师，研究理学数年，朱氏壮年时，因母患脾病，颇习医学，及后许谦卧病日久，劝其业医，遂决心弃去举子业，而致力于医学。当时盛行陈师文、裴宗元所定的"大观二百九十七方"，乃昼夜学习。但他认为"操古方以治今病，其势不能尽合"，于是就整装出游访师，曾遍历吴中(江苏吴县)、宛陵(安徽宣城)、南徐(江苏丹徒)、建业(南京)等地，终在武陵(杭州)受业于名医罗知悌，时年44岁。罗为刘完素再传弟子，旁通张从正、李杲之说，他复授丹溪以刘、张、李三家之书，不久尽得所学而归，将许谦的痼疾治愈，从此医名大著。

震亨医术超群，医德高尚，他临证数年，活人甚众，很快名贯江浙。盛名之下，朱氏一如既往，四方救治疾患，"虽风雪载途，亦不为止"，贫苦无靠的人前来求药或请诊，他非但不计较诊资，而且百里之遥亦不辞前往，所表现出的高尚医德，深为世人所尊崇。

朱氏一生著述较多，有《格致余论》1卷(1347年)、《局方发挥》1卷、《金匮钩玄》3卷(1358年)、《本草衍义补遗》1卷。另有《丹溪心法》5卷、《丹溪心法附余》24卷等，系后人将朱氏临床经验整理而成，非其本人所作。

【学术思想】丹溪之学远索《内经》，近承刘河间、张子和、李东垣，兼采诸家之长又有所创见，侧重于阐述阴虚火旺之证，论治多以补阴为主，为滋阴学派之倡导者。

朱氏认为事物的生存离不开动与静两个方面，其中以动为主。万物的产生及人体生命的维持均以动为常，而动的产生源于相火之作用，所谓"天主生物，故恒于动；人有此生，亦恒于动。其所以恒于动，皆相火之为也"。"天非此火不能生物，人非此火不能有生"，可见他对相火作用的重视。但相火具有常与变的二重性。在正常情况下，人身相火寄于肝肾二脏，以肝肾精血为其物质基础，并与胆、膀胱、心包、三焦都有联系，成为人体生命活动之根本。相反，在异常情况下相火动失其常，就必然会导致病变，因此，他强调要保持相火的"动之中节"。丹溪认为情志过极、色欲过度、饮食厚味等多方面原因均可引起相火妄动，相火妄动与心火妄动密切相关，他还把"煎熬真阴，阴虚则病，阴绝则死"作为相火妄动致病的病机。由此可见，丹溪之相火论既补充了刘完素的"火热论"，也发展了李杲的"阴火说"。

阳有余阴不足论。朱氏运用天人相应的理论，通过分析天地、日月、阴阳的变化情况以及人体生命发生发展的过程，结合自己的临床实践体会，提出了"阳有余阴不足"的论点。他认为人体即使在正常状态下，就处于阴气"难成而易亏"的状态，再加上"人之情欲无涯"可引起相火妄动，进一步损伤阴精，而导致阴精虚损的病变。此外，他认为在一般情况下往往"动易而静难"，而"凡动皆属火"，故相火妄动成害，将煎熬真阴，产生阳有余阴不足的结果。据此在临证治疗上，他创用滋阴降火法，善用大补阴丸等滋阴降火之剂，被后世医家称为"滋阴派"。

朱氏还认为"阳有余阴不足"是早衰的重要原因，并把养阴抑阳作为贯穿于人生从少壮到衰老全过程中的主要摄生原则，提出幼年时不宜过于饱暖，以护阴气；青年当晚婚以待阴气成长；婚后当节制房事，摄护阴精；节制肥甘厚味之食，提倡素食茹淡，主张通过脾胃以养阴气，因为"谷菽菜果自然冲和之味，有食人补阴之功"，同时他还十分强调正确处理动与静的关系，主张在动的基础上"主之以静"，要求人们清心寡欲，以保养阴气，使人体的阴阳保持平衡。

阴升阳降论。阴阳的升降既有阳升阴降，又有阴升阳降。朱氏接受了东垣论阳升阴降，而特重于阳气升发的观点，在论治阳气不升时也主用升阳益气。但他又以"阴阳比和"为出发点，阐明了阴升阳降的问题，指出人身之气"阳往则阴来，阴往则阳来，一升一降，无有穷已"，以五脏而言，"心肺之阳降，肝肾之阴升"，而脾居其中；以水火而言，"心为火居上，肾为水居下，水能升而火能降"；以气血而言，"气为阳宜降，血为阴宜升，一升一降无有偏胜是谓平人"。强调要达到阴阳比和，必须以阴升阳降为基本条件，丹溪并以此作为分析病机和诊治疾病的依据，这无疑是对东垣学说的很好补充。

辨证论治心法。丹溪虽以"阳有余阴不足"立论，善用滋阴降火之法，但他也十分重视辨证论治，在其所著的《格致余论》《丹溪心法》等书中，都示人以辨证论治的法则。他不仅善于运用诸如地黄、黄柏等滋阴降火之药，而且也善于应用如附子、黄芪等温补阳气之剂。对于火病的论治，尤为精到，提出了"气有余便是火"的著名论点，主张"实火可泻""虚火可补""火郁当发"，创用滋阴降火之法，对后世医家影响甚大。

朱氏对杂病的辨治，也有其独特的见解。如对中风的论述，他在河间"将息失宜，水不止火"说的基础上，提出痰热生风的理论，治疗则分血虚、气虚、挟火、挟湿，有痰则"治痰为先，次养血行血"。他还详细阐述了痰病的机理，指出"痰之为物，随气升降，无处不到"，可以导致多种病证，故"百病多有兼痰者"，认为治痰当分标本，"实脾土，燥脾湿是治其本"，且"善治痰者，不治痰而治气"，气行则痰饮化而津液行。又如对郁证的论述，认为"人身诸病多生于郁"，具体可分为气郁、湿郁、热郁、痰郁、血郁、食郁6种，它们既可单独为病，又常相兼致病。一般都由气郁为先，若郁久则多能化热生火，故治郁重在调气，郁久须兼清火，其所制越鞠丸方，至今为临床所沿用。

朱震亨治医能发挥经旨，参合哲理，贯通诸家而独抒卓见。他创用滋阴降火法，为养阴学派之先导，对明清温病学说的形成和发展也有很大影响；他于杂病之辨治也多有创见，为后世医家所宗法。明·方广在《丹溪心法附余·自序》中评价丹溪说："求其可以为万世法者，张长沙外感，李东垣内伤，刘河间热证，朱丹溪杂病，数者而已。然而丹溪实又贯通乎诸君子，尤号集医道之大成者也。"可谓褒奖之至。

（李恩强　赵芸）

4. 中医老字号堂

北京同仁堂

北京同仁堂是全国中药行业著名的老字号。创建于1669年（清康熙八年），自1723年开始供奉御药，历经八代皇帝188年。在300多年的风雨历程中，历代同仁堂人始终恪守"炮制虽繁必不敢省人工，品味虽贵必不敢减物力"的古训，树立"修合无人见，存心有天知"的自律意识，造就了制药过程中兢兢小心、精益求精的严细精神，其产品以"配方独特、选料上乘、工艺精湛、疗效显著"而享誉海内外，产品行销40多个国家和地区。

关于同仁堂品牌的历史故事：少年康熙曾得过一场怪病，全身红疹，奇痒无比，宫中御医束手无策，康熙心情抑郁，微服出宫散心，信步走进一家小药铺，药铺郎中只开了便宜的大黄，嘱咐泡水沐浴，康熙按照嘱咐，如法沐浴，迅速好转，不过三日便痊愈了。为了感谢郎中，康熙写下"同修仁德，济世养生"，并送给他一座大药堂，起名"同仁堂"。在同仁堂成长过程中，不断产生众多的故事。

"同仁堂"商标的设计意图：该商标采用两条飞龙，代表着源远流长的中国医药文化历史，"同仁堂"作为主要图案是药品质量的象征；整个商标图案标志着北京同仁堂是国之瑰宝，在继承传统制药特色的基础上，采用现代的科学技术，研制开发更多的新药造福人民。

品牌创新：同仁堂已经形成了在集团整体框架下发展现代制药业、零售商业和医疗服务三大板块，配套形成十大公司、二大基地、二个院、二个中心的"1032"工程，其中拥有境内、境外两家上市公司，零售门店800余家，海外合资公司（门店）28家，遍布15个国家和地区。2006年同仁堂中医药文化进入国家非物质文化遗产名录，同仁堂的社会认可度、知名度和美誉度不断提高。

品牌现状：同仁堂拥有境内、外两家上市公司，连锁门店、各地分店已经遍布各大商场的店中店六百余家，海外合资公司、门店20家，遍布21个国家和地区，产品行销40多个国家和地区。在北京大兴、亦庄、刘家窑、通州、昌平，同仁堂建立了五个生产基地，拥有41条生产线，能够生产26个剂型、1000余种产品。全部生产线通过国家GMP认证，10条生产线通过澳大利亚TGA认证。2004年投资1.5亿港元设立的境外生产基地——同仁堂国药有限公司于2005年底通过了GMP认证，为实现生产、研发和营销的国际化打下了良好基础。

同仁堂已经形成了在集团整体框架下发展的现代制药工业、零售医药商业和医疗服务三大板块，配套形成了十大公司、两大基地、两个院、两个中心的"1032工程"。同仁堂人有信心有能力把同仁堂集团建设成为以现代中药为核心，发展生命健康产业、国际驰名的中医药集团，通过全面提升同仁堂现有的生产经营及管理水平，实现中医药现代化发展的新格局。

仁行天下：同仁堂历经沧桑，"金字招牌"长盛不衰，在于同仁堂人注重把崇高的精神、把中华民族的传统文化和美德，熔铸于企业的经营管理之中，并化为员工的言行，形成了具有中药行业特色的企业文化系统。"质量"与"服务"是"同仁堂"金字招牌的两大支柱，坚持质量第一、一切为了患者是同仁堂长盛不衰的最根本原因。

北京人买药，爱进同仁堂；外地人到北京旅游观光，也爱到同仁堂看看这百年老店。如今同仁堂在其落户的九个海外国家和地区，几乎都是当地最大的中药店，而且装潢讲究，体现出中华传统中医药文化的气息。在台北新店里，有不少顾客感言："来这买药，能感受到中华文化的魅力，特别是其中这些历史和文化展区，看起来就像一个中药文化博物馆。"作为一个生产中药产品的中华老字号，同仁堂将海外开店、中医药史展示、中医坐诊与售药相结合，通过给消费者一个直接了解中药的环境，增强其对中药的信任和用药习惯。它带给消费者的不只是一种产品，而是一种文化——重义、爱人、厚生的文化。

代顾客煎药是药店的老规矩，冬去春来，尽管煎药岗位上的操作工换了一茬又一茬，但从未间断，也从未发生任何事故。如在1985年，当时每煎一副药就要赔5分钱，但药店为方便群众，把这一服务于民的做法坚持了下来。现在药店每年平均要代顾客煎药近2万副，此举深受患者和顾客欢迎。早在20世纪20、30年代，同仁堂就有了邮购业务的雏形，1949年后成立了邮寄部，对各地患者有信必答、有求必应，深得人心。1954年同仁堂设立了咨询服务台，为患者介绍适应症的药品，解答顾客提出的各种问题，四十多年来接待上千万人次。

杭州胡庆余堂

江南药府胡庆余堂，坐落在杭州吴山之麓的大井巷。素有"北有同仁堂，南有庆余堂"之誉。现在，胡庆余堂成了著名的中药专业博物馆。堂内的展品，着重介绍了中药的起源、形式、发展和应用，以及中药在中国与世界医药史上的地位和作用；对中国著名中药厂的特色、江南药府胡庆余堂的创建、发展和经营特色、中药材标本和手工作坊……都有详细介绍。胡庆余堂不仅是座中药专业的博物馆，更是一座医学精神的博物馆。她展现给人们的不仅是中医药知识，更是中国源远流长的中国传统文化。

江南药府胡庆余堂，是座较为完整的晚清古建筑。整幢建筑，用材讲究，雕刻精致，装饰华丽，富有江南古朴雅致的庭院特色。

胡庆余堂的店铺布局，别具一格：前面是店堂，后面是作坊，整个建筑的形状宛如一只翩跹起舞的仙鹤。鹤在神话中多与神仙有关，故名"仙鹤"，也又叫"仙禽""仙羽""仙骥"。唐代诗人刘禹锡《飞鸢操》说："青鸟自爱玉山禾，仙禽徒贵华亭露。"唐代钱其《送陆贽擢第还苏州》说："华亭养仙羽，计日再飞鸣。"宋代黄庭坚《倦鹤图赞》说"伟万里之仙骥，虹九关而天翱。"《诗经·小雅·鹤鸣》中说："鹤鸣于九皋，声闻于天。""皋"，沼泽；"九皋"就是深泽。这是说鹤飞声鸣能够深远。

记得纳西族有这样一个传说：古时候天神要给各种动物规定一个生命的年限，并将这个消息告诉了人类，要求人类在半夜的时候注意听他的呼声，以求得长寿。是夜，天神叫了一声"一千岁"，白鹤答应了，得了一千岁；叫"一百岁"，野鸭答应了，得了一百岁；叫"六十岁"，狗吠了一声，得了六十岁；叫"十三岁"，人类在睡意中应了一声，人类只得了十三岁。待人清醒以后，感到寿命太短，祈求天神添寿，后来，神与狗商量，换了它的岁数。一想到这个传说，想象也随之打开：随着时间的推移，是否人们又觉得六十岁太少，又向天神祈求过与鹤交换年岁？也许就因为这样，鹤也就成了人们长寿的祈望吧。

在中国，居住和建筑的民俗，最能充分展现中国的传统观念。有学者说过，建筑是客体化的人生，是凝固为物体的人生，是空间化的社会生活。胡庆余堂的建筑设计者，为何要把它设计成鹤形？是寄托着事业腾飞的愿望？还是象征着人生长寿、事业长久不衰的希冀？也许几者都有吧。

胡庆余堂还有那些大小不同内容各异的匾额。胡庆余堂匾额颇多，大多朝外而挂，唯有一块写着"戒欺"的横匾是朝里挂的，即面向坐堂经理而挂。据称"戒欺"二字是胡雪岩的墨宝。胡先生写此匾额，是为了表明自己的心意，即表明本堂要坚持"戒欺立业"、"采办务真、修制务精"、"顾客乃养命之源"、"真不二价"等撑门立户的诸多宗旨、法度、规矩。胡庆余堂横匾向里而挂的做法，表明它不是对外部，而是对内部、对自己，显现了决策者、经营者严以律己的道德风范。横匾向里而挂，能像一口警钟，在胡庆余堂内长鸣。让人笑面接客、抬头见匾，时时刻刻提醒着药店的决策者、经营者，要带头遵守，要时刻遵守。正是这种"戒欺""诚信"的精神，才使昔日的胡庆余堂，有了如此的辉煌！取得了"北有同仁堂，南有庆余堂"的美誉。这匾额也许就是一只仙鹤，把胡庆余堂"江南药府"的盛誉，名播四海，声闻于天，真正实现了"鸣于九皋，声闻于天"的创业宗旨。

的确，胡庆余堂这种"戒欺"、"诚信"的商业理念，值得世人称道。在当今市场经济的大潮中，尤其值得人们认真学习和弘扬。面对近几年不断出现的一个个生产质量问题，普罗大众已经越来越渴望能够有一个诚信安全的市场环境。在政府不断加强监管的同时，社会宣扬一种诚信的商业价值观尤为重要。要是如今的每个厂商，面对这块"戒欺"的匾额，都敢于如此真诚坦然面对之、执行之，那么由假冒伪劣酿成的悲剧也许就不会上演了。

漫步在胡庆余堂的楼堂之中，处处彰显出的中华老字号的悠久历史气息，体会的是一种古朴的、诚信处世的商业文化。从商如做人，唯利是图不足取，戒欺诚信才能商道绵长。今天，每一个人都希望自己的事业如仙鹤一样"鸣于九皋，声闻于天"，而要实现这个愿望，我们就必须像胡庆余堂的开创者那样做人处世，真正做到"戒欺"、"诚信"。要是全社会的每个人做人处世都能像胡庆余堂那样严以律己，真正做到"戒欺"、"诚信"，那么社会的诚信度就会不断提高，社会就将更加和谐。

广州陈李济

陈李济，由广东南海人陈体全和李升佐创立于1600年（明朝万历27年），是我国现存最古老的中药企业，比浙江人乐显扬创建的同仁堂还要早69年。这是一家拥有吉尼斯世界记录的"最古老的正在运营的制药厂"，比外国最早的制药企业德国默克还要早68年。

在清代，同治皇帝因服其"追风苏合丸"，药到病除，称其神效。由此，以"杏和堂"为商号的广东陈李济，更名躁大江南北。光绪年间，"帝师"翁同和又为之题写"陈李济"店名，三个鎏金大字至今尚存。陈李济后人陈永涓介绍："陈李济创建于1600年，除史料外，有我家的家谱为证，自太公陈体全至我十一代，代代皆有记载，太公墓冢还在南海。"

陈李济确为我国创建于明、兴盛于清、图存于民国、尚存于今世的中华著名品牌，历史上与北京同仁堂、杭州胡庆余堂三足鼎立的南药代表，而陈李济的历史比同仁堂早69年，比胡庆余堂早274年。虽然各地中药商号林立，然而，沧海遗珠，陈李济无疑是中华民族留下的无价之宝。

我们翻开历史，以公元1600年为坐标，上溯22年，1578年李时珍中药药典《本草纲目》问世。上溯28年，即明隆庆5年，中医药界发明了"人痘接种术"，面对全世界最凶恶的天花瘟疫，勇敢地跨出了致胜的第一步。就在这中医和中药发展到空前繁荣的背景下，具有现代企业股份制特征的、以同心济世为宗旨的中成药企业陈李济应运而生。在此后四百多年里，陈李济在继承历代古方验方的基础上，研制生产数十种中成药，包括膏、丹、丸、散、茶、酒等，销售遍及南北大地，远至东南亚各国。药效之灵，制品之精，可谓无人不知陈李济，有口皆碑杏和堂。每年秋试，举子们入京力搏龙门一跃，因千里迢迢进京赶考，举子们不免会受些风寒之侵，水土不服之屙。陈李济以红纸包一丸，并自编歌唱颂，歌以赠之，药到病除，赢得"广药"之誉。

数千年来，中医中药就是我们民族健康的守护神，护佑着民族的兴旺。数百年后的今天，当人们重新审视陈李济这份珍贵的、不可多得的人类非物质文明遗产的时候，我们不能不为之奉上一掬深深的谢忱。

作为中国最早建立的制药企业，陈李济能历四百多年而至今一脉相传，诚信为本、同心济世的宗旨，功不可没；再细究其根本，就在于一个"济"字上。"济"是给予，是对弱者的扶助；"济"更是目的，是创建者以及一代代陈李济人的追求。也是博大精深的以"仁"为核心的中华文明传统的继承和发扬。

有济世之心，才会坚守古方正药之"正"，那古方正药之"正"，正就正在用料必用"天字第一号"的正品一等的地道货：东北的人参鹿茸、化州的正宗橘红、德庆的何首乌、肇庆的茨实、阳春的砂仁，特别是作为镇店之宝的新会正宗陈皮；有济世之心，就能"同心济世，长发其祥"，于是，"追风苏合丸""乌鸡白凤丸""壮腰健肾丸""补脾益肠丸"等享誉中华的名牌产品诞生了；有济世之心，也就有了蜡壳药丸包装工艺的首创，为我国中成药的发展史添上浓墨重彩的一笔。

在"同心济世"的宗旨引领下，历代陈李济人以行善为乐事，将免费为劳苦大众服务列为店铺规章，扶危济困，施药赠茶代代不缀。更令人感动和敬佩的是，陈李济为了预防火灾，重金从英国进口三部消防水车及有关器材，组织义务消防队，除消防用具外，另备药箱随行应急，消防用具皆书黑底白字"陈李济"，一旦市民遇火灾，立即停工义务施救。

政府号召把广东省建设成中医中药强省，陈李济人积极回应号召，挺中医、扬国粹，大胆继承、勇于创新，迈出了三大步：

敢于用现代检测标准检测产品质量。目前，已使用先进的HPLC（高效液相色谱法）进行精确的微克级限量检测，保证产品的质量稳定和安全有效。将该厂名牌产品"壮腰健肾丸"应用到基因库的水平上进行研究，无可争辩地证明了该产品抗氧化、抗衰老的优良疗效。

敢于创新，在新产品研制上，陈李济人十年磨一剑，终于攻克了国家科技攻关重点项目——治疗自身免疫性疾病的纯中药制剂"昆仙胶囊"。该产品对类风湿性关节炎的临床疗效达到了89.7%！目前，治疗类风湿、红斑狼疮等免疫性疾病，西药无能为力，常因激素的滥用导致人体变形。十几年前的"九五"攻关计划，"陈李济"就申报这一创新项目。"昆仙胶囊"已被国家中医药管理局定为第一批中药走向国际市场的"种子产品"。这是中华医药对世界的又一贡献。

勇于承担宏扬中医中药文化的历史责任。为了完整保留中药的制药历史，陈李济人自筹近千万资金建成岭南首家中药行业博物馆，向世人展示祖国博大精深的中医药文化。开馆以来，深受中外人士好评，令陈李济这民族品牌更加深入人心。

漳州片仔癀

地处闽南金三角的传统专业中成药生企业——漳州片仔癀药业是闻名海内外的中华老字号。漳州片仔癀药业独家生产有着近500年历史的名贵中成药片仔癀，是人杰地灵、人称海滨邹鲁的历史文化名城漳州之珍贵特产，与八宝印泥、水仙花并称为"漳州三宝"，长期以来被人们作为珍贵健康礼品而相互馈赠。

漳州片仔癀的独有魅力首先体现在其悠久的历史文化底蕴。据考证，明朝嘉靖年间，有一宫廷御医因不满暴政携秘方逃离皇宫，几经辗转迁徙，隐居漳州为僧，后为救当地民众疾苦而悬壶济世，用宫廷绝密配方及其独特工艺精制出片仔癀，意为一片即可退癀(癀是闽南语，意为热毒肿痛)。因其疗效显著，极受民间欢迎，闽南旧时风俗奉之为"镇宅之宝"，当地人拜访长辈亲戚素有送片仔癀的习俗。随着华侨移居南洋，片仔癀声誉逐渐远播东南亚。

时至今日，当年的宫廷秘方、镇寺之宝，今天已成为蝉联国家金质奖、列为中药一级保护品种、首批通过原产地标记认证的著名中成药之一，多年来位居我国中成药单项出口创汇首位，在海内外市场享誉斐然，畅销不衰。可以说，有华人的地方就有片仔癀。片仔癀不愧为中国医药宝库中的一朵奇葩！

片仔癀历来由漳州片仔癀药业在全世界独家生产，片仔癀的处方和工艺被列为国家绝密级秘密，至今从未外泄，别无分号。片仔癀公开组方含有天然麝香、天然牛黄、蛇胆、三七等名贵药材。由于天然麝香这味原料日渐稀缺，目前国家林业局、国家药监局、国家工商行政管理总局等五部委联合发布公告，今后除片仔癀等仅有的几种中成药可继续使用天然麝香外，未列入公告的其它中成药不得使用天然麝香，使得片仔癀更显珍贵。从2005年7月1日起每一粒片仔癀均加贴单独编号的"中国野生动物经营利用管理专用标识"，并限量生产。此举是为了将日益紧张的天然麝香用于名贵中成药，使其得以延续并继续为人类健康服务。与此同时，为了国宝名药片仔癀的可持续发展，漳州片仔癀药业以保护自然资源为己任，在四川阿坝州和陕西秦岭建立了专门的养麝基地，开展人工养麝研究，促进了野生麝资源的保护。

片仔癀以具有疗疾祛病和调理保健的双重功效而著称。除了在治疗肝炎、肿瘤，消除无名高热及肿毒，促进手术刀口愈合等方面疗效显著外，还具有保肝护肝、防酒醉、清热降火和美容养颜等独特功效，能够有效消除人体内的"湿、热、毒、邪"等，达到祛邪安正，预防疾病，保护健康的效果，是预防保健礼品的首选，受到越来越多医药专家和消费者的青睐。

片仔癀在香港中文大学开展的保肝研究取得积极进展，研究成果在世界著名学刊丹麦《药理与毒理》杂志上发表，引起西方医学界的极大关注。列为国家863计划的片仔癀治疗肝癌临床研究取得重大进展，片仔癀这一在民间广泛的应用逐渐得到科学的证实。目前，片仔癀作为肿瘤辅助用药和治疗缺血性脑中风用药等的研究已列入国家科技支撑计划，并获国家科技部资助。随着科研力度不断加大，近500年历史的国宝名药片仔癀的功效将更多地被发掘出来，更好地为人类健康服务。

片仔癀的发展也带来了漳州片仔癀药业的发展。中华老字号漳州片仔癀药业是国有大型二档企业、A股上市公司，位居中国中成药50强前列，并在中药制药研发方面拥有国家博士后科研工作站、院士专家工作站。作为首批中华老字号专业中成药生产企业，漳州片仔癀药业严守"炮制虽繁必不敢省人工，品味虽贵必不敢减物力"的中成药行业古训，精选地道药材，遵循传统工艺，采用先进设备，执行高于国家标准的内控指标，系列开发生产了国药精品片仔癀牌复方片仔癀含片、复方片仔癀软膏、复方片仔癀痔疮膏等含片仔癀的中成药，片仔癀牌金糖宁胶囊、茵胆平肝胶囊、心舒宝片、增乳膏、金牡感冒片、清热止咳颗粒等独家品种，以及片仔癀牌川贝清肺糖浆、藿香正气水、少林正骨精、牛黄解毒片及六味地黄丸等传统名药，都深受海内外消费者信赖，誉满天下。

五百年历史，五百年传承，五百年精华。珍贵健康礼品——片仔癀惠泽四海，历久弥新，愈发熠熠生辉。2007年片仔癀入选全国中华老字号品牌价值百强榜20强。2008年片仔癀二次开发项目被列入"十一五"国家科技支撑计划。2009年中央电视台拍摄介绍片仔癀专题片《国宝秘药之秘》于中央电视台四套播出。2010年片仔癀系列产品作为福建馆指定产品参展上海世博会，片仔癀药业有限公司名列2010年度最具投资价值医药上市公司10强榜榜首。

长沙九芝堂

公元1650年，一位名叫劳澄的老者来到古城长沙坡子街开了一家未名小药铺，这就是劳九芝堂的前身。劳澄之子劳楫取其父所绘《天香书屋图》（图中植双桂，桂生九芝）之意，给药铺取名"劳九芝堂"。公元1918年，药铺经营遇到瓶颈，族众推举劳昆僧出任经理。他自垫银洋300元，充实流动资金，竭立整顿店务，使药铺重现生机，出现了一个中兴局面。

三百年来，它历经了朝代变迁、时代动荡，在经过辛亥革命、文夕大火、公私合营、改革春风后的今天，它已不再是那间斗室大的药铺，而成为与北京同仁堂齐名的南药瑰宝，品牌价值在全国中药行业居于前五。如今，站在坡子街上，你可以想象，当年这里商铺林立，一派繁华景象。但是，多少药铺由兴入衰，淹没在历史的洪流之中。唯有它，三百年坚守信义仁德，终于成就"中华老字号"的传世美名。九芝堂的产品不仅带给国人值得信赖的品质和无法言说的亲和力，还远销海外多个国家，对外经贸由港澳、日本，扩展到韩国、东南亚以及欧美地区。九芝堂的产品不仅是济世良药，也是一种文化载体，九芝堂人不仅是客商，也成为了文化使节。"九州同济，芝兰同芳"的企业理念，质朴却充满情感，深深蕴涵在九芝堂的品牌文化之中，伴随"三百年的承诺"，带给世人对美好未来的无限憧憬。"药者当付全力，医者当问良心"，这句传承了三百多年的祖训，激励着一代又一代的九芝人，以品质为先、以仁德为本，带着"九分情，一分利"的经营宗旨，向广大消费者提供最好的产品和服务。"中华老字号"凝结宝贵的非物质文化遗产，"中国驰名商标"注入全新的发展动力。这是九芝人三百多年来的精神财富，是向未来昂首展望的源源动力，更是因为使命、因为责任而奋勇向前的崇高理想。

今天的九芝堂，以长沙为总部，分别在浏阳、成都、海南建立了多家子公司，已发展成为拥有总资产15.5亿元、净资产12.3亿元，下辖7家直接控股子公司、3家间接控股子公司，年销售过12亿元，利税过3亿元的工商一体化的现代大型医药企业。在未来，九芝堂将继续以中成药为主，努力向生物制药等领域拓宽，发扬三百多年的优良制药传统，同时积极采用现代高新技术，力争跻身中国医药工业10强和中国企业500强，把一个崭新的九芝堂融入公众心中。胸怀九州的气概，期盼芝兰的美好，与国家发展同步，和时代潮流一致，这是九芝堂追求的最高境界，也是九芝堂三百年来一如既往的承诺。如今，历史把九芝堂带到了新的时代，既带来了机遇，又迎来了挑战。经过风吹雨打的九芝人，以"欲与天公试比高"之豪气，以"不管风吹雨打，胜似闲庭信步"的信心，以"无所畏惧、勇往直前"的开创者姿态，外抓机遇，内促改革，继续脚下延伸的路。

方回春堂

1649年，钱塘名医方清怡先生创办国药号方回春堂，为人间留下"逢凶化吉，妙手回春"的美好祈愿；民国初期，方回春堂成为享誉杭城药业的"六大家"之一；解放前夕，历经民国动荡，方回春堂业务停顿，濒临倒闭，1956年公私合营国有化大潮中作为批发商行并入杭州医药站，暂时退出历史舞台；直至2001年，随着历史街区的改造与保护正式启动，方回春堂在一片修复声中重新开业，满目疮痍的旧址被重新修缮，装饰一新，以崭新的面貌，再次扬帆启航，开始了新征程；十年耕耘，新一代方回春堂掌门人将现代企业的经营理念注入古老药铺，使这家百年老字号重新走上了发展振兴之路。

建筑面积达3000平方米的回春堂，宽敞高雅，楼阁高耸，雕饰精致，不论是"壶丹济世"的金字大匾，还是门牌坊背面"万象回春"的高悬明志，无一不向世人诠释着方回春堂的济世宗旨和经营之道。

山不在高，有仙则灵。方回春堂以高门槛、大诚心、好待遇，筑巢引凤，吸引、齐聚了百余位国家级、省、市级名老中医加盟坐堂，更有中医界泰斗、国医大师何任老先生、近代杭城"四大名医"嫡传后人李学铭、史奎钧、魏睦森、潘毓仁、浙江省卫生厅原厅长张承烈、王绪鳌、省中医管理局原局长吴康健等名家常年坐诊，阵容强大，堪称经典，精湛医技与高尚医德赢得了市民百姓的众口交赞。

"许可赚钱，不可卖假"，传承三百多年的祖训至今铿然有声，"做药就是做良心"成为方回春堂安身立命的做药宗旨。方回春堂的药材，择料考究、道地纯正、采制务真、配制务精、选工尽善、品种务全。在这里，荟萃了上千种来自五湖四海的道地药材，东北长白山的百年参王来了；北美洲原始森林中的野生西洋参来了；海南原始森林中的野生灵芝来了；海拔3500米以上的那曲、玉树的冬虫夏草来了；泰国、越南的顶级燕窝来了……方回春堂成了顾客淘宝寻药的健康天堂。

继承创新，才有优势。膏方制作，是方回春堂一道亮丽的风景线。在继承传统膏方的基础上，大胆创新，严格规范，滋补膏、阿胶膏、龟鹿二仙膏、紫皮石斛浸膏、红花瑞丽浸膏、冬虫夏草浸膏……一人一方，辨证施治，浸、煎、榨、化、滤、熬、收，不急不缓，添料加炭，一味味充溢着浓浓药香的膏方，方回春堂传统中医膏方制作工艺入选浙江省非物质文化遗产保护名录。

医乃仁术，必具仁心。怀抱"济世回春"理念的方回春堂，广施善举，回馈社会。春秋义诊，每年名医出诊场次四五千人次；四季养生茶，免费茶水每日平均两千杯；编辑健康指南，每月馈赠顾客四五千册；更有社会义捐，资助贫困学子、受灾同胞；出资建亭，为市民百姓挡风遮雨……最温暖的人性关怀，彰显岐黄仁术最深刻的内核。

做医，做药，更要做文化。有文化，才有市场，才有传承。膏方节、参燕节、腊八粥节、端午节、"走近西洋参"展、"走近燕窝"珍品展……年年岁岁，方回春堂精心组织打造的一系列传统节日与活动，使中医药与百姓走得更近，使百姓与中医药挨得更紧，弘扬岐黄精髓，光大民俗文化。

360年一瞬间，方回春堂代代相传，生生不息。悠久的历史渊源，赋予了回春堂深邃的文化内涵，也赢得了"名医好药，方回春堂"的社会美誉，"中华老字号"、"杭州特色药店"、浙江省非物质文化遗产名录、"杭州市十大金牌老字号"……串串光环更歌吟着今日的骄人业绩。

悠久的历史荣誉，属于过去的先辈；当今的繁荣兴旺，更要感谢这个时代。让我们期待方回春堂更灿烂的辉煌，让我们再来一起品尝中医复兴的美酒。

汉口叶开泰

叶开泰中药店，在汉口有300多年的历史。在20世纪30年代，汉口叶开泰，就与北京同仁堂、杭州胡庆余堂、广州陈李济齐名，合称中国四大中药房。

叶开泰的创立，要追溯到明朝崇祯年间。当时，江苏溧水人叶文机迫于兵荒战乱，来汉行医，适逢兵州一带瘟疫流行，叶文机前往应诊，深得简亲王赏识。在简亲王赞助下，叶文机在汉正街鲍家巷口开起了叶开泰药室，悬壶应诊，以医荐药，深得民心。

叶开泰制药，始终恪守"虔诚修合、遵古炮制"的传统。在它的店堂里，高悬两块金匾，一边写着"修合虽无人见"，一边写着"存心自有天知"，强调要凭良心从业。从叶开泰开出来的药，包包货真价实。300多年来，叶开泰的信誉，几乎从来没有受到过挑战。因此，喜欢说俏皮话的汉口人，有句口头禅是："叶开泰的药——吃死人都是好的。"

北京鹤年堂

鹤年堂成立于1405年（明永乐三年），是由元末明初著名回回诗人、医学养生大家丁鹤年所创。鹤年堂原址坐落在现宣武区菜市口大街铁门胡同迤西路北，骡马市大街西口，与丞相胡同相对，与回民聚居的牛街相邻。鹤年堂是真正的"老北京"，它比故宫和天坛的历史要早十五年，更要比地坛早一百二十五年。

丁鹤年的曾祖父是以"善药食（药膳）、长乐饮（保健药汤）"而闻名于元大都的饮膳太医老阿丁。丁鹤年幼承家风，深得回汉医药之精髓，养生之真谛，创建养生鹤年堂，在中医药养生领域建树颇丰，鹤年堂养生法传承600年而不衰，成为养生老字号，中华第一家。"鹤年堂"之名，内含《淮南子·说林》中"鹤寿百岁，以极其游"之意，也有"松鹤延年"之意，表明了他开办医药铺的目的就是要让人们健康长寿。

鹤年堂以养生立店，更充分地发挥了中医药的作用，效果显著，受到各朝代皇亲国戚、名人圣士及庶民百姓的推崇。鹤年堂现存的匾额都是来历不凡：相传悬挂于正堂的"鹤年堂"匾额，是权倾明朝的首辅（宰相）后来成为奸臣的严嵩亲笔手书；在此匾两侧悬挂的"调元气""养太和"这两句鹤年堂养生理念精髓的牌匾，是出自抗倭英雄戚继光亲笔手书，而后戚继光在抗倭得胜还朝时，又专为鹤年堂写下了"撷披赤箭青芝品"、"制式灵枢玉版篇"称赞鹤年堂药材品质之精良、药方之经典。明朝名臣杨椒山也极为欣赏鹤年堂吸纳百家的胸怀和显著的养生效果，专门题写了楹联"欲求养性延年物，须向兼收并蓄家"。"经过历代传承人的发展，鹤年堂养生理论和方法逐步丰富和完善，形成了食养、药膳、动调、中医诊疗于一体的中医药养生体系。

在长达几个世纪的历史长河中，出自御医之家的丁、曹、王、刘四大家族在创建和继承鹤年堂的同时，对中华传统医药进行了孜孜不倦的追求，并以医术精湛、药力独到、养生有方名噪海内外，更成为历代医家妙手施乾坤的殿堂。因此，在民间素有"丸散膏丹同仁堂，汤剂饮片鹤年堂"的美誉。

哈尔滨世一堂

世一堂创建于1827年（清朝道光七年），迄今已有180余年历史。世一堂的祖地在吉林市，它是由前清举人张尊与两位钱庄老板合资创办的，于当年北山药王庙会之际，立匾开业。世一堂门两侧竖一幅对联，上联为"地道药材货真价实"，下联为"公平交易童叟无欺"。在资金雄厚、经营得法的基础上，世一堂的规模日益扩大，时至解放前，已在全国发展了14家分号；鼎盛时期，在日本的大阪和我国香港都设有办事处。

世一堂老号创建时称"天一堂"，后改为"世一堂"。世一堂的金字匾额落落大方，但却没书写人的落款，这里还藏有一个有趣的传说。有一天，一位须发银白的老道，来到天一堂门前留住脚步，仰头对天一堂匾额端详了一阵子后，走进店堂，要找老板。店伙计迎接了老道，并说老板现不在店里，有事可为传达。老道说："'天一堂'天上没有，地上还是可以有的，还是叫'世一堂'为好。"说着叫店伙计拿三张大纸来。店伙计随即拿过三大张包装纸，递给老道。只见老道从身上的背搭子里抽出一支大笔和砚台，研好墨，提笔左勾右划写出"世一堂"三个大字，写罢转身飘然而去，连个落款也没留。药堂老板回店听说了这件事，再看看三个大字，刚劲丰满，意韵非凡。他边看边说："是啊，天上没有，地上才有，说得有道理。"没多久，天一堂的门楣上换上了金字黑地的匾额——"世一堂"。

世一堂早在民国年间就与北京同仁堂齐名，在民间素有"里有同仁，外有世一"之美称。世一堂建立之初，主要是以加工人参、鹿茸为主。1915年，在巴拿马举办的万国博览会上，世一堂的药品获得大奖。1931的"九·一八"事变以后，东北被占领了，民族经济遭到灭顶之灾。世一堂虽凭借其雄厚的实力未立即倒闭，但仍未免遭到坐吃山空的厄运。解放后，党的一化三改政策挽救了民族经济，世一堂的发展状况得到了改善。1965年世一堂被撤销，1980年重新恢复世一堂老字号并迁往新址。

广州潘高寿

"积功累德潘高寿，妙药灵丹济世人"。

潘高寿始建于清光绪十六年(公元1890年)，迄今已有120年的历史。潘高寿是由广东开平人氏潘百世、潘应世兄弟在广州高第街开设的药铺，店号"长春洞"。长春洞是前店后场式的药铺，前店卖药，后场制丸，进行作坊式生产。广州起义后，长春洞毁于战火。潘氏改在西关十三行路豆栏上街设店，并于1929年正式树立"潘高寿药行"招牌。"文化大革命"期间，广州潘高寿改名为"广州中药七厂"，直至1981年才恢复原厂名。

"潘高寿"是国家商务部首批认定的"中华老字号"之一，"潘高寿中医药文化"、"潘高寿凉茶保密处方和专业术语"分别获得国家级非物质文化遗产，这使广州潘高寿成为中国医药界唯一拥有"双国遗"的单位。

贵州同济堂

贵州同济堂始建于清光绪十四年(1888年)，由当时的云贵总督唐炯和知县于德楷二人合资开办，药店位于贵阳大十字附近的正新街。由于唐、于二人都不懂医术，于德楷专程从汉口请来了精通医药又有经营才干的黄紫卿任该店的掌柜。同济堂就在这样的条件和背景下成立了。

同济堂遵循"购药须出地道，制作必须精细，配售必依法度"的宗旨，从药材采购、仓库保管、饮片加工炮制、门市配方、丸散膏制作及教授学徒等都按规定进行，对药材的加工"遵古炮制"，保证"货真价实"、"童叟无欺"，逐渐形成了"同舟共济、济世为民"的同济堂文化精神。

贵州同济堂诞生于贵阳药业较落后的时期，满足了当时百姓生活所需。随着同济堂蒸蒸日上的发展，外省行商贩纷纷来到贵州贩卖药材，使得贸易额增加，贵州道地药材也得到流通的机会。

百年多来，同济堂的"同舟共济、济世为民"的文化精神，激励"同济堂"始终坚持着传统的中药特色，弘扬着中华医药文化。根正而茂发，如今的"同济堂"经过百余年历史的洗礼和熏陶，愈加散发出其古老而又青春的魅力。

北京长春堂

清乾隆年间，北京有位走街串巷的游方郎中——孙振兰，人们称其为孙老道。孙老道以贩卖自制消暑闻药"避瘟散"、"无极丹"为主，经过多年苦心经营积攒了些钱财，于乾隆五十五年(1795年)在前门大街鲜鱼口胡同里的长巷头条北口开设了铺房——"长春堂"，形成了前店后厂，固定经营的方式，结束了游方郎中的生活。

说到"长春堂"，老北京人马上会想起消暑闻药"避瘟散"。避瘟散具有香、凉、祛瘟消暑的效用，取用少许抹入鼻腔，清凉感直通心脑。20世纪30年代的老北京还曾流传过这样的顺口溜："暑热天，您别慌，快买暑药长春堂，抹进鼻孔通心腑，消暑祛火保安康。"时至今日，盛夏时节，到长春堂购买避瘟散的顾客仍旧络绎不绝。

日伪时期，长春堂先后经历了避瘟散被限制输出、掌柜被绑架以及付诸一炬的大火，这使得长春堂曾一度一蹶不振。随着改革开放，长春堂枯木逢春。如今的长春堂重树店训"与人为善，正道而行"，发掘中医中药遗产的宝库，发扬光大中医中药文化，以饱满的热情、周到的服务，迎接海内外八方宾客。

天津达仁堂

达仁堂与同仁堂同出一脉，是有着三百年历史的"乐家老铺"的正宗后裔。民国元年(1912年)乐氏十二世乐达仁先生在北京大栅栏55号开设药铺，取名为"京都达仁堂乐家老药铺"。在经历了北京、上海、青岛、汉口的经营失败后，乐达仁于民国三年(1914年)辗转到天津估衣街创办了天津达仁堂。随后乐达仁在天津大经路上设厂，同时"京都达仁堂乐家老药铺"也就被天津达仁堂取代了。文化大革命期间，达仁堂曾先后更名为天津工农兵药厂和天津第二中药厂，1980年5月1日，达仁堂恢复了老牌匾。

达仁堂继承了三百余年的"家传蜜制"制药经验和传统，以"达则兼善世多寿，仁者爱人春可回"的理念进行经营，始终恪守"只求药物真实，不惜重资，炮制之术必求其精"的宗旨，选料必求地道优质，炮制上更是精益求精，各种原料认真挑选，以净货投料，药粉研磨精细，细箩筛选，严格遵循先辈流传的传统工艺，一丝不苟。达仁堂集南北炮制技术于一家，生产的丸散膏丹"望之不甚宝贵，服之实效如神"。

北京乐仁堂

乐仁堂原名乐寿堂药店，始建于1923年。由同仁堂第十代传人乐印川的曾孙乐佑申于1923年在西单北大街285号，开设了乐寿堂药店。乐寿堂药店借颐和园中乐寿堂之名以示其吉庆与气势，它是同仁堂乐家老药店在京的又一家分店。

乐寿堂的大门两边分南北高悬木刻白漆黑字，北边写：本店采购生熟地道药材，南边写：精制丸散膏丹汤剂饮片。在经营方式上，乐佑申取同仁、达仁两家之长。乐仁堂遵守先祖遗训"炮制虽繁必不敢省人工，品味虽贵必不敢减物力"，以"真材实料，加工精良，配方独特，童叟无欺"的经营之道，保持了乐家老铺的信誉。

由于乐仁堂所处地理位置优越，加上其货真价实的经营信誉和热情周到的服务态度，生意红火，在京城乐家老药店中，占居第三位。与此同时，乐佑申还在天津开设了三家分店，意欲与达仁堂比高低。后来又在石家庄、保定、山西太原、河南开封开设了四家分店。另外乐仁堂还建了三个药厂。这样，乐仁堂维持了长达30年之久的鼎盛时期。解放后由于党和政府执行发展经济扶持工商的政策，乐仁堂又得到了新发展。

天津宏仁堂

天津宏仁堂始与达仁堂一样，同出于"乐家老铺"。宏仁堂创始人乐笃周先生是北京同仁堂第13代传人。宏仁堂始建于1923年(民国十二年)，总号设在北京，迄今有87年的历史。到了1934年(民国二十三年)，宏仁堂分号两个药店在天津地处黄金地段的小白楼与和平路裕德里口同时隆重开业。乐笃周梦寐以求在津开药店的梦想终于成真。 接着他又在黄金地段的和平路梨栈西和东北角六吉里口开设了两个宏仁堂药店。至此，天津宏仁堂分号已有4个药店，1个栈房，初步形成了一个较为完整的生产、经营、核算体系。

"天津宏仁堂之灵秀出乐家老铺而荟萃众美，集津门药业之胜境而独出雄奇，毓造妙药之神工，蔚为大观。"这是当年乐笃周为天津宏仁堂图谋大业而精心绘制的远景蓝图。可是历史毕竟是一步步走过来的，在那个时代要成功创造一个字号的困难不亚于现今打造一个品、牌付出的心血。乐笃周为了让创建的宏仁堂生灵秀、出雄奇、产妙药，创新了一整套宏仁堂独特的管理办法，时下称作"营销理念"，这个理念的核心就是"仁诚"二字，它是宏仁堂取信于病家的精华所在。由此，宏仁堂逐步形成了"生意之兴隆，造化于仁诚"的经营之术，以及以"方名、料优、艺精、药灵"为核心的发展理念。

上海雷允上

雷允上药店始建于苏州，发迹于上海，迄今已有近三百年历史。公元1734年(清雍正十二年)创始于苏州；1860年(清咸丰十年)设"申号"

于上海新北门外，1934年设"北号"于河南北路天后宫桥(今河南路桥)北堍，1937年又设北号支店于静安寺路(今南京西路)。由于药店规模较大，资产雄厚，影响面广，早年就被国药同业公认为上海中药店"四大户"之一。雷允上药店创始人为雷大升，雷氏上祖原籍江西省丰城，后移苏州定居。雷大升生于1696年(清康熙三十五年)，年轻时读书学医，善琴工诗，后弃儒从医经商，游历山东等地，采集中药材回到故里苏州，从此行医济世，同时研究中药丸散膏丹的制作。1860年太平天国进军北上，苏州城内一片战乱，雷氏族人将店内库存贵重药品分发给各房子孙，相继离乡谋生，从苏州到了上海。其后在沪招募平、童两户外姓股东入伙，于1861年(清咸丰十一年)在上海法租界兴圣街(今新北门永胜路)京江弄口开设药店称"雷诵芬堂"。

上海雷允上传承着"至诚至信，关爱生命"的精神，实践"绿色安全、名医名药、服务健康"的承诺，以天下人的健康为己任，竭尽所能地专注于服务社会、造福人类的现代健康事业。

四知堂

四知堂是杨姓的一个著名堂号。其缘自一个大家都熟知的典故，杨震夜半却金，以不贪为宝，那可称得上是官吏廉政自律的千古美谈。

据《后汉书》记载：东汉名士杨震曾任荆州刺史，后调任东莱(今莱州)太守。东汉永初二年，时为公元108年，当他前往上任，路经昌邑时，县令王密原是他保荐的荆州茂才。王密为了感谢杨震的知遇之恩，特以重金相赠。杨震毫不犹豫地拒绝了：我这个老朋友最了解你，你怎么能不了解你的老朋友。这是为什么呀？("故人知君，君不知故人，何也？")王县令此事并无张扬，就对杨震说："暮夜无知者。"杨震厉声说："天知、神知、我知、子知，何为无知!"王县令羞愧难言，携金而走。

杨震后裔深以此"四知"为荣耀，取"四知堂"为家族堂号。因后世从事药业，"四知堂"后又成为杨家经营的家族制药企业的堂号。

有句话："北有同仁堂，南有庆余堂，中有四知堂"，说得是颇具声誉的老牌中药制药企业。三堂鼎立，是想当年的故事，那历史上独特的医药文化现象，无法让我们不触及数千年华夏文化传承的话题。

北京同仁堂于1669年由乐显扬先生创办，距今已有330多年的历史，秉承的是"同修仁德、亲和敬业、共献仁术、济世养生"的华夏文化之精髓。

由红顶商人胡雪岩于1874年创建的胡庆余堂，虽然只有130多年的历史，但秉宗的"是乃仁术"、"真不二价"经营理念却是中国传统经典文化中的"诚信"之精华。

"四知堂"制药的建立可溯及明朝崇祯天启七年(1627年)，杨震第五十九年代孙杨其贤在亳州开始生产以治痹为主要作用的四知堂药酒。杨其贤曾手书"修合无人见，存心有天知"的条幅作为堂训警示后人。约在清乾隆五十年(1785年)，杨其贤曾孙杨天一因定居河南汝州，开始在汝州经营四知堂药酒，延续发展为汝州四知堂药酒厂。

（编者 赵芸 李恩强）

5. 近代中医临床的辉煌成就

中华民族是一个拥有五千年文明史的伟大民族，她不仅创造了先进的科学文化，也创造了举世无双的中国医药学。中国医药学所包涵的卓越的医疗思想、丰富多彩的治疗方法、确凿良好的治疗效果，正以璀璨新姿，瞩目世界医学之林。

近半个世纪以来，中国传统医学取得了巨大成就。以中医医院为主体的中医医疗体系的建立，形成了中国卫生新格局，到1993年止，全国已有中医院2457所，中西医结合医院39所，民族医院129所。全国有75%的县建立了中医医院，全国中医医院的床位达到22.2万张，中医师(含中西医结合、民族医)25万余人。中医机构、床位、中医药专业人员如此庞大的系统，不仅是我国历史上前所未有的，也是世界上任何国家的传统医药无可比拟的。与此同时，中医药学术得到了迅速发展和提高，中医学科从传统的13个学科，发展到30个，中药、针灸、按摩、气功等各个传统学科不断发展，新的学科不断涌现。基础理论研究和应用研究进入了新的历史时期，中医医史文献研究，老中医学术经验、民间传统方法、单方、验方的整理，进一步打好了继承工作的基础；临床研究在防治常见病、疑难病、危急重症等方面成绩斐然，提高了中医药防病治病能力；中西医结合、民族医药不断加强；针灸及针刺麻醉机制的研究成果，推动了世界针灸学的发展。自1987年世界针联成立以来，我国已三次当选为世界针联主席，为传播弘扬针灸学做出贡献；我国在天然药物、传统药物研究方面成果喜人，从中药青蒿中提取青蒿素，是抗疟药物的重大突破，青蒿素的研制和中药治疗尿路结石等研究获"阿尔伯特·爱因斯坦"世界科学奖；中草药的栽培、引种、加工、炮制、剂型改革及复方的药理研究达到了空前的水平……

改革开放以来，中医药科技成果更是硕果累累，获得国家和部(局)级科技成果奖600多项，其中针刺镇痛原理、骨折治疗、急腹症治疗等研究成果处于国际领先地位。

（编者 赵芸 李恩强）

（二）中国中药学的伟大成就

劳动创造了人类和社会，同时也创造了医药。中药的发现和应用以及中药学的产生、发展，和中医学一样，是人类在长期的生产和生活实践过程中逐步形成的。

我国的医药起源于原始社会时期。综合考古学、民族学、生物学和古代文献记载等多方面的材料，我们对原始社会中药物的起源有了一个基本认识。最初，原始人群在"饥不择食"的生活过程中，常不可避免地误食一些有毒甚至剧毒的植物，以致发生呕吐、腹泻、昏迷甚至死亡等中毒现象。如吃了瓜蒂、藜芦会导致呕吐，误食了大黄则造成腹泻。同时，也可因偶然吃了某些植物，使原有的病痛得以减轻或完全消除。如因纳谷不化所致的腹胀、腹痛、便秘等症，就可借助于服食大黄而得缓解甚至消除。处理外伤，早期人们可能用苔藓、树皮、草茎、泥土、唾液等来敷裹涂抹伤口，久而久之，便逐渐从中发现了一些适用于敷治外伤的外用药。经过世世代代无数次这样的反复试验，口尝身受，人们逐渐获得并积累了辨别食物和药物的经验，也逐步积累了一些关于植物药的知识，并进而有意识地加以利用。这就是早期植物药的发现。进入氏族社会后，由于弓箭的发明和使用，人们进入了以狩猎和捕鱼为重要生活方式的渔猎时代，人们在吃到较多的动物的同时，也相应地发现了一些动物具有治疗作用，这就是早期动物药的发现。

《黄帝内经》的问世，开创了中医学独特的理论体系，为中医药学的发展提供了理论指导和依据。《内经》虽然只载方13首，药26味，但对中药学的基本理论有纲领性的阐述。如《素问·至真要大论》"寒者热之，热者寒之"，《素问·脏气法时论》"辛散"、酸收"、"甘缓""苦坚""咸软"等，奠定了四气五味学说的基础；《素问·宣明五气》"五味所入，酸入肝、辛入肺、苦人心、咸入肾、甘入脾，是为五入"，为后世归经学说之先导。

相传商代伊尹创制汤液。从文献记载考察，《汉书·艺文志》中载有《汤液经法》三十二卷，魏晋时期皇甫谧在《针灸甲乙经·序》中称："伊尹以亚圣之才撰用神农本草，以为汤液"，又说："仲景广论汤液为数十卷，用之多验"《资治通鉴》谓伊尹"闵生民之疾苦，作汤液本草，明寒热温凉之性，酸苦辛甘咸淡之味，轻清浊重，阴阳升降，走十二经络表里之宜。"伊尹为商朝初期人，善于烹饪，又兼通医学，说明汤液的发明与食物加工技术的提高是密不可分的。汤液的出现，不但服用方便，提高了疗效，且降低了药物的毒副作用，同时也促进了复方药剂的发展。因此汤剂也就作为中药最常用的剂型之一得以流传，并得到不断的发展。

我国现存最早的一部药物学专著当推《神农本草经》(简称《本草经》或《本经》)，是集东汉以前药物学大成的名著，一般认为该书约成于西汉末年至东汉初年(公元前1世纪—公元1世纪)。全书分三卷，载药365种，其中植物药252种、动物药67种、矿物药46种，按药物功效的不同分为上、中、下三品。上品120种，功能滋补强壮，延年益寿，无毒或毒性很弱，可以久服；中品120种，功能治病补虚，兼而有之，有毒或无毒当斟酌使用；下品125种，功专祛寒热，破积聚，治病攻邪，多具毒性，不可久服。《神农本草经·序例》中还简要赅备地论述了中药的基本理论，如四气五味、有毒无毒、配伍法度、辨证用药原则、服药方法及丸、散、膏、汤、酒等多种剂型，并简要介绍了中药的产地、采集、加工、贮存、真伪鉴别等，为中药学全面发展奠定了理论基础。

隋唐时期，此时我国南北统一，社会经济的繁荣发展，交通的发达，国内各民族间的密切交往及中外经济文化交流的频繁，促进了文化艺术和科学技术的发展。在意识形态方面，儒、道、佛三教及柳宗元、刘禹锡等的辩证唯物主义思想有了较大的发展，并直接渗透到中医学中，对医学的发展产生了一定的影响。

在这期间，人们对药物的认识有了很大提高，积累了不少新的用药经验。特别是随着中外经济文化的交流，从印度、西域等地输入的外来药物日益增多。加之陶弘景《本草经集注》成书之际，正值南北分裂时期，作者阅历所限，因此书中不免有错误和遗漏之处。故有必要对本草作一次全面的整理、总结。唐显庆四年(公元659年)颁布了经政府批准，由长孙无忌、李勣领衔编修，由苏敬实际负责，23人参加撰写的《新修本草》（又名《唐本草》）。全书卷帙浩繁，共54卷，收药844种（一说850种），新增药物114种（一说120种），由药图、图经、本草三部分组成，分为玉石、草、木、兽禽、虫、鱼、果菜、米谷、有名未用等九类。在编写过程中唐政府通令全国各地选送当地道地药材，作为实物标本进行描绘。

宋开宝元年(公元973年)，刘翰、马志等奉命在《新修本草》、《蜀本草》的基础上修改、增订宋代第一部官修本草《开宝新详定本草》，次年发现其仍有遗漏和不妥之处，经李防、制知浩等重加校定，较《新修本草》增加药物133种，合计983种，名《开宝重定本草》，为第二部官修本草，苏颂称该书"其言药性之良毒，性之寒温，味之甘苦，可谓备且详矣"。

宋代本草学的代表作当推唐慎微的《经史证类备急本草》(简称《证类本草》)。作者唐慎微,四川崇庆人(蜀州晋原人),世医精于经方,医术高明,"为士人疗病,不取一钱,但以名方秘录为请",由此搜集大量古今单方验方。他治学广泛,整理了经史百家近246种典籍(一说243种)中有关药学的资料,在《嘉祐本草》、《本草图经》的基础上于公元1082年著成《经史证类备急本草》(以其广辑经史百家药物资料以证其类而得名,简称《证类本草》)。全书33卷,载药1558种,较前增加476种,附方3000余首。

元代忽思慧于1330年编著的《饮膳正要》是饮食疗法的专门著作。书中对养生避忌、妊娠食忌、高营养物的烹调法、营养疗法、食物卫生、食物中毒都有论述,介绍了不少回、蒙民族的食疗方法,至今仍有较高的参考价值。

另外,这一时期药性理论发展较大,研究药性理性著名的医籍有寇宗奭的《本草衍义》、王好古的《汤液本草》、张元素的《医学启源》及《珍珠囊》等。

明代本草学成就最大者当推李时珍。李时珍是我国伟大的医药学家,他在《证类本草》的基础上,参考了800多部医药著作,对古本草进行了系统全面的整理总结。他边采访调查,边搜集标本,边临床实践,经过长期的考查、研究,历时27年,三易其稿,终于在公元1578年完成了200多万字的中医药科学巨著《本草纲目》(简称《纲目》)。该书共52卷,载药1892种,改绘药图1160幅,附方11096首,新增药物374种,其中既收载了醉鱼草、半边莲、紫花地丁等一些民间药物,又吸收了番木鳖、番红花、曼陀罗等外来药物。该书以《证类本草》为蓝本,在文前编辑了序例,介绍历代诸家本草,引证经史百家书目、七方、十剂、气味阴阳、升降浮沉、引经报使、配伍、禁忌、治法、治则等内容,全面总结了明代以前我国的药物学内容,保存了大量医药文献,是我国药学史上的重要里程碑。该书按自然属性分为水、火、土、金石、草、谷、菜、果、木、服器、虫、鳞、介、禽、兽、人,共16部62类,每药标正名为纲，纲之下列目，纲目清晰。这种按"从微至巨"、"从贱至贵"的原则，即从无机到有机、从低等到高等，基本上符合进化论的观点，因而可以说是当时世界上最先进的分类法，它比植物分类学创始人林奈的《自然系统》一书要早170多年。而且"物以类从，目随纲举，既使各种药物依其性质归类，又便于寻觅查阅。其百病主治药，既是临床用药经验介绍，又是药物按功效主治病证分类的楷模。《本草纲目》中的每一味药都按释名、集解、修治、气味、主治、发明、附方等项分别叙述。之所以分列这么多项目，是各有其用意："诸品首以释名，正名也。次以集解，解其出产、形状、采取也。次以辨疑、正误，辨其可疑，正其谬误也。次以修治，谨炮炙也。次以气味，明性也。次以主治，录功也。次以发明，疏义也。次以附方，著用也。"可见，从药物的名称、历史、形态、鉴别，到采集、加工、功效、方剂等，叙述甚详。尤其是发明这项，主要是李时珍对药物观察、研究和实际应用的新发现、新经验，这就更加丰富了本草学的内容。对药物的记载分析，尽量用实物说明和临床验证作出审慎的结论，内容精详，实事求是，突了辨证用药的中医理法特色；该书在收集历代本草精华的同时，对其错误之处也作了科学纠正。如对"葳蕤、女葳二物而并入一条"、"南星、虎掌一物而分二种""以兰花而为兰草""以卷丹为百合"等等都作了准确的更正。对水银，李时珍指出"大明言其无毒，本经言其服神仙，甄权言其还丹元母，抱朴子以为长生之药，六朝之下贪生者服食，致成废笃而丧厥躯，不知若干人矣！方士固不足道，本草其可妄言哉？"并通过他的临床实践和药物研究，对某些药物的功效作了新的概括，如对大风子治麻风、土茯苓治梅毒、延胡索止痛、曼陀罗麻醉、常山截疟、金银花疗痈等，都作了证实和肯定。《本草纲目》不仅对药物学作了详细的记载，同时对人体生理、病理、疾病症状、卫生预防等作了不少正确的叙述，而且还综合了大量的科学资料，在植物学、动物学、矿物学、物理学、化学、农学、天文、气象等许多方面，有着广泛的论述，丰富了世界科学宝库，其影响远远超出了本草学范围。该书自

1596年刻成第一版刊行后，很快风行全国，17世纪即流传到国外，先后被译成朝、日、拉丁、英、法、德、俄等多种文字，成为不朽的科学巨著，是我国科技史上极其辉煌的硕果，在世界科技史上将永放辉。

清朝，这一时期的中药学在明代取得很大成就的基础上，又有一定的发展。在《本草纲目》的影响下，研究本草之风盛行。一是由于医药学的发展，西方药物知识的传入，对民间药物的进一步发掘整理，进一步补充修订《本草纲目》的不足，如赵学敏的《本草纲目拾遗》；二是配合临床需要，对药物的主治、功能和临证应用有了更深入的研究，以符合实用为原则，由博返约，对《本草纲目》进行摘要、精简、整理工作，如汪昂的《本草备要》、吴仪洛的《本草从新》等；三是受考据之风影响，从明末至清代，不少学者在《神农本草经》的辑复和注疏工作上取得了显著成就，如张璐的《本经逢原》，孙星衍、顾观光等人的辑本。

《本草纲目拾遗》(1765年)为赵学敏所著，全书共十卷约34万字，首卷列"小序、凡例、总目、正误、目录"，正误项下纠正《本草纲目》错误34条。药物分类，依《纲目》体例，分为18部，把"金石"分为两部，增加"藤""花"两部，去掉"人"部(认为"非云济世，实以启奸")。书中载药正品716种，附品205种(于正品中兼述者)，总计921种。是增加新药最多的一部药学专著。该书实为《本草纲目》的补编，补充了太子参、于术、西洋参、冬虫夏草、银柴胡等临床常用中药，马尾连、金钱草、独角莲、万年青、鸦胆子等疗效确切的民间草药；同时还收集了金鸡勒、香草、臭草等十余种外来药。该书尤其重视收录草药，遍及两广、云贵、台湾、新疆、内蒙古等地区，大大丰富了本草学内容。该书不仅拾《纲目》之遗，而且对《本草纲目》已载药物治疗未备、根实未详者，也详加补充。卷首列正误34条，对《本草纲目》中的错误加以订正，在《本草纲目》的基础上创造性地发展了本草学，如《本草纲目》将鸭跖草与耳环草误分为二，将长生草与通泉草误合为一，赵氏均据实以匡正。该书引用参考文献，医药书282种，引据的经史百家书343种，其中不少医书、本草已经亡佚，赖以该书保存部分佚文，如赵学楷《本草镜》、王安《采药方》、《李氏草秘》等多种，引证均注明出处，具有重要的文献价值。该书收录了200余名被采访者的辨药用药经验以及赵氏自己亲自考查鉴定药物的资料。总之，该书在《本草纲目》的基础上拾遗补阙，创造性地发展了本草学，不愧为清代本草学的代表作。

1949年10月，中华人民共和国的成立，标志着新民主主义革命的彻底胜利和社会主义历史阶段的开始。新中国成立50年来，我国社会主义事业取得了伟大成就，政治稳定，经济繁荣，重大科学技术研究成果层出不穷。许多先进技术被引进到医药学中，大大促进了中医药学的发展。政府高度重视中医药事业的继承和发扬，并制定了一系列相应的政策和措施，使中医药事业走上了健康发展的轨道，本草学也取得了前所未有的成就。

从1954年起，各地出版部门根据卫生部的安排和建议，积极进行历代中医药书籍的整理刊行。在本草方面，陆续影印、重刊或校点评注了《神农本草经》《新修本草》(残卷)《证类本草》《滇南本草》《本草品汇精要》《本草纲目》等数十种重要的古代本草专著。60年代以来，对亡铁本草的辑复也取得突出成绩，其中有些已正式出版发行，对本草学的研究、发展作出了较大贡献。

当前涌现的中药新著，数量繁多且种类齐全，从各个角度将本草学提高到崭新的水平。当下，中医理论被大多数民众所认可，随之各种中药养生保健书籍层出不穷，但是合理正确运用中药，需要在扎实的中医理论知识指导下，否则管中窥豹将误人匪浅。当前书籍中最能反映当代本草学术成就的，有各版《中华人民共和国药典》《中药大辞典》《中药志》《全国中草药汇编》《原色中国本草图鉴》《中华本草》等。《中华人民共和国药典》以法典的形式确定了中药在当代医药卫生事业中的地位，也为中药材及中药制剂质量的提高、标准的确定起了巨大的促进作用。《中药大辞典》(1977年)由江苏新医学院编写，分上、下册及附编三部分，共收载中药5767种，包括植物药4773种，动物药740种，矿物药82种，传统做单味使用的加工制成品172种，如升药、神曲等，主要原植(动)物药材均附以墨线图。全书内容丰富，资料齐全、系统，引文直接标注最早出处，或始载文献，有重要的文献价值，是新中国成立以来中药最全面的巨型工具书之一。《中药志》由中国医学科学院药物研究所等编写，1959年出版。其特点是在广泛调查研究的基础上，采用现代的科学方法和手段，对中草药质量的真伪优劣进行鉴别和比较，以保证用药的准确性。另一特点是增加了本草考证等方面的内容。由中国中医研究院中药研究所、中国医学科学院药物研究所、北京药品生物制品检定所会同全国九省二市及北京的有关单位的代表组成编写组，负责编写整理及绘图工作，于1975年9月和1986年7月两次由人民卫生出版社出版。全书分文字与图谱两部分。文字部分有上、下两册，正文收载中草药2202种，附录1723种，连同附注中记载的中草药，总数在4000种以上，并附墨线图近3000幅。为配合正文而编绘的《全国中草药汇编彩色图谱》选收中草药彩图1156幅。该书是在大量征集资料和调查研究的基础上，比较系统地、全面地整理了全国中草药关于认、采、种、养、制、用等方面的经验与有关的国内外科研技术资料，内容正确可靠、重点突出、便于应用，其实质相当于一部20世纪70年代的"现代实用本草"，是对新中国成立20多年来中药研究和应用的一次大总结。《中华本草》涵盖了当今中药学的几乎全部内容，它总结了我国两千多年来的中药学成就，资料收罗宏丰，在深度和广度上，超过了以往的本草文献，可以说该书是一部反映20世纪中药学科发展水平的综合性本草巨著。

1949年以后，政府先后三次组织各方面人员进行了全国性的药源普查。通过普查，基本上摸清了天然药物的种类、产区分布、生态环境、野生资源、蕴藏量、收购量和社会需要量等。在资源调查的基础上，编著出版了全国性的中药志及一大批药用植物志、药用动物志及地区性的中药志，使目前的中药总数达到12000余种。

（编者 梁志刚 王印光）

（三）屠呦呦诺贝尔奖的历史丰碑

2015年10月，屠呦呦获得诺贝尔生理学或医学奖，理由是她发现了青蒿素，这种药品可以有效降低疟疾患者的死亡率。屠呦呦获得诺贝尔科学奖项，既是中国医学界迄今为止获得的最高奖项，也是中医药成果获得的最高奖项。

屠呦呦1930年12月30日出生在浙江宁波，是家中五个孩子中惟一的女孩。父亲摘引《诗经》"呦呦鹿鸣，食野之蒿"，为她取名"呦呦"，意为鹿鸣之声。谁能想到，诗句中的"野之蒿"，竟真的与屠呦呦结下了一生的不解之缘。1951年，屠呦呦考入北京医学院药学系生药学专业，毕业后被分配到中医研究院的中药研究所工作。由于屠呦呦的专业属于西医，中药所送她到中医学习班，用两年半的时间系统学习中医药。因为具有中西医背景，而且勤奋，屠呦呦很快崭露头角。1969年，屠呦呦被任命为中药研究所"523任务"研究组组长，让她带领中医研究院中药研究所的几位同事一同参与到"523任务"中，寻找抗疟药物的线索。那年，屠呦呦39岁，职称是助理研究员。

屠呦呦首先系统地整理历代医籍。她还四处走访老中医，就连单位的群众来信也仔细地翻阅了一遍。由此，她专门整理出了一本《抗疟单验方集》，包含640多种草药，其中就有后来提炼出青蒿素的青蒿。不过，在第一轮的药物筛选和实验中，青蒿提取物对疟原虫的抑制率只有68%，因效果不稳定而没有成为屠呦呦重点关注的对象。

那时，她的注意力都集中在了胡椒上。这种在中国极为常见的植物，对疟原虫的抑制率达到了84%。这是一个很让人兴奋的数据，但此后的深入研究却事与愿违。屠呦呦发现，胡椒能抑制疟原虫的裂变繁殖，灭杀效果却非常不理想。于是她放弃了胡椒，把目光又转向了效果并不突出、却在中医药典籍治疟药方中屡屡被提及的青蒿。

早在公元前2世纪，中国先秦医方书《五十二病方》已经对植物青蒿有所记载；公元340年东晋的葛洪在其撰写的中医方剂《肘后备急方》一书中，首次描述了青蒿的抗疟功能；李时珍的《本草纲目》则说它能"治疟疾寒热"。但是，当屠呦呦利用现代医学方法检验青蒿提取物的抗疟能力时，结果却并不理想：有一次实验，它的抑制率只有12%。

为什么在实验室里青蒿的提取物不能很有效地抑制疟疾？为什么同样的提取物却得出千差万别的结果？屠呦呦一时找不到答案，她重新翻出古代医学典籍，一本一本仔细翻查。直到1971年下半年的一天，东晋葛洪《肘后备急方·治寒热诸疟方》中的几句话触发了屠呦呦的灵感："青蒿一握，以水二升渍，绞取汁，尽服之。"绞汁使用的办法，和中药常用的煎熬法不同。这是不是为了避免青蒿的有效成分在高温下被破坏？福至心灵的一个闪念，推开了紧锁青蒿素奥秘的大门。此后的情节被众多的讲述者概括为，屠呦呦用沸点只有53℃的乙醚，成功提取了青蒿素。其实，提取青蒿素实验的真实过程是繁复冗杂的。

在2009年出版的专著《青蒿及青蒿素类药物》中，屠呦呦提到了当时的一系列实验。这本专业性极强的书籍中记载的实验过程，穿插着大量的化学分子式、专业术语和数据，在记者这样的外行人看来如同"天书"。只有几句高度概括的纲领性描述能够大致明白，读起来亦颇为艰涩："青蒿成株叶制成水煎浸膏，95%乙醇浸膏，挥发油无效。乙醇冷浸，控制温度低于60℃，鼠疟效价提高，温度过高则无效。乙醚回流或冷浸所得提取物，鼠疟效价显著增高且稳定。"

她还特别提示："分离得到的青蒿素单体，虽经加水煮沸半小时，其抗疟药效稳定不变，可知只是在粗提取时，当生药中某些物质共存时，温度升高才会破坏青蒿素的抗疟作用"。

在实验数据的一份效果对比图表中，利用水浸得到的提取物，对疟原虫的抑制率最低只有6%；乙醇浸膏得到的挥发油毫无效果；乙醇冷浸得到的提取物则可达到95%的抑制率；乙醚提取物的抑制率则是100！那是一种黑色、膏状的青蒿抗疟物质粗提物，离最终的青蒿素晶体尚有一段距离，但确定无疑的是，打开最后宝藏的钥匙找到了。

诺贝尔生理学或医学奖评委让·安德森在接受人民日报记者专访时说："中医关于中草药有着丰富的知识，而西方科学家可以从分子生物学的角度对中草药进行分析提炼。屠呦呦既有中医学知识，也了解药理学和化学，她完善地把这些结合在一起。因此东西方医学研究携手合作，会得到丰硕的成果。"屠呦呦这种不把个人名利看重，不拘泥中西药方法之争，一颗赤子之心，一切都为了拯救生命的精神，是我们这个社会稀缺的元素。试想，如果只有西医没有中医，就找不到青蒿素存在的物质使探索没有方向；如果只有中医没有西医，即使掌握了青蒿，提取青蒿素也需漫长时间的探索。

"善解能容，和而不同"的文化思想，使中医药事业既能广泛吸纳有利自身发展的因素，又能始终保持自身的独立存在，这也是世界各国传统医学渐渐退出历史舞台，而中医药尚能一花独秀的根本原因。屠呦呦荣获诺贝尔奖是中医药走向世界的一项荣誉，必将推动中医药事业更大更快更好地发展。

（编者 梁志刚 王印光）

（四）张亭栋用三氧化二砷治疗白血病的辉煌成就

砒霜的化学成分为三氧化二砷。用砒霜治病，中药有传统，西方也曾用过。含砷的中药有砒霜、砒石、雄黄、雌黄等。北宋的《开宝详定本草》、明朝李时珍的《本草纲目》都记载了砒霜的药性。西方在十九世纪和二十世纪三十年代也曾用三氧化二砷治疗白血病，但未获普遍接受。

在巡回医疗过程中，哈尔滨医科大学第一附属医院的药师韩太云从民间中医得知用砒霜、轻粉（氯化亚汞）和蟾酥等治疗淋巴结核和癌症。1971年3月，韩太云将它们改制水针剂，称"713"或"癌灵"注射液，通过肌肉注射，对某些肿瘤病例见效，曾在当地风行一时，但因毒性太大而放弃。

哈尔滨医科大学附属第一医院中医科的张亭栋与韩太云合作继续此工作。1972年后，张亭栋等一方面主要集中做白血病，而不是无选择地应用于很多疾病，另一方面他们分别检测"癌灵"的组分，发现只要有砒霜就有效，而轻粉带来肾脏毒性、蟾酥带来升高血压的副作用，后两者无治疗作用。

1974年，他们以哈医大一院中医科和哈医大一院检验科署名在《哈尔滨医科大学学报》发表"癌灵1号注射液与辨证论治对17例白血病的疗效观察"，总结从1973年1月至1974年4月对不同类型白血病的治疗效果，发现"癌灵1号"对多种白血病有效、对急性白血病可以达到完全缓解。1976年哈医大一院中医科曾撰文"中西医结合治疗急性白血病完全缓解五例临床纪实"，介绍5例经治疗后完全缓解的患者的诊治过程及各种临床表。

1979年，荣福祥和张亭栋在《新医药杂志》报道"癌灵1号"治疗后存活4年半和3年的两例病人，皆为急性粒细胞性白血病。

1979年张亭栋和荣福祥发表他们当年的第二篇论文，在《黑龙江医药》，题为"癌灵一号注射液与辨证论治治疗急性粒细胞型白血病"，总结他们从1973年至1978年治疗急性粒细胞型白血病共55例。其中1973年至1974年单用"癌灵一号"治疗23例，1975年至1976年用"癌灵一号"加其他中药和少量化疗药物治疗20例，1977年至1978年用"癌灵一号"加其他中药和加少量化疗治12例。对每一个病例，他们都根据血象分型，有明确的疗效观察。全部55例都有不同程度的好转，缓解率70%，12例完全缓解，对病人的毒副作用小。他们还用十倍于成人的剂量，给12只家兔注射"癌灵一号"，未见心、肝、脾、肾毒性作用。如果说，1973年的论文是他们发现"癌灵一号"的开创性论文，1979年这篇就是张亭栋等有关"癌灵一号"的代表性论文。

有三个重要问题值得讨论：①张亭栋等是否确切知道治疗癌症的作用来源于"癌灵号"，而不是同时使用的其他中药和化疗西药；②他们是否意识到"癌灵一号"的作用来源于三氧化二砷，而无需汞；③他们是否知道三氧化二砷对急性早幼粒细胞白血病的作用。

这三个问题，在1979年《黑龙江医药》杂志中可以看到张亭栋和荣福祥有明确答案：①有三例病人(一位成人、两位儿童)，单纯使用"癌灵一号"，不用其他中药、不用化疗西药，也显示疗效，其中当时儿童存活已经4年，成人已存活9个月。在使用其他中药时，他们也指出其他中药并非治疗白血病、而用来支撑病人身体状况；②在第11页，他们指出"癌灵一号"之有效成分为三氧化二砷；③在第10页和第11页，他们两次明确指出对早幼粒型白血病效果最好。

可以说，到1979年，张亭栋和不同的同事合作发表的论文，清晰地奠定了我们今天的认识：三氧化二砷可以治疗白血病，特别是急性早幼粒白血病（法国—美国—英国FAB分型的M3型白血病，也即acute promyelocytic）。

1981年哈尔滨医科大学附属第一医院中医科(文章最后注脚标明指导：张亭栋；执笔：李元善，胡晓晨；参加人：李明祥，张鹏飞，荣福祥，孙洪德，李会荣，吴云霞，检验科血研究室)在《黑龙江中医药》发表"癌灵1号结合辨证施治治疗急性粒细胞白血病73例临床小结"，报道"癌灵一号"对急性粒细胞白血病完全缓解率达24%、总缓解率达86%。1982年的全国中西医结合治疗白血病座谈会上，张亭栋、李元善交流了"癌灵1号治疗急性粒细胞白血病临床实验研究—附22例完全缓解分析"和"98例非淋巴细胞白血病分型与临床疗效探讨"。

1984年，张亭栋和李元善在《中西医结合杂志》发表"癌灵1号治疗急性粒细胞白血病临床分析及实验研究"，总结他们1972年以来治疗的81例急性粒细胞白血病，他们再次指出"以M3型效果尤为显著"1985年张亭栋等撰写"癌灵1号(713)注射液治疗急性非淋巴细胞白血病临床观察及实验研究"。

1991年在《中医药信息》杂志，孙鸿德、马玲等发表"癌灵1号结合中医辨证施治急性早幼粒白血病长期存活16例报告"，应该是延伸1984年张亭栋和李元善的文章。

1992年，孙鸿德、马玲、胡晓晨、张亭栎在《中国中西医结合杂志》发表"癌灵1号结合中医辨证治疗急性早幼粒白血病32例"，作为"经验交流"，实质相同于1991年论文。比较奇怪的是，英文文献基本都引用这篇文章。该文同1991年论文一样都是中文，内容不过是1991年论文的简介，而实际发现最早发表于1973年，到1979年已明确了对APL的作用最好。而1992的论文在本质上与1979年的文章无差别，既没有改变所用的药物成分、也没有改变适应症。可见国际同行对于此一重要发现的年代毫不知情。

张亭栋研究的几个问题

张亭栋等当时的研究没有设置同时对照。这是因为他们不知道对照的规范，还是觉得不能用不治疗作为对照？1982年，张亭栋在《中西医结合杂志》发表的评论，显示他知道医学研究的规范，但他指出"对于较严重疾病的患者建立对照组，即使是建立无害的'空白对照'，也是不允许的，只能用平素认为较好的疗法与新疗法来对照观察。而对于某些'绝对'的治疗也可以不必选用对照组，如对急性白血病或其他恶性肿瘤等"。张亭栋这种说法有些人会接受，有些人不会接受，但其道理很清晰。

张亭栋的临床实验设计与同期的国内外研究相比如何？1973年法国Bernard等用柔红霉素的新疗法是与过去疗法比较。1983年到1986年国外的几个病例，也都无对照而发表，它们是：美国Flynn等(1983)、瑞典的Nilsson(1984)、荷兰的Daenen等(1986)、美国的Fontana等(1986)。人们熟知的1988年王振义课题组对24位病人的报道，也未设对照。所以，张亭栋等在1973年到1979年的工作，并不低于同期国内外临床研究的标准。

可以通过研究确定三氧化二砷是否确实还有其他治疗作用。因为张亭栋和其他中国研究者曾报道三氧化二砷可以治疗多种癌症，包括肝癌、食管癌、胃癌、结肠癌、淋巴肉瘤等。比如，方锦声等1981年在《江苏省医学科学情报所》总结其对42例晚期原发性肝癌的治疗作用，"癌灵一号"加外科手术的三年存活率为42%，其中5例生存超过5年，而单纯手术的三年存活率为8%，无超过5年者。1988年李元善、张亭栋、王兴榕、刘旭在《肿瘤防治研究》报道他们在体外细胞培养观察到

"癌灵一号"对肝癌细胞系的作用。

1998年，世界最权威的医学杂志《新英格兰医学杂志》(NEJM)发表美国纽约的Sloan-Kettering癌症纪念医院和康奈尔医学院的Soignet等的论文。他们给常规化疗后复发的12例APL病人使用三氧化二砷，观察到11例完全缓解，其机理可能和细胞部分分化和细胞凋亡有关。

（编者 梁志刚 王印光）

（五）中医药成功治疗非典型肺炎

2002年底以来，SARS疫情在全球32个国家和地区蔓延。中国内地SARS的病死率大大低于其他国家和地区，一个重要原因是，在中医药界的呼吁下，在国务院领导的支持下，中医药得以介入SARS治疗过程，中西医两条腿走路发挥了特殊作用。

广州中医药大学附属第一医院治疗50余名SARS病人，无一例死亡，医护人员也无一人感染；某西医医院截至2003年5月份共收治117名病人，通过中医介入治疗，71人获得新生；广州中医介入最早最深，病死率全国最低，不到4%，全国病死率约7%。在北京，中医介入治疗后SARS病人的死亡率下降了20%。

中医治疗SARS的特殊作用与意义已被世界卫生组织(WHO)专家认同。在WHO与中国国家中医药管理局于2003年10月联合主办的"中西医结合治疗SARS国际研讨会"上，专家一致认为，中医药科研与临床人员运用中医药抢救了大量SARS患者的生命，开展了卓有成效的前瞻性临床研究，积累了丰富的研究资料；在预防和恢复期治疗方面，迄今西医尚无针对性治疗方法，中医有其独到之处；中西医结合治疗SARS是安全的，潜在效益很大。专家一致建议，治疗SARS要在中医理论指导下，尽可能早期、全程、合理使用中医药；要将中医纳入公共突发事件临床救治体系，建立研究网络，制定应急预案和研究预案；中西医结合治疗SARS的经验可作为其他国家防治急性传染病的参考。

在SARS这场突如其来的灾难中，中医药之所以能发挥特殊作用，做出巨大贡献，在于中医药的优势。与西医对抗疗法不同，中医虽无微生物学理论，但其"戾气"学说自有一套解决病毒性疾病的方法。中医治疗并非与病毒对抗，而是注重调护病人正气，使邪不胜正，给邪以出路。西医要先找到致病病毒，再找到杀灭这种病毒的药品，未找到病因之前无法决定治疗方案，更无药可医。也说明了西医"头痛医头，脚痛医脚"还原论理念的无能为力与苍白。而中医精髓在于辨证论治，它研究人体阴阳平衡，以及如何调动人体自康复能力以恢复平衡、恢复健康，所以在治疗病因不明疾病和多因素疾病方面具有不可取代的优势。任何疾病只要有临床表现，中医就可以以不变而应万变，用辨证论治的方法进行治疗，并能取得满意的临床疗效。

（梁志刚　王印光）

（六）中医药预防学优势

《黄帝内经》中"阴平阳秘，精神乃治"、"正气存内，邪不可干"的思想预防传染性疾病。

西方公认的"现代医学之父"希波克拉底在公元前400年就曾经指出，"我们应该以食物为药，饮食就是你首选的医疗方式。这一论断同中医理论"寓医于食"不谋而合。中医养生，从太极拳到坐禅静心，有动有静，老少皆宜，或清晨或晚上练一遍，全天神清气爽、精力充沛。中医防病，春夏秋冬四季，从食补食疗到拔罐刮痧，许多民众都从中医中学习了一套预防疾病和对治小患的办法，中医治病，从使用中草药到针灸、推拿，许多中医医生都有一整套对治一般疾病的方法，且治疗方便、价格低廉、效果显著。据国家"九五"攻关的一项研究表明，如果我们在养生保健上投资1元钱，就可以节约8元钱的医疗费和100元钱的抢救费。从卫生经济学角度看，中医药养生保健将是未来人类医疗保健的基础。也是中医走向世界的基础之一。

中医防治重大疾病和传染病的优势：人们通常认为，中医只能治疗慢性病、老年病。其实，中医是在治疗传染病中发展起来的。东汉建安年间伤寒病大流行，张仲景总结临床经验，提出了《伤寒论》，有效制止了伤寒传播，从此奠定了中医诊断和治疗的理论基础。明永乐到崇祯年间多次大疫，吴又可的温病论和叶天士的"卫气营血"辨证，形成和完善了温病学说，中华民族在制服传染病上又进了一大步。近几十年来，中医在一些重大疾病的防治作用也十分显著。

（编者 张义明 李慧慧）

（七）中医治未病优势

中医治未病理念源远流长，是中医学理论体系中独具影响的理论之一。"未雨绸缪""未晚先投宿，鸡鸣早看天"，凡事预防在先，是中国人谨遵的古训。中医治未病理念的形成，正是根植于中国文化的"肥沃土壤"。《素问·四气调神大论》曰："圣人不治已病治未病，不治已乱治未乱，此之谓也。夫病已成而后药之，乱已成而后治之，譬犹渴而穿井，斗而铸锥，不亦晚乎？"从正反两方面强调了治未病的重要性。后世历代医家对此不断发挥，丰富了中医治未病的内涵，并实践于临床，指导治病和养生，使治未病理念深入民心，在实践中不断推而广之。如汉代张仲景在《金匮要略·脏腑经络先后病脉证》中曰："上工治未病，何也？夫治未病者，见肝之病，知肝传脾，当先实脾。"并创"四季脾旺不受邪，即勿补之"，成为治未病理念灵活运用的经典论述。又有元代朱震亨在《格致余论》中言："与其求疗于有病之后，不若摄养于无疾之先；盖疾成而后药者，徒劳而已，是故已病而不治，所以为医家之怯；未病而先治，所以明摄生之理……此圣人不治已病治未病之意也。"在古籍《鹖冠子·世贤》中有一个小故事，将"治未病"的理念作了非常形象的阐释。魏文侯问曰："子昆弟三人，其孰最善医？"扁鹊曰："长兄最善，中兄次之，扁鹊最为下。"魏文侯曰："可得闻耶？"扁鹊曰："长兄于病视神，未有形而除之，故名不出于家。中兄治病，其在毫毛，故名不出于闾。若扁鹊者，针血脉，投毒药，副肌肤间，而名出闻于诸侯。"魏文侯曰："善。"如此等等，不一而足。

中医治未病理念发展到今天，趋于成熟，意寓时刻掌握健康的"主动权"，具体内容包括未病养生，防病于先；欲病就萌，防微杜渐；已病早治，防其传变；瘥后调摄，防其复发。毋庸置疑，当今世界，人们对自身健康状态的关注已从"已病图治"转变为"养生保健，未病先防"，处于健康和疾病之间的亚健康成为健康医学的主题之一。在中医治未病理念指导下，中医药系统的养生保健理论体系和独特的传统疗法，对那些"感觉不舒服而又查不出病"的亚健康人群，无论是从卫生经济学角度，还是从医学科学发展的内在需要而言，都具有十分重要的现实意义。21世纪初，国家卫生政策的重大调整之一是由治疗为主转为预防为主，即卫生政策的"战略前移"。伴随时代的脉搏，我们相信，中医药养生和防病的理念、方法对世界人口的健康维护也有着积极的借鉴意义。

希波克拉底指出："病人的本能就是病人的医生，而医生只是帮助本能的。"

20世纪末，国际上围绕医学目的进行了两年的大讨论，最终认为"医学不仅是关于疾病的科学，更是关于健康的科学"，"好的医生应是使人不生病的医生，而不仅是把病治好的医生"。健康和疾病预防已成为21世纪医学研究领域的热点，虽然在过去一相当长的时间内，人们只是关注对疾病的认识、诊断和治疗的进步，忽略了从人的健康出发，研究和判断疾病的预防和发生发展趋势。在健康和疾病的不同状态之间，人体的生命活动是不断运动变化的，因此，对健康状态的研究、对疾病复杂性的认识具有现实意义，对疾病未病防因、欲发除因、已发防变、病愈防复的研究更是疾病各级预防的必备手段。

世界卫生组织(WHO)明确指出，一个人只有在躯体健康、心理健康、社会良好适应能力、道德健康和生殖健康五方面都具备才能称得上是健康。也就是说，健康不仅是没有疾病或虚弱，而是身体上、心理上和社会适应方面的完好状态。现代医学关于生命曲线的公式是健康-亚健康-疾病，中医学理论认为生命曲线的公式是未病-欲病-已病。虽然两者关于生命曲线的表达方式不同，但其中心思想却是相同的。已病就是已经发生了疾病，积极防治是被大家所熟知的。如果对于什么是未病、什么是欲病有一个清楚的认识，则更有益于民众的身心健康。

1. 健康的概念

在20世纪50年代以前，健康常被人理解为是"不生病"的生理概念，人们普遍认为健康就是没有疾病，有病就意味着不健康。后来，有人把健康定义为人体各器官系统发育良好，功能正常，体格健壮，精力充沛并具备良好劳动效能的状态。实际上，这个定义也不够全面，没有关注到人精神的、心理的健康。但随着医学的发展、人们对健康和疾病的认识不断加深，现代人已经普遍认为，健康不仅是指四肢健全、躯体无病，还要求精神上有一个完好的状态。心理、社会、文化因素同生物生理因素一样，与人的健康、疾病有非常密切的关系。

何谓健康(health？1948年，WHO在其《世界卫生组织宪章》中开宗明义地指出：健康不仅是没有疾病和病态(虚弱现象)，而且是一种个体在身体上、精神上(心理上)和社会上完全安好的状态。1978年《阿拉木图宣言》重申：健康不仅是与疾病和体虚的匿迹，而是身心健康、社会幸福的总体状态，是基本的人权，达到尽可能高的健康水平是世界范围的一项最重要的社会性目标。1982年，WHO对健康的定义又做了修改和补充，在人的心理、生理、社会的三要素中加进了"道德健康"，形成了人的生理、心理、道德和人与社会、人与环境相适应的整体观念。这可以说是人类对健康的一个较完整、科学的认识。健康新概念中的人，已经不仅仅是生物意义上的人，而且是社会的人了。1992年，WHO在《维多利亚宣言》中首次提出了合理膳食，适量运动，戒烟限酒，心理平衡四大健康基石。四大健康基石是有史以来人类康寿经验的大总结，可以说，人类从此步入了自觉的健康时代。

由此可见，健康应包括生理、心理和社会适应等几方面。一个健康的人，既要有健康的身体，还应有健康的心理和行为。只有当一个人身体、心理和社会适应都处在个良好状态时，才是真正的健康。现代健康观的核心思想应该是"人人为健康，健康为人人"，是一种社会协调发展型的健康观。

《维多利亚宣言》也给我们留下了一个永远的遗憾：没有提出健康保障。既使人们百分之百地做到了宣言中的四条，人类也无法进入自主的健康时代。预防才是健康的保障，因此，强调预防，重视治未病，使生命达到最高境界，即无疾而终，是人类追一求的终极目标。

中医对健康、无病、未病和疾病有自己的认识，而且随着时代的进步，这些认识也在进步与更新。中文中健康的健字，最早是指形体健壮、强盛，因此有健身、健壮的习用词，《易经》曰："天行健，君子以自强不息。"即为此意；健康的康字，主要指心态坦荡、宁静，因此有康宁、康泰的说法。所以，我国古代的健康观就包含了身心的健康。中医学认为，形与神是生命的基本要素。"形"指形体，包括脏腑、组织、器官等；"神"指生命功能，包括心理功能和生理功能，人的生命是肉体(形)与精神(神)的统一体。所谓健康，就是人体形神的统一，人体的生命活动与社会、自然环境维持在一种动态的、相对平衡的状态中，健康是动态的，是可调的。处于平衡状态就是健康，即所谓"阴平阳秘"。健康的本质是人与自然、心与身、气与血的和谐。

中医的健康标准是什么？《黄帝内经》提出一个"和"字，即"血和""卫气和""志意和""寒温和"。此"血和""卫气和"可概括为血气运行和畅；"志意和"可理解为精神活动正常；"寒温和"意指机体能适应外界寒温环境。从中可领悟中医关于健康的标准有三条：一是人体功能活动正常，以血气运行和畅为标志；二是人的精神活动正常，即"志意和"；三是机体能适应外界的环境，即"寒温和"。概括地说，中医认为健康的本质是和谐，即人与自然和谐、心与身和谐、气与血和谐。此三条内容与近年WHO关于健康的定义(躯体无异常；心理活动正常；能适应外界环境)有异曲同工之妙，然而一个"和"字充分凸显了中国数千年传统文化的积淀，而且其内涵更加深刻、丰富。

2.未病的概念

中医"未病"一词由来已久，源于《黄帝内经》。《素问·四气调神大论》说"圣人不治已病治未病，不治已乱治未乱，此之谓也。夫病已成而后药之，乱已成而后治之，譬犹渴而穿井，斗而铸锥，不亦晚乎？"汉代张仲景所著的《金匮要略》则对什么是治未病做出了进一步的阐释："上工治未病，何也？治未病者，见肝之病，知肝传脾，当先实脾。"所谓"未病"，是指身体健康，没有疾病。随着中医学的发展，其范围也有所扩充。

从字义来看，"未病"即"疾病未成"，定义应该是"体内已有病因存在但尚未致病的人体状态"，即疾病前期。但随着中医理论的发展，结合临床实际，未病的概念不断扩展，已经包括了无病期、欲病期、"既病防变"期、愈后防复期，这些都称为"未病"状态。也就是说，"未病"是一个相对的概念，"未病"，并不全是没有病，如"见肝之病，知肝传脾"，则表明此时人体处于既病防变期，肝已病，而脾尚处于未病一状态。

无病期，即人体处于健康状态，此时应防止体内病因发生或(和)外邪入侵的未病先防，身体健康时的养生防护，或传染性疾病的预防。正如《素问·四气调神大论》所说："春三月，此谓发陈，天地俱生，万物以荣，夜卧早起，广步于庭，披发缓形，以使志生。生而勿杀，赏而勿罚，予而勿夺，此春气之应，养生之道也，逆之则伤肝，夏为寒变，奉长者少……冬三月，此谓闭藏，水冰地坼，无扰乎阳，早卧晚起，必待日光，使志若伏若匿……是故圣人不治已病治未病，不治已乱治未乱，此之谓也。"《素问》运气七篇中更有众多，根据当年五运六气盛衰"司岁备物"、防治疾病的论述。

此外，部分人群处于未病状态时，人体脏腑阴阳之盛衰已有偏颇，或已有邪气内存(内生或外来)，但尚未致功能活动的失常，如一个人素体体质阴弱阳盛，有湿邪内伏，但只有发展到阴虚阳亢、湿邪阻滞脾胃时，人体才出现功能失常的疾病状态。这种阴弱阳盛、湿邪内伏的体质状态就是典型的未病状态。

"欲病"之说，源于唐代孙思邈的《备急千金要方》，书中记载：

"古人善为医者，上医医未病之病，中医医欲病之病，下医医已病之病，若不加心用意，于事混淆，即病者难以救矣。"欲病之病，正如孙思邈所说："凡人有不少苦似不如平常，即须早道，若隐忍不治，希望自瘥，须臾之间，以成痼疾。"(《备急千金要方》)欲病之病，在外表上虽然有不适的症状表现，仅仅是"苦似不如平常"，全身不适，勉强坚持工作，到医院检查各项指标又都未见异常，医生不足以诊断为某一种疾病。欲病之病，实质是人体处于未病与已病之间的一种状态。

3. 中医治未病的源流

"治未病"是中医学的一大特色和优势，是中医学理论体系中最具影响的理论之一，它根植于中国文化的"肥沃土壤"。几千年来，"治未病"思想经历了萌芽、形成、发展、成熟四个历史阶段，对人民群众的卫生保健活动有着重要的指导意义。

中医学中许多基本理论，如阴阳学说、精气学说、五行学说等都源于古代哲学思想，"治未病"这种防患于未然的预防医学思想也不例外，其形成同样离不开中国传统哲学理论。"治未病"的萌芽，最早可追溯至殷商时代，《商书·说命》曰："唯事事，乃其有备，有备无患。"说明当时人们已认识到预防的重要性。

春秋战国时期，"有备无患"的思想进一步得到发展，如《左传·襄公十一年》中说："书曰：'居安思危'。思则有备，有备无患。"《管子·牧民》亦曰："唯有道者能备患于未形也，故祸不萌。"这种避祸防患的观念既而影响到医学界，开始有医家意识到疾病应早发现、早治疗。例如，《史记·扁鹊仓公列传》载扁鹊对齐桓公望色诊病，"君有疾在腠理，不治将深""君有疾在血脉，不治恐深""君有疾在肠胃间，不治将深"等。故《淮南子·人间训》曰："人皆轻小害易微之事以多悔，虽至而后忧也，是犹病者已惓(惓，剧也)而索良医也，虽有扁鹊、俞跗之巧，犹不能生也。"《国语·楚语下》亦云："夫谁无疾眚，能者早除之……为之关籥藩篱而远备闲之，犹恐其至也，是之为日惕。若召而近之，死无日矣。"强调了疾病早期治疗，防止传变的重要性。这些朴素而原始的防患于未然的思想，虽未形成系统的医学理论，然观其主旨，实为"治未病"概念之滥觞。

这一时期，对"治未病"概念形成影响较大的，当属《易经》《道德经》《庄子》《孙子兵法》《淮南子》等各思想流派。《易经·既济卦》曰："既济：亨，小利贞。初吉终乱。"既济卦是离(火)下坎(水)上，水在火上象。孔子在《易传·象》中解释此卦说："水在火上，既济。君子以思患而预防之。"也就是防在于预，预在于思，其目标是"患"，充分反映了防患于未然的预防思想。《道德经》第六十四章亦曰："其安易持，其未兆易谋，其脆易泮，其微易散。为之于未有，治之于未乱。"告诫人们事物在萌芽阶段易于被消灭，所以要居安思危，及时发现变化的征兆和苗头，采取相应的措施，形象地论述了"治之于未乱"的道理。应用于医学方面即《道德经》第七十一章提出的"以其病病，是以不病。"若时常害怕生病而先作预防，就可以避免疾病为害。《庄子·盗跖》云："丘，所谓无病自灸也。"可见当时人们已经用灸法来防病保健了。《孙子兵法》是我国现存最早的一部军事著作，就其哲学思想的内涵来看，也包含有许多"治未病"的思想，如《孙子兵法·九变》曰："用兵之法，无恃其不来，恃吾有以待也；无恃其不攻，恃吾有所不可攻也。"体现了兵家"有备无患"的战略指导思想。《淮南子》则主张"治无病之病"，指出"良医者，常治无病之病，故无病。圣人者，常治无患之患，故无患也。"这些都为治未病思想的形成奠定了基础。

"治未病"概念的提出，首见于《黄帝内经》，书中有三处直接提及"治未病"。归纳起来大致有四层意思。

（1）未病先防

《素问·四气调神大论》曰："是故圣人不治已病治未病，不治已乱治未乱，此之谓也。夫病已成而后药之，乱已成而后治之，譬犹渴而穿井，斗而铸锥，不亦晚乎？"从正反两方面强调了治未病的重要性，告诫医生和患者，应重视未病先防。这包括顺应四时，所谓"顺四时而适寒暑"(《灵枢·本神》），"春夏养阳，秋冬养阴，以从其根"(《素问·四气调神大论》）；形神共养，如《素问·上古天真论》所说："法于阴阳，和于术数，食饮有节，起居有常，不妄作劳，故能形与神俱而尽终其天年，度百岁乃去。"

（2）治病萌芽

《素问·刺热》云："肝热病者，左颊先赤；心热病者，颜先赤；脾热病者，鼻先赤；肺热病者，右颊先赤；肾热病者，颐先赤。病虽未发，见赤色者刺之，名曰治未病。"就是说，疾病初发，苗头初露，就要及时采取措施，积极治疗。即《素问·阴阳应象大论》所说："邪风之至，疾如风雨。故善治者治皮毛，其次治肌肤，其次治筋脉，其次治六腑，其次治五脏。治五脏者半死半生也。"《素问·八正神明论》更指出"上工救其萌芽……下工救其已成，救其已败。"后世张景岳释曰："祸始于微，危因于易。能预此者，谓之治未病。"

（3）待衰而刺

《灵枢·逆顺》说："方其盛也，勿敢毁伤，刺其已衰，事必大昌。故曰：上工治未病，不治已病。此之谓也。"在针刺治病时，对于病势猖獗的病证，要避其猖獗之势，选择适当时机。正如《素问·疟论》所说："夫疟者之寒，汤火不能温也；及其热，冰水不能寒也……当此之时，良工不能止，必待其自衰乃刺之，其故何也……经言无刺熇熇之热，无刺浑浑之脉，无刺漉漉之汗，故为其病逆，未可治也。

（4）既病防变

既病之后，防止疾病传变，亦谓之"治未病"。《素问·玉机真藏论》指出："五脏有病，则各传其所胜。"后《难经》《伤寒杂病论》等根据这一规律有进一步论证。

《难经·七十七难》曰："经言上工治未病，中工治已病者，何谓也？然所谓治未病者，见肝之病，则知肝当传之于脾，故先实其脾气，无令得受肝之邪，故曰治未病焉。中工者，见肝之病，不晓相传，但一心治肝，故曰治已病也。"《难经》运用五行乘侮的理论，并以肝为例，突出体现了在既病防变中如何防止疾病传变，丰富了《素问·玉机真藏论》中有关疾病传变的论述。

汉代，张仲景发展了《黄帝内经》《难经》中"治未病"的思想。在《金匮要略·脏腑经络先后病脉证》中列"上工治未病"于首条，告诫人们平时就应注意"房室勿令竭乏，服食节其冷热苦酸辛甘"。只有"五脏元真通畅，人即安和"；"若人能养慎，不令邪风干忤经络"；"不遣形体有衰，病则无由入其腠理"，均说明如果能内养正气，外慎风邪，疾病是可以预防的。并重视"治病萌芽"，提出"适中经络，未流传脏腑，即医治之"的有病早治的思想，具体采取的防治措施，如"四肢才觉重滞，即导引、吐纳、针灸、膏摩，勿令九窍闭塞。"

张仲景最突出的贡献是实现了对"既病防变"思想的具体应用，在《金匮要略·脏腑经络先后病脉证》中遵《难经》之意，曰："夫治未病者，见肝之病，知肝传脾，当先实脾。"并创"四季脾旺不受邪，即勿补之"，所以"防变"还当根据临床具体情况具体对待，成为既病防变灵活运用的经典论述。书中处处蕴含着既病防变的思想，如《金匮要略·痉湿暍病脉证》曰："太阳病，无汗而小便反少，气上动胸，口噤不得语，欲作刚痉，葛根汤主之。"太阳病虽在表，有里传之势，为发痉先兆，若不加治疗，将发展成角弓反张、卧不着席的痉病，故选用葛根汤以生津养筋；《伤寒论》第八条云："太阳病，头痛至七日以上自愈者，以行其经尽故也。若欲作再经者，针足阳明，使经不传则愈。"即是根据六经传变规律，预先针刺阳明经穴位以防太阳病邪气内传；又如《伤寒论》第六十五条，由于"发汗后，其人心下悸者""欲作奔豚"，予以茯苓桂枝甘草大枣汤，使奔豚将发而未发；以及治阳明腑实证所创三承气汤急下存阴法，皆是为"治未病"的典范。

唐代，"治未病"理论已经比较成熟。最具代表者当属孙思邈，其在《备急千金要方》中言："上医医未病之病，中医医欲病之病，下医医已病之病。若不加心用意，于事混淆，即病者难以救矣。"将疾病比较科学地分为"未病""欲病""已病"三个层次，反复告诫人们要

"消未起之患，治未病之疾，医之于无事之前"，并将"治未病"作为评判好医生的标准。因此，孙思邈倡导积极养生，认为治未病主要从养生防病和既病早治着眼，在《备急千金要方》中载有一整套养生延年的方法和措施，很有实用价值。

宋代，治未病思想同样受到了医家的重视。如南宋王执中在《针灸资生经》中提及刺泻风门，可令背不痛疽。又明言脐灸有壮元气之功效，能强壮身体，延年益寿。窦材在《扁鹊心书·住世之法》中则将灸法列为各种养生保健法的首位，主张常灸关元、气海、命关、中脘以防病摄生，而且要求早灸、多灸，"若灸迟，真气已脱，虽灸亦无用矣。若能早灸，自然阳气不绝，性命坚牢。"并指出熏灸关元于无病时可预防保健，在既病后可防病传变。

元明时期，医家亦主张"摄养于无疾之先"，大都是对《黄帝内经》中"治未病"概念的延伸。如元代邹铉所续宋代陈直的《寿亲养老新书》中提及，按擦涌泉穴可"终不染瘴，面色红腻，腰足轻快"。《丹溪心法》云："与其救疗于有疾之后，不若摄养于无疾之先。盖疾成而后药者，徒劳而已。是故已病而后治，所以为医家之法；未病而先治，所以明摄生之理。夫如是则思患而预防之者，何患之有哉？此圣人不治已病治未病之意也。"李东垣注重调理脾胃，认为治未病始终要重视脾胃的调养，以扶助正气，抵抗邪气。"真气又名元气，乃先身生之精气也，非胃气不能滋之"，"脾胃之气既伤，而元气亦不能充，而诸病之所由生也"。其论著反复阐述脾胃与元气的关系，"养生当实元气"，"欲实元气，当以调脾胃"（《脾胃论》）。

明代的张景岳云："故在圣人则常用意于未病未乱之先，所以灾祸不侵，身命可保。"强调体质强弱在治未病中的关键作用，"脏病唯虚者能受而实者不受，脏邪唯实者能传而虚者不传"。汪绮石著《理虚元鉴》，虽是治疗虚劳病的专书，但也有鲜明的"治未病"特色，提出"虚劳当治其未成"，认为若病已成而后治之则"病虽愈亦是不经风浪"；"令其善为调摄，随用汤液十数剂或丸剂胶剂二三斤，以断其根，方为善。"

清代，治未病思想更趋完善。喻嘉言深谙治未病要义，所著《医门法律》以"未病先防，已病早治"之精神贯穿始终。如《中风门》中的人参补气汤便是抵御外入之风的绸缪之计。张璐在《张氏医通》中提出："夏月三伏用药贴敷肺俞、膏肓俞、百劳等穴，可预防哮喘冬季发病。"更是发展了"冬病夏治"的防病复发思想。王清任的《医林改错》也体现未病先防的思想，其专篇列有"记未病以前之形状"，载有中风之先兆症状34种，提醒人们"因不痛不痒，无寒无热，无碍饮食起居，人最易于疏忽。"叶天士将治未病思想广泛应用于温热病中，其在《温热论》中指出，对于温热病控制其发展变化的积极措施"务在先安未受邪之地"。温病属热证，热偏盛而易出汗，极易伤津耗液，故保津护阴属未雨绸缪、防微杜渐之举，是控制温病发展的积极措施。同时根据病人体质采取不同的原则及方药，以防传变。如对素体阳气不足者，治疗时注意顾护阳气，即《温热论》所述"面色白者，须要顾其阳气"，"湿盛则阳微也，法应清凉，然到十分之六七，即不可过于寒凉，恐成功反弃。何以故也？湿热一去，阳亦衰微也"。对于素体阴虚者，则指出"须要顾其津液，清凉到十分之六七，往往热减身寒者，不可就云虚寒，而投补剂，恐炉烟虽息，灰中有火也"。这种辨体质、先安防变的用药方法，对后世具有重要意义。其后，吴鞠通在《温病条辨》中不厌其烦地提出保津液和防伤阴，指出温病易伤阴动风而致痉，所以要"于其未痉之先……以法治之，……而痉之源绝矣"，"全在见吐泻时，先防其痉"，若"热邪深入下焦，脉沉数，舌干齿黑，手指但觉蠕动，急防痉厥，二甲复脉汤主之"，用以养阴清热息风防痉厥，与叶氏"务在先安未受邪之地"之意吻合，充实了治未病思想的内涵。吴氏还认为温病瘥后，最易因食而复，强调病后防复的重要性，"阳明温病，下后热退，不可即食，食者必复……勿令饱，饱则必复，复必重也。"

"预防为主"一直是我国卫生工作的基本方针。随着国家疾病防控与卫生监督体系逐步完善，科技水平提高，部分严重危害人民健康的疾病已得到控制或基本消灭，人们的工作和生活环境得到明显的改观。麻疹、白喉、百日咳、乙型脑炎、流行性脑脊髓膜炎等传染病发病率大幅度下降，结核病、乙肝、艾滋病等防治也取得明显进展；一些慢性非传染性疾病防治得到重视和加强，如高血压、糖尿病、冠心病、精神病等，开展了社区综合防治干预，取得了一定的效果；对地方病的防治，如克山病、大骨节病、碘缺乏病等，也取得了举世瞩目的成绩。进入21世纪以来，随着医学模式的转变以及医学发展趋势"由以治病为目标对高科技的无限追求"，转向"预防疾病与损伤，维持和提高健康"，给"治未病"的发展带来了前所未有的机遇。2006年3月，国家16部委联合发布了《国家中长期科学和技术发展纲要(2006-2020)》，将"人口和健康"作为重点领域之一，明确提出疾病防治重心前移，坚持预防为主，促进健康和防治疾病相结合的方针，研究预防和早期诊断关键技术，显著提高重大疾病诊断和防治能力。"治未病"的理念和实践被提升到了前所未有的高度，开启了中医治未病的新纪元。2008年8月，国家中医药管理局出台了《"治未病"健康工程实施方案(2008-2010年)》，紧接着，遴选确定了两批共46家"治未病"预防保健服务试点单位，涉及17个省(区、市)和局直属直管医院。同时确定了上海市、广东省为实施"治未病"健康工程试点省市，开展区域性试点工作。研究制定了"治未病"科研规划，组织实施了一批科技项目并及时转化推广成果。

（编者 张义明 李慧慧）

（八）中医各科临床优势病种举例

1. 内科优势病种

感冒

【定义】

感冒是因外感风邪为主的六淫之邪和时行病毒，客于肺卫，以鼻塞、流涕、喷嚏、咳嗽、恶寒发热、头身疼痛为主要临床表现的一种内科常见疾病。

【分证论治】

风寒感冒

风寒表实

证候：轻者仅见鼻塞声重或鼻痒喷嚏，流涕清稀，喉痒，咳嗽，痰白，苔薄白，脉浮。重者可伴恶寒发热，无汗，头项强痛，肢体酸痛，脉浮而紧。

治法：辛温解表，宣肺散寒。

方药运用：

①常用方：荆防败毒散加减。药用荆芥穗、防风、羌活、独活、北柴胡、前胡、川芎、枳壳、茯苓、桔梗。

方中用荆芥、防风疏风解表，辛温发汗以宣透外邪，用以为君；羌活、独活助荆芥、防风发散风寒，又可祛风止痛，为治肢节疼痛之要药，用以为臣；配以前胡、桔梗，旨在宣肺降气以止咳；柴胡清热升清，又可配川芎以清头目，茯苓健脾和中以化痰湿，以为佐使。共奏辛温解表，宣肺化痰之功效。

②加减：头痛者，加白芷、藁本以祛风散寒止痛；项背强者，加葛根以疏足太阳膀胱经络；咳嗽痰白者，加陈皮、杏仁、炒莱菔子宣肺化痰止咳；鼻塞流涕者，加苍耳子、辛夷通窍散寒；四肢酸痛者加桑枝、桂枝祛风散寒通络；若舌苔厚腻，嗳腐吞酸，兼有中焦停食者，加神曲、炒谷芽消食化滞。

风寒表虚

证候：恶风发热，汗出，头痛，或有项强，咳喘，咯痰稀白，舌苔薄白，脉浮缓。

治法：辛温解表，调和营卫。

方药运用：

①常用方：桂枝汤。药用桂枝、白芍、生姜、大枣、炙甘草。

方中桂枝辛温解表，解肌发汗以散外邪，而桂枝配甘草，辛甘化阳以和卫；芍药配甘草，酸甘化阴以调营；生姜、大枣以和中；甘草又可调和诸药，合用以成辛温解表，调和营卫之剂。

②加减：咳喘、痰白者，加厚朴、杏仁、半夏宣肺化痰平喘；食纳欠佳者，加神曲、麦芽消食健脾；鼻塞流涕者加苍耳子、辛夷通窍散寒；头痛项强者，加白芷、葛根疏风止痛。

风热感冒

风热表实

证候：发热，微恶风寒，鼻塞流黄浊涕，咽痛，口干欲饮，无汗，头痛，或有咳嗽痰黄，苔薄白或微黄，脉浮数。

治法：辛凉解表，疏泄风热。

方药运用：

①常用方：银翘散加减，药用金银花、连翘、芦根、淡豆豉、桔梗、牛蒡子、荆芥穗、薄荷。

方中银花、连翘清热解毒；薄荷、豆豉辛凉解表；桔梗、牛蒡子宣肺祛痰，芦根清热生津；荆芥辛散透表发汗，可增强解表作用。

②加减：咽喉肿痛兼大便干者，津液已伤，宜加沙参、麦冬、射干养阴解毒利咽；咽痛大便不干者，津液未伤，加马勃、僵蚕、土茯苓清热解毒。咳重痰黄者，加鱼腥草、天竺黄、浙贝母、瓜蒌仁清热化痰；胸闷者加瓜蒌皮、郁金宽胸理气；衄血者，加马勃、白茅根、侧柏叶凉血止血；头痛者，加菊花、蔓荆子疏风清热止痛；口渴者加天花粉、石斛生津止渴；鼻塞者加苍耳子宣通鼻窍；咽痒者加蝉蜕疏风清热、利咽止痒；高热者加柴胡、葛根、黄芩、生石膏(先煎)辛凉清解。

风热表虚

证候：发热，微恶风寒，有汗，头痛，咳嗽心烦，咽干口渴，舌边尖红，苔薄黄，脉浮数。

治法：辛凉轻解

方药运用：

①常用方：茅苇汤加减。药用白茅根、芦根、白芍药、竹叶、桔梗、光杏仁、葱白。方中白茅根、竹叶辛凉轻宣以解表；芦根、白芍生津护阴；桔梗、杏仁宣肺化痰，佐以葱白辛散透邪。

②加减：头痛者，加菊花疏风热以清头目；咳嗽者，加浙贝母清热化痰宣肺；咽干者，加麦冬以养阴；咽痛者，加射干、马勃、土茯苓清热利咽解毒。

表寒里热

证候：发热，恶寒，无汗，头痛，肢体酸痛，鼻塞声重，咽喉疼痛，咳嗽，痰粘稠或黄白相兼，舌边尖红，若薄白或薄黄，脉浮数或浮紧。

治法：疏风散寒，宣肺清热。

方药运用：

①常用方：新订清解汤，药用荆芥、苏叶、防风、羌活、薄荷、连翘、山栀、黄芩、桔梗、杏仁、前胡。

方中荆芥、苏叶、防风、羌活解表散寒；薄荷、连翘、山栀、黄芩清透里热；桔梗、杏仁、前胡宣肺止咳化痰。

②加减：表寒较甚，恶寒、骨节痛者，加桂枝祛风散寒止痛，去黄芩、山栀以防苦寒留邪；里热较甚，咽喉肿痛者，去防风、羌活以防温燥助邪，加板蓝根、射干清热解毒利咽。若恶寒渐解，热势增高，口渴鼻干，咳逆气急，甚则唇黯发青，舌红，苔黄，脉滑数，则已转为肺热之证，治当清热解毒，宣肺平喘，加桑白皮、银花、连翘、鱼腥草、芦根、地龙，减去荆芥、防风、苏叶、羌活等辛温之品。

热毒炽盛

证候：感冒重症，高热恶寒，时而寒战，头痛，大便燥结，或见咳嗽、咯痰黄稠、胸气急，舌红苔薄黄而干，脉浮洪数。

治法：清热解毒，宣肺降逆。

方药运用：

①常用方：清瘟败毒饮加减。药用生石膏、生地黄、水牛角、黄

连、山栀子、苦桔梗、黄芩、连翘、竹叶、赤芍药、丹皮、知母、玄参、甘草。

方中生石膏、连翘、竹叶清热透邪；水牛角、黄连、山栀子、黄芩清热泻火解毒；生地、赤芍、丹皮、知母、玄参养阴和营；桔梗宣肺。

②加减：咳嗽、痰多者，加浙贝母、前胡、瓜蒌宣肺化痰；大便燥结者，稍加大黄通腑泻热，甘草调和诸药。

邪犯募原

证候：恶寒发热阵作，午后热重，头身重痛，胸闷脘痞，心烦懊侬，头眩口粘腻，咳痰不利，舌红，苔白腻或白如积粉，脉弦滑。

治法：清热化浊，透达募原。

方药运用：

①常用方：柴胡达原饮。药用柴胡、枳壳、厚朴、青皮、炙甘草、黄芩、桔梗、草果、槟榔、薄荷。

此方乃俞根初以吴又可达原饮为基础，去知母、芍药，加柴胡、青皮、枳实、薄荷而成。方中柴胡、黄芩和解达邪；桔梗、薄荷疏表清热；厚朴、槟榔燥湿化浊，透达募原。

②加减：头痛甚者，加羌活、葛根疏风止痛；表湿重者，加藿香、佩兰解表化湿里湿重者，加苍术、白蔻仁、半夏、陈皮健脾燥湿。

时令感冒

感冒夹暑

证候：恶寒发热，头痛，身楚，心烦口渴，小便短赤，胸闷泛恶，舌质红，苔黄腻，脉濡数。

治法：解表清暑

方药运用：

①常用方：新加香薷饮。药用银花、连翘、鲜扁豆花、香薷，厚朴。

方中银花、连翘、鲜扁豆花清暑热；香薷辛散透表；暑多夹湿，故配伍厚朴，鲜扁豆花和中化湿。

②加减：汗出多者，去香薷加藿香；头痛者，加桑叶、菊花、白芷祛风止痛；心烦小便短赤者，加竹叶、赤茯苓或六一散(滑石、甘草)清热利湿；呕恶者，加陈皮、半夏、竹茹和胃降逆止呕；胸闷者加砂仁壳宽胸理气；纳呆者，加神曲、麦芽、鸡内金消食健胃；若湿重于暑而无汗者，加大豆黄卷助香薷以发表。

感冒夹湿

证候：身热不扬，恶寒，汗少，头重如裹，骨节困重，胸脘痞闷，呕恶纳呆，口粘腻，舌苔白腻脉濡。

治法：化湿解表

方药运用：

①常用方：羌活胜湿汤加减。药用羌活、独活、防风、藿香、佩兰、藁本、川芎、蔓荆子、苍术、甘草。

方中羌活、独活、防风疏风胜湿；藿香、佩兰芳香化湿；苍术健脾燥湿；川芎、藁本、蔓荆子疏风止痛；甘草调和诸药。

②加减纳呆腹胀，加陈皮、半夏、厚朴燥湿除满；大便溏泄，加薏苡仁、白蔻仁健脾化湿；若有咳嗽，可加杏仁、桔梗、前胡。

感冒夹燥

证候：恶寒发热，头痛鼻塞，无汗，鼻咽干燥，干咳少痰或舌苔薄白而干，脉浮弦。

治法：疏解风燥，偏于温燥者，宜清宣凉润；偏于凉燥者，宜轻宣温润。

方药运用：

①常用方：温燥以桑杏汤加减。药用桑叶、杏仁、沙参、栀子、淡豆豉、梨皮贝母。方中桑叶、豆豉、山栀轻宣泄热；杏仁、贝母宣肺化痰；沙参、梨皮养肺润燥。凉燥宜选杏苏散加减。药用苏叶、杏仁、半夏、前胡、桔梗、枳壳、陈皮、生姜、防风。方中用苏叶、防风辛温微发其汗，以散邪于表，使卫气通达，津液布散而润燥；桔梗、枳壳一升一降，宜达肺气，助苏叶以解表；配杏仁、前胡以宜肺止咳，更用陈

皮、半夏、生姜诸品辛温以健脾理气，使中焦健运，痰湿得化，气机得畅，阴液以布。诸药合用，使表邪解，营卫通，气机畅，阴液布，而凉燥得解。

②加减：温燥之头痛者，加菊花、薄荷、蔓荆子疏风清热止痛；燥热口渴者，加麦冬、竹叶清热除烦；干咳者，加炙杷叶、炙紫菀润肺止咳；咽痒者，加蝉蜕、僵蚕疏风利咽；咽痛者，加射干、板蓝根、山豆根解毒利咽。凉燥之头痛兼眉棱骨痛者，加白芷疏风止痛；无汗、脉浮紧者，加羌活疏风散寒；咳嗽者，加百部止咳。

体虚感冒

气虚感冒

证候：恶寒发热，或热势不盛，但觉时时畏寒，自汗，头痛鼻塞，咳嗽，痰白，语声低怯，气短，倦怠，苔白，脉浮无力。

治法：益气解表

方药运用：

①常用方：参苏饮加减。药用党参、苏叶、葛根、橘皮、前胡、半夏、茯苓、桔梗、枳壳、木香、生甘草。方中党参、茯苓、甘草益气扶正；苏叶、葛根等疏风散邪；前胡、桔梗、半夏、橘皮宣肺化痰；枳壳、木香理气。

②加减头痛者，加白芷、川芎祛风止痛；自汗者，加桂枝、白芍调和营卫；无汗恶寒者，加羌活、防风解表散寒；鼻塞者加辛夷、苍耳子通窍散寒；纳谷不香者，加砂仁、佩兰理气化湿。

阳虚感冒

证候：阵阵恶寒，甚则蜷缩寒战，或稍兼发热，无汗或自汗，汗出则恶寒更甚，头痛，骨节酸冷疼痛，面色白，语言低微，四肢不温，舌质淡胖，苔白，脉沉细无力。

治法：温阳解表

方药运用：

①常用方：麻黄附子细辛汤。药用麻黄、制附子、北细辛。方中麻

黄解表；附子温阳；细辛辛温佐麻黄以解表，佐附子以温经。

②加减：鼻塞者，加苍耳子通鼻窍；头痛者，加川芎、白芷疏风散寒止痛；背寒者，加葛根疏利太阳经气；无汗者，加防风、荆芥穗解表发汗；有汗者，去麻黄，加桂枝、白芍调和营卫。

血虚感冒

证候：头痛，身热，恶风，无汗或汗少，面色不华，唇淡，指甲苍白，心悸，头晕，舌淡苔白，脉细或结、代而浮。

治法：养血解表

方药运用：

①常用方：葱白七味饮加减。药用葱白、葛根、淡豆豉、生地、生姜、麦冬、柏子仁。方中葱白、豆豉、葛根、生姜辛散解表；地黄、麦冬、柏子仁等滋养阴血。

②加减：头痛者，加羌活、白芷疏风止痛；鼻塞加苍耳子通鼻窍；自汗者加桂枝、芍药调和营卫；无汗者，加苏叶、荆芥做发其汗，不可大发汗；咳嗽痰白者，加陈皮、半夏、杏仁、炒莱菔子宣肺化痰；血不养心，又因血虚感邪，邪阻脉络，血液运行不畅，而见脉结、代者，可加桂枝、红花、丹参以通阳养血，活血宣痹。

阴虚感冒

证候：发热，恶风寒，无汗或微汗，或寝中盗汗，头痛，心烦，口干咽燥，手足心热，干咳少痰，或痰中带血丝，舌质红，脉细数。

治法：滋阴解表

方药运用：

①常用方：蓝地汤。药用板蓝根、生地黄、麦冬、知母、桑叶、苦桔梗、蝉蜕。方中板蓝根、桑叶清热散风；生地、麦冬滋阴；佐以知母清热；桔梗、蝉蜕宣肺透表。

②加减：心烦口渴甚者，加黄连、竹叶、天花粉清热除烦，生津止渴；咳嗽咽干、咳痰不爽者，可加牛蒡子、射干、瓜蒌皮宣肺化痰利咽；咳嗽胸痛、痰中带血者，可加鲜茅根、生蒲黄、藕节凉血止血。

（编者　李娜　张燕）

咳嗽

【定义】

咳嗽是指外感或内伤等多种病因所致，肺失宣肃，肺气上逆，以咳嗽、咳痰为主要症状的病证。咳，指有声无痰；嗽，指有痰无声。临床上一般为痰声并见，故合称咳嗽。

【分证论治】

外感咳嗽

风寒束肺

证候：咳嗽声重，咯痰稀薄色白，咽痒，鼻塞流涕，或伴有头痛身痛，恶寒发热，无汗，骨节疼痛，舌苔薄白，脉浮紧。

治法：疏散风寒，宣通肺气。

方药运用：

①常用方：止嗽散合三拗汤加减。药用荆芥、麻黄、杏仁、桔梗、紫菀、百部、苏叶、白前。

风寒外袭，肺失宣肃而致咳，当疏散风寒，宣通肺气，而以止咳嗽为主，故选止嗽散，又恐散寒宣肺之力不足，而合用三拗汤化裁。方中紫菀、百部性温而润，入肺而温润止咳，二药温而不热，润而不寒，凡新久咳嗽、外感内伤致咳均可应用，桔梗开提肺气，白前肃降肺气以祛痰止咳，杏仁宣畅肺气，麻黄辛温散寒，苏叶疏风解表。诸药相伍，调气机之降，使邪从表而解。外邪得解，肺得宣肃，故风寒咳嗽得止。

②加减：风寒表证重者，加防风、羌活疏风散寒；外寒内热者，去白前、紫菀，加生石膏、桑白皮、黄芩以清泻里热；咳嗽较重者，加金沸草降气化痰止咳。

风热犯肺

证候：咯痰黄稠，咳而不爽，口渴咽痛，身热或见头痛、恶风、有汗等症，舌苔薄黄，脉浮数。

治法：疏风清热，宣肺化痰。

方药运用：

①常用方桑菊饮加减。药用桑叶、菊花、连翘、薄荷、枯梗、杏仁、鲜芦根。

风热病邪于肺，主症咳嗽，故治当外宜疏散风热，内则宣肺止咳。方中以桑叶、菊花甘凉轻清，均入肺经，均能疏散上焦风热之邪，桑叶善走肺络，清肺热、祛痰镇咳而止嗽，清、散并用，针对风热袭肺之咳嗽，二者共为君药；薄荷辛凉解表，助桑、菊疏散，加强解表之力，杏仁肃降肺气，桔梗开提肺气，一降一升，以恢复肺气肃降宣通而止咳，三者同为臣药；连翘辛凉质轻，能清热透表解毒，芦根甘寒，清热生津而止渴，共为佐药；甘草调和诸药为使，且与桔梗相伍，功能利咽。诸药相伍，上焦风热得以疏散，肺气得以宣畅，则表解咳止。

②加减：咳嗽重者，加浙贝母、枇杷叶、前胡宣肺止咳；发热较重者，加金银花、大青叶等苦寒清热；口渴甚者，加知母、天花粉生津止渴；咽喉肿痛者，加牛蒡子、鱼腥草、土牛膝清热利咽。

燥热伤肺

证候：干咳少痰，或痰如线粉不易咯出，咽干鼻燥、咳甚则胸痛，初起或有恶寒，身热头痛、舌尖红，苔薄黄，脉小而数。

治法：清肺润燥

方药运用：

①常用方桑杏汤加减。药用桑叶、杏仁、沙参、象贝母、豆豉、梨皮、苦桔梗、连翘、山栀子。

方中以桑叶、山栀、豆豉、连翘清宣肺热；杏仁、象贝母润肺止咳；沙参、梨皮清热润肺；桔梗宣肺止咳。燥热得祛，肺金得润，宣降之机自调。

②加减：津伤较重者，加麦冬、石斛、玉竹养阴生津；热象明显者，加生石膏、知母以清热；痰胶粘难出者，加瓜蒌化痰利气；初期有表热证者，可加薄荷、连翘、蝉衣以疏解表热；痰中带血者，加白茅根凉血止血。

风燥伤肺

证候：咳嗽，痰少而粘，喉痒，咽干唇燥，头痛，恶寒，发热，无汗，舌苔薄白而干，脉浮紧。

治法：温散润肺

方药运用：

①常用方止嗽散加减。药用紫菀、百部、桔梗、荆芥、白前、陈皮。

方中以紫菀、百部、桔梗、白前润肺止咳，荆芥辛温宣散祛外邪，其中百部甘苦平，润肺止咳力强，对秋燥新感尤为适宜；陈皮理气化痰。

②加减：恶寒较重者，加苏叶、防风疏散风寒解表。

内伤咳嗽

痰湿蕴肺

证候：咳嗽痰多，咳声重浊，痰粘腻而色白易咯，食甘甜油腻物加重；胸闷，脘痞，呕恶，食少，体倦，苔白腻，脉濡滑。

治法：健脾燥湿，理气化痰。

方药运用：

①常用方：二陈汤合三子养亲汤加减。药用陈皮、半夏、茯苓、苍术、厚朴、苏子、莱菔子、白芥子。

方中制半夏、茯苓、苍术燥湿健脾化痰；陈皮、厚朴行气助脾运化而化痰；苏子、莱菔子下气消痰；白芥子利气祛痰。脾土得运化，痰湿不复再生，痰涎被化消，故痰湿咳嗽得止。

②加减：寒痰重，痰粘白如沫，怕冷者，加干姜、细辛、五味子温肺化饮；脾虚食少者，加白术、焦山楂、麦芽健脾消食；痰吐不利者，加瓜蒌仁、海浮石化痰利肺。

痰热郁肺

证候：咳嗽痰多，质稠色黄难咯，气粗息促，口干渴，便秘尿赤，面部烘热；胸胁胀满，咳时引痛，舌质红，苔黄腻，脉滑数。

治法：清热化痰，肃肺止咳。

方药运用：

①常用方：清金化痰汤加减。药用桑白皮、黄芩、栀子、贝母、瓜蒌仁、桔梗、橘红、知母。

方中以桑白皮、黄芩、栀子清热肃肺；浙贝母、瓜蒌仁、知母清热润肺化痰；桔梗宣肺化痰止咳；橘红理气化痰止咳。肺热得清，肺叶得润，稠痰得化，则宣肃之功自复。

②加减：痰黄如脓腥臭者，加鱼腥草、冬瓜仁、薏苡仁清肺化痰；津伤口渴甚者，加沙参、天花粉生津止渴；身热烦躁者、加生石膏、知母清热除烦；大便秘结者，加大黄以通导。

肝火犯肺

证候：气逆咳嗽阵作，咳引胁痛，咽喉干燥，面红目赤，心烦口苦，常感痰滞咽喉而咯之难出，量少质粘，甚或咯血，舌苔薄黄少津，脉象弦数。

治法：清肝泻肺，顺气降逆。

方药运用：

①常用方泻白散合黛蛤散加减。药用桑白皮、地骨皮、天花粉、海蛤壳、青黛、黄芩。

方中以桑白皮清肺降气，止咳平喘；地骨皮、黄芩、青黛清肝泻肝，以撤刑金之火；海蛤壳清热化痰止咳；天花粉润肺生津。

②加减：肝火旺者，加山栀、丹皮、赤芍清肝泻火；胸闷胁痛者，加枳壳、郁金、丝瓜络理气解郁；津伤口渴者，加沙参、麦冬、生地养阴生津；痰粘难咯者，加川贝母、知母、海浮石润肺化痰。

肺阴亏耗

证候：干咳，咳声短促，痰少粘白或痰中带血，口干咽燥，或声音逐渐嘶哑，手足心热，潮热盗汗，形瘦神疲，舌红，少苔，脉细数。

治法：滋阴润肺，止咳化痰。

方药运用：

①常用方沙参麦冬汤加减。药用沙参、麦冬、玉竹、天花粉、桑

叶、川贝母、知母。

方中以沙参、麦冬、玉竹、天花粉生津润肺；桑叶、知母、川贝母清热养阴润肺，化痰止咳。阴津得复，肺叶得润，清肃之令自行。

②加减：阴虚火旺者，加银柴胡、青蒿、鳖甲滋阴清热；咳嗽较重者，加百部、紫菀、款冬花止咳化痰；痰粘难咯者，加蛤粉、黄芩、知母润肺化痰；痰中带血者，可加丹皮、白茅根、藕节凉血止血。

肺气虚寒

证候：咳声低弱无力，气短不足以息，略痰量多、清稀、色白，神疲懒言，食少，面色白，畏风自汗，易感冒，舌淡苔白，脉细弱。

治法：补气温肺，止咳化痰。

方药运用：

①常用方：温肺汤加减。药用人参、肉桂、干姜、钟乳石、半夏、橘红、木香。

方中以人参、肉桂、干姜、钟乳石温补脾肺以治本；半夏、橘红、木香燥湿健脾，理气化痰以治标。

②加减：痰多清稀者，加白芥子、细辛温化寒痰；咳逆气短，动则更甚者，加补骨脂、诃子、沉香补肾纳气；神疲懒言食少者，加白术、茯苓健脾益气。

寒饮犯肺

证候：咳嗽气急，呼吸不利，咯吐白色清稀泡沫痰，形寒背冷，喜热饮，在冬季或受寒后发作或加重，舌苔白滑，脉细弦滑。

治法：温肺化饮

方药运用：

①常用方小青龙汤加减。药用麻黄、细辛、干姜、桂枝、五味子、生白芍、半夏。

方中以麻黄辛温宣肺平喘；细辛、干姜、桂枝温阳驱散寒饮；半夏燥湿化痰；五味子、白芍敛肺止咳。

②加减：痰多稀薄者，加白芥子、白前、苏子温化痰饮；胸膈满闷

者，加厚朴、莱菔子、陈皮理气宽胸化痰。

（编者 李娜 张燕）

喘病

【定义】

喘病是因久患肺系疾病或它脏病变影响，致肺气上逆，肃降无权，以气短喘促，呼吸困难，甚则张口抬肩，不能平卧，唇甲青紫为特征的病证。

【分证论治】

实证

风寒束肺

证候：咳嗽气喘，胸部胀闷，痰多色白而清稀，口不渴，或兼有恶寒、发热、头身疼痛、喉痒鼻塞等症，舌苔薄白，脉浮紧。

治法：祛风散寒，宣肺平喘。

方药运用：

①常用方：麻黄汤加味。药用生麻黄、桂枝、杏仁、生甘草、苏子、前胡。

方中麻黄味苦辛性温，为肺经专药，兼入足太阳膀胱经，善能发越人体阳气，有开毛窍，宣肺气之功，故为君药；桂枝辛温，温通血脉，透营达卫，协同麻黄发汗解表，散寒平喘，故为臣药；本证之喘是由肺气郁而上逆所致，故佐以杏仁、苏子、前胡利肺下气，同麻、桂宣降同施，以增强散寒平喘之效；甘草调和诸药。

②加减：如表证不重者，可去桂枝，取三拗汤长于宣肺平喘之意；如风寒重者，加紫苏、生姜以增强疏风散寒之力；痰多者，加陈皮、半夏化痰；胸闷胀甚者，加积壳、桔梗宣肺理气。

外寒内饮

证候：喘息咳嗽，痰多稀薄起沫，形寒肢冷，背冷，口不渴，或渴喜热饮，恶寒发热无汗，舌质淡，苔白滑，脉弦紧。

治法：解表蠲饮，止咳平喘。

方药运用：

①常用方小青龙汤加减。药用麻黄、桂枝、细辛、五味子、清半夏、紫菀、款冬花。

方中麻黄、桂枝解表宣肺平喘，此处用桂枝，既能助麻黄发汗解表，更有温胸阳、化痰饮之意；细辛辛热，归少阴经，善祛深伏于里的水寒之邪，干姜辛热，归阳明经，能振奋中阳，温化寒饮，半夏辛苦温，燥湿化痰，降气和胃，三药相伍，温肺蠲饮；五味子收敛肺气，既可防辛散耗伤肺气，又可防温燥重伤其阴，再配紫菀、款冬花辛散降气，化痰平喘痰平喘。

②加减：表邪明显者，加苏子、生姜宣散表邪；痰多者，加白前、杏仁、葶苈子化痰。

表寒里热

证候：喘逆上气，呼吸急促，鼻翼煽动，胸部胀痛，咯痰色黄而质粘，恶寒发热，无汗身痛，舌边尖红，苔薄黄，脉浮数。

治法：外散风寒，兼清里热。

方药运用：

①常用方麻杏石甘汤加减。药用麻黄、生石膏、杏仁、黄芩、桑白皮、苏子、鱼腥草、地龙、炙甘草。

方中麻黄辛苦温，为肺经专药，能开皮毛，宣肺平喘；生石膏辛甘大寒，清中兼透，甘寒生津，麻黄、石膏相伍，宣肺解表，且石膏用量倍于麻黄，其目的在于清泄里热，使宣肺不助热，清肺而不留邪，即"火郁发之"之义，是相制为用；杏仁、苏子宣肺化痰平喘；黄芩、桑白皮清泄肺热化痰；炙甘草既能益气和中，又合石膏生津止渴，更能调和于寒温宣降之间。诸药合用共奏辛凉宣泄，清肺平喘之功。

②加减：痰多色黄者，加瓜蒌、川贝母化痰清热；痰多喘逆，不得平卧者，加葶苈子、射干化痰肃肺平喘。

风热犯肺

证候：喘逆气粗，甚则鼻煽，痰少而粘，口渴欲饮，发热，恶风，汗出，舌质尖红，苔薄黄，脉浮数。

治法：疏风清热，宣肺平喘。

方药运用：

①常用方桑菊饮加减。药用桑叶、菊花、连翘、薄荷、桔梗、杏仁、鱼腥草、地龙、生甘草、前胡、枇杷叶、瓜蒌。

方中桑叶清透肺络之热，菊花清散上焦风热，共为君药；臣以薄荷疏风清热，桔梗杏仁宣肺化痰，前胡、枇杷叶、瓜蒌下气化痰平喘；佐以连翘透膈上之热；使以甘草调和诸药。

②加减：肺热甚者，可加石膏、知母清热；喘粗痰多者，加地龙、麻黄平喘。

燥邪伤肺

证候：喘作痰少，咽红喉干，心烦口渴，口唇干裂，痰中带血丝，身热恶风，胸胁作痛，舌尖红，苔薄黄而干，脉浮数。

治法：清燥润肺，生金平喘。

方药运用：

①常用方：桑杏汤加减。药用桑叶、杏仁、淡豆豉、川贝母、瓜蒌、百部、桔梗、栀子、沙参、梨皮。

方中桑叶轻清凉散，善清肺经及在表之风热，而其性兼甘润，用治温燥之邪最为恰当，配豆豉疏风清热，二药相合，发汗而不伤津，共为主药；栀子清热除烦，川贝母、瓜蒌、百部、桔梗、杏仁宣肺利气化痰平喘，沙参、梨皮润肺生津。诸药相合，清宣温燥，润肺止咳，总以清宣凉润为功。

②加减：痰中带血丝者，加白茅根、仙鹤草凉血止血；喘咳痰黄，大便不通者，加大黄、莱菔子通便泻下；口干舌燥明显者，加麦冬、玉竹养阴生津。

暑伤肺络

证候：喘息气粗，鼻翼煽动，身重汗出，发热不解，头目不清，烦闷口渴，甚则神识昏蒙，心慌烦躁，或见咯血，苔白腻，脉濡缓。

治法：清化暑湿，调气平喘。

方药运用：

①常用方桂苓甘露饮加减。药用桂枝、茯苓、猪苓、泽泻、白术、滑石、生甘草、寒水石、生石膏、葶苈子、苦桔梗。

方中五苓散助气化利湿邪；六一散、寒水石、生石膏清暑利湿；葶苈子、苦桔梗升一降，调节气机而平喘。暑湿在表，邪留经络当因其轻而扬之，在里则邪留脏腑，非用重剂清热利湿，终归无济。此方用三石以清上焦，五苓以利下焦，甘草以合上下，是为治暑之法。

②加减：身重，头目不清者，加羌活、苍术芳香化湿，兼利清窍；汗出、身热不解者，可重用石膏，加知母清解肺胃之气；神昏谵语者，加安宫牛黄丸等镇惊开窍；出血者，加三七粉凉血止血。

邪热壅肺

证候：喘促气粗，声高息数，痰黄少粘而不易咯出，口干咽燥，身热汗出，胸痛，大便秘结，尿赤涩，舌红苔黄，脉滑数。

治法：清热泻肺，降气平喘。

方药运用：

①常用方桑白皮汤加减。药用桑白皮、黄芩、黄连、栀子、苏子、杏仁、瓜蒌、生石膏。

方中桑白皮清热泻肺平喘为主药；配黄芩、黄连直拆火势，山栀、石膏善清郁热，共为辅药；佐以杏仁、瓜蒌、苏子复肺之宣降，化肺之痰浊。诸药相伍，使邪热得清，宣降以复，热喘自平。

②加减：便秘腹胀者，加大黄、芒硝泄热通便；喘促不能平卧者，加葶苈子、地龙泻肺平喘；痰黄腥臭者，加鱼腥草、桃仁、芦根解毒化瘀消痈。

痰热郁肺

证候：呼吸急促，喘息不停，喉中痰声漉漉，痰黄粘稠不易咯出，胸中烦热，口渴喜冷饮，舌红，苔黄腻，脉滑数。

治法：清热化痰，宣肺平喘。

方药运用：

①常用方：清金化痰汤加减。药用桑白皮、黄芩、栀子、川贝母、瓜蒌、桔梗、杏仁、麻黄、地龙。

方中桑白皮清肺消痰而降气平喘，为主药；辅以黄芩、山栀清肺泄热，以治痰必先降火，川贝母、瓜蒌清热化痰；佐以杏仁、麻黄、地龙、桔梗宣肺平喘。诸药合用，共奏清热化痰，宣肺平喘之效。热清火降，气顺痰清，诸症自愈。

②加减：痰黄如脓或腥臭者，加鱼腥草、苇茎、板蓝根解毒排脓；喘憋不能平卧者，加葶苈子、射干泻肺平喘；便秘不通者，加大黄、芒硝泄热通下。

痰湿蕴肺

证候：喘咳胸闷，痰多易咯，痰粘或咯吐不爽，胸中窒闷，口腻，脘痞腹胀，舌质淡，苔白腻，脉弦滑。

治法：化痰除湿，降逆平喘。

方药运用：

①常用方二陈汤合三子养亲汤加味。药用陈皮、半夏、茯苓、生甘草、苏子、白芥子、莱菔子、枳壳、紫菀。

方中半夏辛温性燥，燥湿化痰，降逆和胃；陈皮理气和中，燥湿化痰，有治痰先治气，气顺痰自消之意；茯苓健脾除湿，俾湿去脾旺，痰无由生；白芥子、莱菔子、苏子降气化痰平喘；枳壳、紫菀、款冬花宣肺降逆化痰；甘草调和诸药。全方脾肺同治，其奏化痰除湿，降逆平喘之效。

②加减：痰多气逆，喉中痰声漉漉，不能平卧者，加葶苈子、桑白皮泻肺平喘；咯痰略黄，有化热之象者，加黄芩、瓜蒌清热化痰。

肝火犯肺

证候：喘急气促，四肢厥逆，身冷，胸胁闷胀，精神忧郁或易怒，喘多由情志因素而发，舌质红，苔薄黄，脉弦数。

治法：清肺泻肝，解郁平喘。

方药运用：

①常用方：化肝煎合泻白散加减。药用青皮、陈皮、赤芍药、丹皮、栀子、浙贝母、桑白皮、黄芩。

方中青皮疏肝理气以泻肺气，陈皮理气化痰赤芍、丹皮、栀子清肝泻火；桑白皮黄芩清泻肺热；贝母化痰平喘，全方疏肝肝，清热降气，肝肺同治，俾气顺火降痰，诸症自愈。

②加减：四肢厥逆，身冷明显者，加香附、柴胡、枳壳疏肝解郁；喝甚者，加旋覆花、代赭石降气平喘。

虚证

肺虚

证候：喘咳短气，咳声低微，自汗畏风，吐痰稀白，或潮热盗汗，红咽干，舌质淡或红，脉虚细数。

治法：益气养阴定喘

方药运用：

①常用方：生脉散加味。药用人参、麦冬、五味子、白果、熟地黄、黄芪、炙甘草方中人参、黄芪、甘草补肺益气，气充则能化津，亦可固卫气而止汗以保津；麦冬熟地养阴润肺，生津止渴；五味子、白果敛肺平喘。全方益气补肺，养阴敛肺，故可治气阴不足之肺虚喘咳。

②加减：咯痰清稀起沫，形寒者，去麦冬、熟地之寒凉，加干姜、细辛温肺化饮；肺气虚明显者，加冬虫夏草补肺益气；阴虚明显者，可用百合固金汤。

脾虚

证候：咳喘短气，胸脘满胀，面色㿠白，倦怠乏力，四肢不温，纳少便溏，舌质淡嫩胖，苔薄白，脉细弱。

治法：健脾益气

方药运用：

①常用方补中益气汤加减。人参、炙黄芪、白术、炙甘草、升麻，北柴胡、获苓、陈皮、山药、扁豆。

方中黄芪甘温质轻，入肺脾二经，补中气，升清阳，益肺气，实皮毛，重用以为君药；辅以人参、白术、炙甘草、茯苓、山药、扁豆健脾益气化痰，脾旺则正气自充，与君药共奏补中益气之功；佐以升麻、柴胡升举中阳，陈皮理气化痰。

②加减：胃皖冷痛，呕吐清水者，加附子、高良姜温中散寒止痛；食欲不振者，加山楂、神曲、麦芽消食健脾。

肾虚

证候：喘促日久，呼多吸少，气不接续，动则更甚，身寒肢冷，腰酸腿软，浮肿溏泻，汗出，舌质淡，脉沉细。

治法：补肾纳气

方药运用：

①常用方：金匮肾气丸合参蛤散加减。药用炮附子、肉桂、熟地黄、山药、山萸肉、五味子、蛤蚧、胡桃肉、补骨脂。

方中熟附子、肉桂、补骨脂温补肾阳，升发少火，鼓舞肾气；熟地、山药、山萸肉滋补肾精，以阴中求阳；五味子、蛤蚧、胡桃肉补肾纳气；人参大补元气。

②加减：肾阳虚甚者，加仙灵脾、仙茅温补肾阳；喘促甚者，加紫石英、沉香以平喘；肾阴虚者，可去温性之附子、肉桂、人参、补骨脂，加龟甲、麦冬、西洋参补肾益阴。

水气凌心

证候：气喘息涌，痰多呈泡沫状，胸满不能平卧，肢体浮肿，心悸怔忡，尿少肢冷，面唇、爪甲、舌质青紫，苔白滑，脉沉细、弦细数或结代。

治法：温阳行水，活血化痰。

方药运用：

①常用方：真武汤合苓桂术甘汤加减。药用炮附子、茯苓、白术、桂枝、生姜、丹参、桃仁、红花、川芎、泽兰、甘草。方中附子大辛大热，温补肾阳，本证阳虚为本，故重用附子为君；桂枝温通心阳，茯苓、白术健脾利水，导水下行，生姜能入肺，温散水气，共为臣药；丹参、桃仁、红花、川芎、泽兰活血化瘀为佐药；甘草为和中调药，

且配桂枝辛甘化阳为使药。诸药相配,使真阳得复,水湿得运,瘀血得化,诸症自除。

②加减:若喘咳多汗者,可加杏仁、苏子、干姜温中补气降逆。

（编者 李娜 张燕）

失音

【定义】

失音是指以声音嘶哑,甚则不能发出声音为特征的病证。主要由于感受外邪,壅遏肺气,或痰湿水瘀停滞声道,使声道失于宣畅,或五脏精气亏耗,声道失于滋润所致。

【分证论治】

外感风寒

证候:声音忽然嘎哑,恶寒重,发热无汗,喉痒咳嗽,鼻塞声重,舌苔薄白,脉浮紧。

治法:疏风散寒,宣肺开音。

方药运用:

①常用方:三拗汤加味。药用炙麻黄、杏仁、桔梗、旋覆花、鹅不食草、生姜、甘草。

方中以炙麻黄发汗解表,宣肺散寒,为君药;臣以杏仁宣肺止咳,桔梗宣肺利咽,旋覆花降气肃肺,鹅不食草疏风通窍,如是则宣肃有序,肺金可鸣;佐以生姜散寒和中;使以甘草利咽调药。

②加减风邪重者,加荆芥,减麻黄用量,以风性疏泄,宜微汗祛邪为故;寒邪重者,加桂枝解表散寒;咳嗽痰多者,加白芥子化痰利肺;咽喉痛者,加僵蚕通络止痛。

外感风热

证候:暴喑,咽喉灼热疼痛,口干渴,发热重,不恶寒或微恶寒有汗,咳嗽痰黄,舌尖红,苔薄黄,脉浮数。

治法:疏解风热,宣肺清音。

方药运用:

①常用方：银翘散加减。药用金银花、连翘、荆芥、桑叶、白菊花、牛蒡子、蝉蜕、桔梗、薄荷、黄芩。

宗前人治温之法，"风淫于内，治以辛凉，佐以苦甘"，方中以金银花、连翘为君，辛凉透邪，清热解毒；臣以荆芥疏散表邪，又防止全方寒凉太过，桑叶、白菊花疏风散热，清肺止咳，牛蒡子、蝉蜕、桔梗宣肺清音，消肿利咽；佐以薄荷辛凉解表，黄芩清肺化痰。全方清疏兼顾，共奏疏解风热，宣肺清音之效。

②加减：发热重者，重用连翘清热；口渴甚者，加芦根清热生津；咽喉肿痛者，加僵蚕通络止痛；咳嗽痰多者，加贝母清热化痰；痰咯不利者，加葶苈子泻肺祛痰。

肺燥津伤

证候：声音嘎涩，喉热如炙，干咳无痰，咯痰不爽，或痰带血丝，鼻燥咽干，或恶寒发热，舌质偏红，苔薄白光剥或薄黄少津，脉浮细数或弦细。

治法：清燥救肺，凉润开窍。

方药运用：

①常用方：清燥救肺汤加减。药用桑叶、炙枇杷叶、杏仁、生石膏、麦冬、沙参、火麻仁、玄参。

方中以桑叶轻宣肺燥，宣透表邪，且桑叶为表中润药，无透表伤津之弊；炙枇杷叶杏仁宣降肺气，生石膏清解里热，四药合用，以清除致病之因，恢复肺气宣降，清泄肺经燥热；麦冬、沙参、玄参滋润肺燥；火麻仁润五脏。诸药合用，燥热得清，肺津得复，宣肃复常，诸症自解。

②加减：咽喉痛者，加青果、木蝴蝶利咽止痛；痰不利者，加紫菀化痰润肺；寒热者，加薄荷疏风解表；便干者，重用火麻仁，加生地养阴；渴饮者，加知母滋阴清热；咽喉白腐者，选加土牛膝、生地黄、丹皮、白芍、生甘草，去桑叶、枇杷叶、沙参、黑芝麻以解毒救阴；放疗患者，选加丹参、阿胶、龟版胶、生地黄、石斛、女贞子、黄芪等扶正

之品；有瘀血者，加生地、阿胶养血止血。

气郁血瘀

证候：卒然失音，胸闷胁胀，急躁易怒，嗳气不舒，或癔病性失音，或声音嘎浊逐渐加重，日久不愈，形瘦肌肤甲错，舌苔薄，脉弦，或舌质紫黯，有瘀斑、瘀点，脉涩。

治法：疏肝理气，活血化瘀。

方药运用：

①常用方：柴胡疏肝散合会厌逐瘀汤加减。药用北柴胡、生白芍、陈皮、积壳、木蝴蝶、百合、丹参。

方中以柴胡、积壳疏肝理气，白芍养血柔肝，木蝴蝶疏肝清肺，百合润肺，丹参养血活血，陈皮行气以助活血。诸药合用，使气郁得解，瘀血得散，则声音得复，诸自除。

②加减：气闭暴喑者，加乌药疏肝理气；嗳气者，加厚朴花疏肝降逆；梅核气者，加绿萼梅行气散结；口苦者，加山栀子清里热；心烦者，加栀子、豆豉清热解郁除烦；哭笑无常者，加浮小麦、大枣甘缓益气；声带肥厚者，加海藻化痰软坚。

痰湿郁滞

证候：声音重浊嘶哑缠绵，身重倦息，口淡粘，胸闷纳呆，大便不实，或声音重浊不扬，痰多体胖，舌质胖，苔水滑而腻，脉濡或滑。

治法：利湿化痰，健脾益肺。

方药运用：

①常用方：四君子汤合五苓散、清咽宁嗽汤加减。党参、白术、茯苓、桂核、泽泻、猪苓、防风、炙甘草、桔梗、黄芩、桑白皮、贝母。

方中以党参、白术、茯苓、炙甘草健脾祛湿；桂枝温阳利水；泽泻、猪苓利水渗湿；防风祛风胜湿；桔梗、黄芩、桑白皮、贝母等清肺化痰止咳。三方合用、健脾化湿以绝生痰之源，利水渗湿疏通水湿之道，清肺化痰以净贮痰之器，如是痰湿得去，肺郁以解，声音能复。

②加减胸闷者，加瓜蒌化痰利气；纳呆者，加焦三仙消食健脾；

便溏者，加苍术燥湿健脾；痰多者，加莱菔子化痰；痰热者，加栀子清热；咽痛者，加僵蚕通结止痛；下元不足者，加肉桂温壮元阳。

肺脾气虚

证候：声嘶日久，多语或高声即加重，疲惫无力，胸闷气短，大便稀溏，食后腹胀舌质淡胖有齿痕，苔薄少，脉细弱。

治法：补肺健脾

方药运用：

①常用方：补中益气汤加味。药用炙黄芪、白术、党参、木蝴蝶、陈皮、升麻、北柴胡、当归、大枣、炙甘草。

方中以炙黄芪甘温质轻，入肺脾二经，益肺气，实皮毛，补中气，升清阳，故重用以为君药；白术、党参、大枣、炙甘草健脾益肺，助黄芪补中益气，共为臣药；陈皮、木蝴蝶疏肝和胃，升麻、北柴胡升举脾气，当归身养血调肝，共为佐药。全方益气与升提共用，共奏补肺健脾之功。

②加减：肺气虚甚者，加人参补肺益气；脾气虚甚者，加山药健脾益气；咳嗽者加款冬花化痰止咳；便溏者，加白术健脾利湿；腹胀者，加大腹皮行气消胀；清音可选加胖大海、马勃、蝉衣等。

肺肾阴虚

证候：声音嘶哑日久，口燥咽干，喉痒干咳甚则咯血，便干尿黄，潮热难寐，腰膝酸软，形体日瘦，舌红苔少或光剥，脉弦细数。

治法：润肺滋肾，清降虚火。

方药运用：

①常用方：百合固金汤加减。药用生地黄、熟地黄、麦冬、玄参、百合、桔梗、甘草。

方中生地、熟地重在滋补肾水，亦能润泽肺阴，生地兼能凉血止血，且滋阴以降火，共为君药；配麦冬、玄参润肺滋肾，百合润肺燥，桔梗利咽；甘草润肺并调和诸药。全方合力，使肺肾得滋，阴血得养，虚火以降，诸症自愈。

②加减：阴虚火旺者，加黄柏清虚火；盗汗者，加龙骨收敛止汗；咯血者，加白及收敛止血；遗精者，加诃子涩精止遗；便干者，重用玄参润肠；气虚者，加太子参益气，可减生地、玄参滋腻之品；清音可加竹叶、凤凰衣。

（编者 王延梅 朱源昊）

心悸

【定义】

心悸包括惊悸和怔忡，是指由气血阴阳亏虚，心失所养，或痰瘀阻滞心脉，邪扰心神所致，病人自觉心中悸动，惊惕不安，甚则不能自主的病证。常伴有气短，胸闷，甚则眩晕，喘促，脉象或迟或数，或节律不齐。其中因惊恐、劳累而发，时发时止，不发时如常人，其证较轻者，为惊悸；并无外惊，每由内因引起，自觉终日心中惕惕，稍劳即发，病来虽渐，但全身情况较差，病情较为深重者，为怔忡。惊悸日久不愈，可发展为怔忡。

【分证论治】

心虚胆怯

证候：心悸不宁，善惊易恐，坐卧不安，少寐多梦易醒，恶闻声响，舌苔薄白或如常，脉数或虚弦。

治法：益气养心，镇惊安神。

方药运用：

①常用方：平补镇心丹加减。药用人参、麦冬、五味子、怀山药、生地黄、熟地黄、肉桂、炙远志、磁石、生龙骨、生牡蛎、酸枣仁、茯神、炙甘草。

病由心胆气虚而心悸易惊，故当益气养心壮胆治其本。方中人参、麦冬、五味子益气养心壮胆，是为君药；山药、生熟地、肉桂调补阴阳，辅君药益心壮胆扶正为臣药；生龙骨、生牡蛎、磁石重镇安神定惊，酸枣仁、远志、茯苓养心壮胆以安神定惊，共为佐药；炙甘草调和诸药为使药。

②加减：心气虚者，加黄芪；心阴不足者，重用酸枣仁、五味子，并加柏子仁；痰浊蕴热见心悸而烦，善惊痰多，食少泛恶，舌苔黄腻，脉滑数者，可用黄连温胆汤，或加味温胆汤加安神养心之品。

心气不足

证候：心悸气短，头晕乏力，动则心悸，静则悸缓，自汗，舌淡红，苔薄白，脉细弱。

治法：补益心气，养心安神。

方药运用：

常用方：五味子汤加减。药用五味子、黄芪、人参、麦门冬、玉竹、沙参、酸枣仁、柏子仁、合欢皮、炙甘草。

心气不足，鼓动血脉无力，心之脉络失养，故须补益心气治其本。方中人参、五味子、黄芪补益心气为君药；麦门冬、玉竹、沙参补心益阴，合君药可使心之气血阴阳和调为臣药；心主神，心气虚，神不守舍，故用酸枣仁、柏子仁、合欢皮宁心安神以定悸为佐药；炙甘草既可益心气，又能调和诸药是为使药。

心脾两虚

证候：心悸气短，头晕目眩，面色不华，神疲乏力，或纳呆腹胀，便溏，舌淡红，苔薄，脉细弱。

治法：益气健脾，补血安神。

方药运用：

①常用方：归脾汤加减。药用炙黄芪、人参、白术、生甘草、当归、龙眼肉、酸枣仁、茯神、远志、木香。脾胃虚弱，气血生化乏源，心血不足，心神失养，神不守舍而成心悸，故当补益脾胃，养血益心以安神。

方中黄芪、人参、白术益气健脾，补益后天之本，鼓舞气血生化之源，故为主药；当归、龙眼肉、酸枣仁助主药补养心血而安神为辅药；茯神、远志宁心安神以定悸，木香行气悦脾，以防补养药壅滞碍胃为佐药；甘草既可健脾益气，又可调和诸药，是为使药。

②加减：纳呆腹胀者，加陈皮、谷麦芽、神曲、山楂、枳壳、鸡内金；乏力、气短、神疲者，重用人参、黄芪、白术、甘草，少佐肉桂，取少火生气之意；失眠多梦者，加合欢皮、夜交藤、五味子、柏子仁、莲子心。

心阴亏虚

证候：心悸易惊，心烦失眠，五心烦热，口干盗汗，或头晕目眩，耳鸣腰酸，舌红少津，苔少或无苔，脉细数。

治法：滋养阴血，宁心安神。

方药运用：

①常用方：天王补心丹加减。药用生地黄、玄参、麦门冬、天门冬、丹参、当归、人参、酸枣仁、柏子仁、五味子、远志、桔梗。

心阴血不足，心失所养，神不守舍而成心悸，故宜滋养阴血，养心阴安心神。方中生地黄、玄参滋阴填精固本以制虚火为君药；麦门冬、天门冬助君药以养心阴，丹参、当归养血助阴，人参、五味子益气以生阴，共为臣药；酸枣仁、柏子仁、远志养心宁神以定悸为佐药；桔梗载药入心为使药。

②加减：若兼口干口苦，咽燥心烦者，为阴虚内热较甚，加黄连、栀子、淡竹叶、朱砂以清心火、宁心神，或用朱砂安神丸治之；盗汗者，加山萸肉、乌梅滋阴敛汗；若心肾不交者，可合用黄连阿胶汤以交通心肾，滋阴补肾，清心降火。

心阳不振

证候：心悸不安，胸闷气短，面色苍白，形寒肢冷，舌淡苔薄，脉象虚弱或沉细而数。

治法：温补心阳，安神定悸。

方药运用：

①常用方：桂枝甘草龙骨牡蛎汤合参附汤加减。药用桂枝、煅龙骨、煅牡蛎、炙甘草、党参、炮附子、黄芪、玉竹、麦门冬。

心阳不振，无以温养心神，心神不守而成心悸，治宜温振心阳为主。方中桂枝、附子为辛热之品，峻补元阳以温振心阳，为君药；党参、黄芪益气助阳，玉竹、麦门冬滋阴以助心阳，有阳得阴助则生化无穷之意为臣药；龙骨、牡蛎重镇安神以定悸为佐药；炙甘草益气养心，调和诸药为使药。

②加减：形寒肢冷者，重用人参、附子、黄芪、肉桂；大汗出者，重用人参、黄芪及煅龙骨、煅牡蛎，加用山萸肉，或用独参汤煎服；兼见水饮内停者，加葶苈子、五加皮、车前子、泽泻等；夹瘀血者，加丹参、赤芍、桃仁、红花。

水饮凌心

证候：心悸眩晕，胸脘痞满，形寒肢冷，小便短少，或下肢浮肿，渴不欲饮，恶心吐涎，舌苔白滑，脉象弦滑。

治法：温阳化饮，宁心安神。

方药运用：

①常用方：苓桂术甘汤合真武汤加减。药用炮附子、桂枝、茯苓、白术、猪苓、泽泻、五加皮、葶苈子、防己、甘草。

脾肾阳虚，水湿泛滥，上凌心脉，发为心悸，故须温运脾肾阳气以化水饮为主。方中附子大辛大热之品，峻补元阳，温运脾肾，故为君药；桂枝助君药温振心阳为臣药；茯苓、白术、猪苓健脾利水，泽泻、五加皮、葶苈子、防己皆能通调水道以利水，共为佐药；甘草甘缓和中，且能调和诸药为使药。

②加减：恶心呕吐者，加半夏、陈皮、生姜皮；尿少肢肿者，重用泽泻、猪苓、茯苓、防己、葶苈子，加大腹皮、车前子；兼有肺气不宣者，加杏仁、前胡、桔梗；兼见瘀血者，加当归、川芎、刘寄奴、泽兰叶、益母草。

心脉瘀阻

证候：心悸不安，胸闷不舒，心痛时作，或见唇甲青紫，舌质紫暗或有瘀斑，脉涩或结代。

治法：活血化瘀，理气通络。

方药运用：

①常用方血府逐瘀汤加减。药用桃仁、红花、川芎、赤芍、川牛膝、当归、生地黄、北柴胡、枳壳、炙甘草。

病在血分，瘀血阻滞心络，气血运行不畅，心失所养而成心悸，故宜活血化瘀通络治其本。方中桃仁、红花、川芎、赤芍、川牛膝活血化瘀通络，共为主药；当归、生地养血活血，使诸药活血通络而不伤正，柴胡、枳壳行气以活血通络，取气为血帅之意，共为辅药；炙甘草调和药性为使药。

②加减：气滞血瘀者，重用柴胡、枳壳，加香附、郁金、延胡索、陈皮；因虚致瘀者，去柴胡、枳壳、加党参、黄芪；血虚者，加何首乌、枸杞子、熟地；阴虚者，加麦冬、玉竹、女贞子、旱莲草；阳虚者，加附子、肉桂、淫羊藿、巴戟天；心悸明显者，加龙骨、牡蛎、琥珀、磁石。

（编者 王延梅 朱源昊）

眩晕

【定义】

眩晕是目眩与头晕的总称。目眩以眼花或眼前发黑，视物模糊为特征；头晕以感觉自身或外界景物旋转，站立不稳为特征。两者常同时并见，故统称眩晕。外感、内伤均可发生眩晕。

【分证论治】

风邪上扰

证候：眩晕，可伴头痛，恶寒发热，鼻塞流涕，舌苔薄白，脉浮；或伴咽喉红痛，口干口渴，苔薄黄，脉浮数；或兼见咽干口燥，干咳少痰，苔薄少津，脉浮细；或伴肢体困倦，头重如裹，胸脘闷满，苔薄腻，脉濡。

治法：风寒表证治以疏风散寒、辛温解表；风热表证治以疏风清热、辛凉解表；风燥表证治宜轻宣解表、凉润燥热；风湿表证治宜疏风散湿。

方药运用：

①常用方：

风寒表证用川芎茶调散加减。药用荆芥、防风、薄荷、羌活、北细辛、白芷、川芎、生甘草。方中荆芥、防风疏散肌表风寒为君药；细辛、薄荷、白芷、羌活辛散上行，能上达巅顶，疏散上部风邪，助君药驱风寒外出，共为臣药；川芎辛香走窜，上达头目，长于祛风活血，是为佐药；甘草调和药性，是为使药。

风热表证用银翘散加减。药用金银花、连翘、豆豉、牛蒡子、荆芥、薄荷、竹叶、钩藤、白蒺藜、生甘草。方中金银花、连翘辛凉透邪解表，共为君药；荆芥、豆豉辛温解表，助君药开皮毛以逐邪外出，牛蒡子、薄荷疏散风热而解表，助君药辛凉透表之功，共为臣药；竹叶清上焦之热，导热从小便而出，钩藤、白蒺藜疏散肝经风热止晕共为佐药；甘草调和药性为使药。

风燥表证用桑杏汤加减。药用桑叶、豆豉、杏仁、贝母、栀子、麦冬、沙参、玄参。风燥袭表，邪在肺卫，治必辛透与凉润并进。方中桑叶轻清凉散，善能清疏肺经及在表之风热，而其性甘润，故对风燥之邪最为适合，是为君药；豆豉助君药轻宣解表，古人称之谓解表之润剂，有发汗不伤阴之说，是为臣药；杏仁开提肺气，宣肺止咳，贝母化痰止咳，栀子清三焦之火，麦冬、玄参、沙参养阴生津以润燥，共为佐药。

风湿表证用羌活胜湿汤加减。药用羌活、独活、川芎、藁本、防风、蔓荆子、车前子、炙甘草。方中羌活、独活为祛风胜湿之要药，是为君药；防风祛风解表，助君药疏散风湿之邪，为臣药；川芎辛香走窜，上达头目，疏通头部经络气血，藁本、蔓荆子上达巅顶，祛风散湿，清利头目，车前子引湿邪从小便而出，共为佐药；甘草调和药性，是为使药。

②加减：颈项发强酸痛者，加葛根、升麻、芍药；纳呆、呕恶者，加白术、半夏曲、扁豆、香等

肝阳上亢

证候：眩晕耳鸣，头胀头痛，每因烦劳或恼怒而头晕、头痛加剧，面时潮红，急躁易怒，少寐多梦，口干口苦，舌质红，苔黄，脉弦。

治法：平肝潜阳，清火熄风。

方药运用：

①常用方：天麻钩藤饮加减。药用天麻、钩藤、石决明、川牛膝、益母草、黄芩、栀子、杜仲、桑寄生、夜交藤、茯神。

方中天麻、钩藤为平肝风、治疗眩晕之主药，是为君；配以石决明潜阳，牛膝、益母草下行，使亢盛之阳复为平衡，加黄芩、栀子以清泄肝火，杜仲、桑寄生养肝肾，夜交藤、茯神以养血安神，共为臣佐药。

②加减：肝火偏盛，面红、目赤、咽痛明显者，可加龙胆草、丹皮以清肝泄热，或改用龙胆泻肝汤加石决明、钩藤等以清肝泻火；兼腑热便秘者，可加大黄、芒硝以通腑泄热；若肝阳亢极化风，证见眩晕欲仆，头痛如掣等症，可用羚羊角粉吞服，牡蛎、代赭石入煎以镇肝熄风，或用羚羊角汤加减，以防中风变证。

痰浊中阻

证候：头眩不爽，头重如蒙，胸闷恶心而时吐痰涎，食少多寐，舌胖苔浊腻或白腻厚而润，脉滑或弦滑，或濡缓。

治法：燥湿祛痰，健脾和胃。

方药运用：

①常用方：半夏白术天麻汤加减。药用制半夏、白术、天麻、茯苓、橘红、生姜、大枣。

方中半夏燥湿化痰又能降逆止呕为君药；天麻善能平熄肝风，而止头眩，与半夏合眩之功益佳，故共为臣药；茯苓、生姜燥湿健脾，生姜、大枣又能补脾和胃，健运脾胃，橘红理气和中，诸药共能调理中焦，杜绝生痰之源，是为佐药；大枣亦能调和药性，又为使药。

②加减：眩晕较甚，呕吐频作者，可加代赭石、旋覆花、胆南星之类以除痰降逆；舌苔厚腻，水湿潴留者，可合五苓散，使小便得利，湿从下去；脘闷不食者，加白蔻仁、砂仁化湿醒胃；若兼耳鸣重听者，加

生葱、石菖蒲、远志以通阳开窍。

瘀血阻窍

证候：眩晕时作，反复不愈，头痛，唇甲紫黯，舌边及舌背有瘀点、瘀斑或瘵丝，伴有善忘、夜寐不安、心悸、精神不振及肌肤甲错等，脉弦涩或细涩。

治法：祛瘀生新，活血通络。

方药运用：

①常用药：血府逐瘀汤加减。药用当归、川芎、桃仁、红花、赤芍、水蛭、川牛膝、柴胡、桔梗、枳壳、生地黄、甘草。

方中当归、川芎、赤芍、桃仁、红花、牛膝、水蛭活血化瘀通络，治病之本，故为主药；配以柴胡、桔梗、枳壳疏理气机，取气为血帅，气行则血行之意，生地滋阴清热，使活血而不伤血，共为辅药；甘草调和诸药，为使药。

②加减：若兼气虚身倦无力，少气自汗者，宜加黄芪，且应重用(30g以上)以补气行血；若兼畏寒肢冷者，可加附子、桂枝以温经活血；若兼虚热内生，骨蒸潮热，肌肤甲错者，可加丹皮、黄柏、知母、玄参，重用干地黄，去桔梗、枳壳耗津之品，以达到清热养阴，祛瘀生新的目的。

气血亏虚

证候：头晕目眩，劳累则甚，气短声低，神疲懒言，面色白，唇甲不华，发色不泽，心悸少寐，饮食减少，舌淡胖嫩，且边有齿印，苔少或薄白，脉细弱。

治法：补益气血，健运脾胃。

方药运用：

①常用方：十全大补汤加减。药用人参、黄芪、当归、炒白术、茯苓、川芎、熟地黄、生白芍、肉桂、牛膝、枸杞子、炙甘草。

方中人参、黄芪大补元气，白术、茯苓健脾益气、使气血生化之源得健，当归、川芎养血和血，白芍养血柔肝，地黄、枸杞子、牛膝补益肝肾，滋阴以养血，共奏补益气血之功，是为主药；肉桂引火归元，甘草调和药性，是为佐使药。

②加减：脾阳虚衰，中焦运化无权，兼见畏寒肢冷，唇甲淡白者，则在上方中去地黄、枸杞子、牛膝，加干姜、熟附片等以温运中阳。

肾精不足

证候：头晕而空，精神萎靡，少寐多梦，健忘耳鸣，腰酸遗精，齿摇发脱。偏于阴虚者，颧红咽干，烦热形瘦，舌嫩红，苔少或光剥，脉细数；偏于阳虚者，四肢不温，形寒怯冷，舌质淡，脉沉细无力。

治法：补肾养精，充养脑髓。

方药运用：

①常用方：左归丸加减。药用熟地黄、山药、山茱萸、菟丝子、枸杞子、川牛膝、鹿角胶、龟甲胶。

方中熟地、山药、山萸肉滋阴补肾；龟、鹿二胶，为血肉有情之品，龟甲胶补阴，鹿角胶养阳，两药协力，峻补精血；枸杞子、牛膝、菟丝子补肾填精。诸药合用补益肝肾，滋阴养血，填精生髓。而其中鹿角胶、菟丝子温柔养阳，助阳生阴，体现了从"阳中求阴"的理论法则。龟甲亦可潜阳，以制相火妄动。

②加减：偏于阴虚有内热者可加炙鳖甲、知母、黄柏、丹皮、菊花、地骨皮等以滋阴清热；偏于阳虚者，宜补肾助阳，加入巴戟天、仙灵脾等温润之品，助阳而不伤阴，亦可用右归丸主治；若遗精频频者，可选加莲须、芡实、桑螵蛸、潼蒺藜、覆盆子等以固肾涩精。

（编者　王延梅　朱源昊）

痞满

【定义】

痞满是以胃脘部痞闷满胀不舒无痛，触之无形，按之柔软为临床表现的病证。多因情志所伤、饮食失节、劳逸失调、痰瘀内阻、脾胃虚弱以及外邪侵袭等，导致脾失健运，胃失和降而成。

【分证论治】

肝胃不和

证候：胃脘痞闷，两胁胀满，心烦易怒，嗳气噫臭，善太息，时有吞酸或吐苦水，呕哕，舌质淡红，苔薄白，脉弦。

治法：理气解郁，散结除痞。

方药运用：

①常用方：枳术丸加味，药用枳实、香附、陈皮、白术。

方中重用枳实，意在消痞除满，行气化滞为君药；辅以香附、陈皮疏调肝脾之气机，以助积实化滞消痞之力，为臣药；佐以白术健脾益胃，防理气伤正，同时白术与枳实相配，一升清一降浊，清升浊降，脾胃调和，两药相须为用，理气而不伤正，故使邪去正复，痞满自除。

②加减胀满明显者，加厚朴、砂仁；嗳气甚者，加菖蒲、黄连、苏叶、郁金；呕恶明显者，加法半夏、生姜；气郁久而化热者，用丹栀逍遥散；纳呆者加茵陈、郁金、乌梅、炒麦芽、柴胡；血瘀加丹参、红花。

食积停滞

证候：胃脘痞满而胀，食后尤甚，饥可稍缓，嗳腐吞酸，厌食恶心，口中异味，或噫气频出，矢气多，味腐臭，舌质淡红，苔厚腻，脉滑或实或弦滑。

治法：消食导滞，扶脾益胃。

方药运用：

①常用方：木香槟榔丸加味。药用木香、槟榔、白术、党参、枳实、香附、陈皮、神曲、山楂、麦芽。

方中木香能通气，和合五脏，为调诸气要药，槟榔辛散苦泄，行气消积以导滞，除中、下焦结滞，两药善行胃肠之气而化滞，以治痞闷嗳气，共为君药；辅以白术、党参健脾益胃，燥湿和中，助脾运化；枳实行气消痞化滞，香附、陈皮疏调肝脾气机，以助君药化滞消痞之力，共为佐药；神曲、山楂、麦芽皆消食和胃之品，三者相配，伍槟榔使消食导滞之力相得益彰，共为使药。诸药合用，行气消痞和中，消食导滞。

②加减：食积化热者，加连翘、黄连、栀子；便秘者加大黄；纳呆

者加鸡内金。

湿热滞胃

证候：胃脘痞满，胀闷不舒，按之濡软，兼见纳差食减，口干粘腻而臭，口渴喜冷，头身沉重，肢软乏力，大便薄，或排便不爽，舌质红赤，苔白黄而腻，脉濡数。

治法：清热化湿，和胃健脾。

方药运用：

①常用方：连朴饮。药用厚朴、黄连、石菖蒲、半夏、豆豉、焦山栀、芦根。

方中黄连清热燥湿，厚朴行气化湿，共为君药；焦山栀、香豉清热郁，除痞闷，石菖蒲芳香化浊，又能醒脾开胃，制半夏化湿和中，共为臣药；诸药苦燥芳化温化以去湿邪，但恐温燥伤津，故以芦根清热护津，以为佐使。共成既能清热化湿，又能和胃健脾之剂。

②加减：脾虚湿热者，改用半夏泻心汤，兼肝胆湿热者，用金铃子散加清热解毒之败酱草、连翘、龙胆草、茵陈、马齿苋、半枝莲、大黄；呕吐加生姜、竹茹、旋覆花枳实；若热邪偏重，而致热毒蕴结，症见脘部痞闷，灼热，口渴口苦，烦躁易怒，呃逆泛酸，大便干结，舌质红，苔黄厚或黄腻，脉弦数，治宜清热解毒，消痞和胃，药用连翘、金银花、蒲公英、黄连、白花蛇舌草、半枝莲、枳实、白术、黄芩、黄柏、马齿苋、白芍。

痰湿中阻

证候：胃脘痞塞，满闷不舒，不思饮食，口淡无味，恶心欲呕，痰多，头晕目眩，体重困倦，舌质淡红，苔白厚腻，脉滑或弦滑。

治法：祛湿化痰，理气和中。

方药运用：

①常用方：二陈汤。药用半夏、陈皮、茯苓、甘草、生姜、乌梅。

方中半夏辛温而燥，祛湿化痰，消痞散结，理气和中为君药；陈皮味苦性温，行气健胃，祛湿化痰为臣药；两药相配，气顺而痰降，胃健而痰消；痰由湿生，佐以茯苓渗湿健脾，使以甘草和中健脾，则痰湿无生。生姜同煎，一则可制半夏之毒，二则可和胃降逆止呕，助半夏、陈皮和中消痰，少量乌梅，取其酸敛之性，与半夏、陈皮相伍，散中有收，同时乌梅疏肝之性，可调节气机，助半夏、陈皮化痰湿；与甘草相合则化阴保津，燥中有润，使痰湿去而气津不伤。

②加减：气逆不降，噫气不除者，加旋覆花、代赭石以化痰降逆，加枳实行气开痞；痰湿久而化热，见口苦、苔黄者，改用温胆汤。

寒热错杂

证候：胃脘痞满，有灼热感，口苦心烦，口渴，欲冷饮，或见呕恶欲吐，泛酸，肠鸣，腹中冷痛，便溏或饮冷即泻，舌苔黄，脉沉弦、沉细或弦滑。

治法：辛开苦降，和中消痞。

方药运用：

①常用方：半夏泻心汤。药用半夏、干姜、黄芩、黄连、党参、大枣、炙甘草。方中半夏苦辛温燥，入脾胃经，辛开苦降能散结消痞，并散脾经之寒邪又能和胃降。

②加减：服药后若症状仍如故，或微减者，加枳壳、白术以健脾益胃，调理升降胃气逆者，加代赭石、莱菔子、莪术降气和胃，消痞散结；疼痛者，加芍药缓急止痛；食欲差者，加麦芽、山楂、山药、扁豆以补虚开胃；脾虚寒甚者，加香附、川椒少量以温中祛寒；气滞胃胀甚者，加陈皮、木香以理气消胀；肝胃气痛甚者，加柴胡、延胡索、白芷以疏肝气止痛；失眠加炒枣仁、丹参；热偏盛去干姜，加蒲公英；阴虚去干姜，加麦冬、石斛；瘀重去干姜，加丹参、红花；吐酸者加乌贼骨。

脾气虚弱

证候：胃脘痞痛，气短纳呆，自汗乏力，便溏，舌质淡红，苔薄白，脉虚弱或沉弦。

治法：益气健脾

方药运用：

①常用方：补中益气汤加减。药用黄芪、党参、炙甘草、白术、当归、陈皮、柴胡。

方中重用黄芪，益气健脾，补中气之虚为君药；辅以党参、炙甘草、白术益气健脾，助黄芪补中气为臣；佐以陈皮理气和胃，使脾气当升则升，胃气当降则降，并使补气药补而不滞；当归养血和营，防补气之药耗伤胃之阴津而痞满难消；少量柴胡为使，既可升脾之精阳之气，又可调畅气机，使气机通畅。

②加减：气滞较甚，脘腹满胀嗳气者，改投四磨汤；厌食纳少者，加砂仁、神曲、半夏芳香醒脾，降逆化浊；苔厚腻，湿浊内盛者，改投参苓白术散加藿香、佩兰；血瘀者加丹参、红花。

胃阴虚

证候：胃脘痞满，灼热嘈杂，似饥不纳，口干咽燥，消瘦，大便干燥，舌质红或深红少津，苔少或花剥甚无苔，脉细数或弦细兼数。

治法：养阴益胃

方药运用：

①常用方：益胃汤加石斛。药用麦门冬、生地、石斛、玉竹、沙参、半夏、甘草、梗米。

方中重用石斛，甘凉微寒，能滋阴生津而养胃，并可消胃中虚热，以治胃阴虚，生地、麦门冬，味甘性寒，功能清热凉血，滋阴润燥，为甘凉益胃阴佳品，三药共为君药配以沙参、玉竹甘凉生津以加强君药生津复胃阴之力为臣药；半夏性虽温燥，但与大量滋阴药相配伍，非但不嫌其燥，且能监制甘润之品滋腻碍胃，使之相反相成，为佐药；甘草、粳米益气生津，养胃和中，同时甘草调和诸药，二药共为使药。

②加减：肝胃阴虚并伴见眩晕头痛，耳鸣目干，两胁隐痛，急躁者，改投一贯煎；嘈杂伴吞酸或吐酸者，加当归、白芍、川芎、蒲公英、板蓝根以养血和胃，清热通络；纳呆，似饥不纳明显者，重用生地，加鸡内金、焦三仙少量；便干甚者，加玄参、火麻仁、当归、白芍、蜂蜜；血瘀者，重用当归，加赤芍、红花、丹参、山楂；夹湿者，

见舌质红而干，苔白腻加陈皮、半夏、厚朴花、佩兰、薏苡仁、茯苓、芦根、通草；湿浊难化用石菖蒲宣窍化湿，藿香芳香化湿，益智仁温脾化湿。

气阴两虚

证候：胃脘部痞闷不舒，纳后加重，不饥少纳，神疲乏力，消瘦，舌淡红，苔薄白，或花剥或少苔，脉沉细或濡缓。

治法：益气养阴，甘平调中。

方药运用：

①常用方：甘平养胃汤。药用太子参、白术、炙百合、沙参、乌药、鸡内金、绿萼梅、香橼皮、八月札。

方中太子参性平偏凉入脾，能补气生津，补中兼清，治脾虚胃阴津不足之气阴两伤者，为君药；辅以白术益气健脾，沙参、百合补虚生阴津，同时百合有除痞满、补中益气之功；八月札性平味苦，疏肝益肾，和胃健脾，绿萼梅疏肝解郁，理气和胃，为轻芳之品，能开胃散郁，助清阳之气上升，并有生津止渴之功，乌药芳香辛温，气味淡平和，上入脾肺，下达肾与膀胱，能顺气调畅气机，香橼皮性中和，理气和中化痰，鸡内金消食开胃，五药共为佐使。诸药合用，则益气养阴，调理升降，宽中消痞，开胃进食。

②加减：咳嗽有痰，胸闷，口苦苔腻者，加瓜蒌皮、天花粉、贝母以清热化痰；盗汗者，加浮小麦、生地以养阴固摄止汗；伴胃脘疼痛者，加芍药、甘草以缓急止痛；恶心欲吐，嗳气频频者，合入旋覆代赭汤加减；若服药后仍嗳气不止者，加石菖蒲、黄连、郁金、苏叶、酸枣仁以开心气，宣郁降逆，但药量宜轻；瘀滞者加当归、赤芍、红花、丹参、山楂。

脾胃虚寒

证候：胃脘痞满，或冷痛、隐痛，遇冷则重，得温则缓，喜热饮食，纳少，食后脘胀，手足欠温，神疲乏力，舌质淡体胖，舌苔白，脉沉细弱或沉迟。

治法：温阳散寒，补虚和胃。

方药运用：

①常用方：枳实理中丸。药用人参、干姜、甘草、白术、枳实、茯苓。

方中重用人参以补中阳之虚，健脾益气为君；辅以干姜温运中焦，散寒，助人参补脾阳，振奋脾阳；佐以白术健脾益气燥湿，茯苓淡渗利湿，枳实行气化滞，消痞除满，同时与白术相配，一升一降，中焦气机调和，恢复脾胃机能，促进中焦脾胃阳气恢复；炙甘草调和诸药，兼补脾和中，为使药。汤剂温中散寒和胃之功效著，故改作汤服

②加减：泛吐清水者，加制半夏、陈皮以降逆和胃；气滞者加佛手、苏梗、木香；湿浊内盛，苔厚腻者，加薏苡仁、白豆蔻；腹满纳差者，加砂仁、神曲、扁豆；肾阳虚 夹瘀者，加桃仁、红花、赤芍、乳香、山楂、没药；吐酸者，加黄连、吴茱萸、乌贼骨。

（编者 王延梅 朱源昊）

呃逆

【定义】

呃逆是指胃失和降，气逆动膈，上冲喉间，呃呃连声，声短而频，不能自止的疾病，

【分证论治】

胃中寒冷

证候：呃声沉缓有力，得热则减，遇寒愈甚，胃院不适，口不渴，舌质淡红，苔薄白而润，脉迟缓。

治法：温中散寒，降逆止呃。

方药运用：

①常用方：丁香散加减。药用丁香、柿蒂、炙甘草、高良姜。

方中丁香辛温散寒暖胃，下气降逆止呃为君；辅以柿蒂味苦，下气降逆止呃为臣，两药相合，以性而言，有寒热兼济之妙，以味而言，有辛开苦降之能，二药并力协作，和中降逆止呃，温中暖胃散寒之力大

增；佐以高良姜温散寒邪；使以炙甘草，健脾胃益气，调和诸药。

②加减：兼气虚者，加党参、生姜、黄芪、白术之属；兼表寒邪者，加苏叶、藿香、生姜、荆芥、防风；寒偏重者，加吴茱萸、肉桂；兼痰湿者，加制半夏、厚朴枳实。

胃火上逆

证候：呃声洪亮有力，冲逆而出，口臭烦渴，喜冷饮，尿黄便秘，舌红，苔黄，脉滑数。

治法：清胃泻火，降逆止呃。

方药运用：

①常用方：安胃饮加减。药用柿蒂、竹茹、黄芩、石斛、陈皮、山楂、麦芽、木通、泽泻。

方中柿蒂性凉味苦，专功降逆止呃，为君药；辅以竹茹清热和胃，降逆止呃，黄芩苦寒下气，清胃泻火，为臣药；石斛养胃生津，既可助黄芩、竹茹清热，又能养阴以升清，清升浊降，呃逆自平，陈皮理气除痰湿，山楂、麦芽行气导滞，木通、泽泻行水泄热，使热邪有出路，共为佐使药。

②加减：胃火炽盛者，加生石膏；肠道燥热，大便秘结者，加小承气汤或加生大黄一味，以通腑泻热，导气下行。

饮食停滞

证候：呃声壮实有力，酸腐之味随呃而出，嗳腐吞酸，脘腹胀满，苔厚腻，脉滑。

治法：消食导滞，和胃降逆。

方药运用：

①常用方：枳实导滞丸加减。药用神曲、大黄、枳实、茯苓、黄芩、黄连、白术、泽泻。

方中神曲消食导滞，化胃中食滞为君药；辅以枳实、大黄消积导滞通腑为臣药；黄芩、黄连苦寒清热燥湿，泻火解毒，白术、茯苓、泽泻健脾化积，淡渗利湿，共为佐使药。

②加减：兼恶心者，加制半夏、陈皮；肉食油腻停滞者，加炒山楂。

肝气犯胃

证候：呃逆连作，多因抑郁恼怒而发，脘胁胀满，嗳气频频，苔薄，脉弦。

治法：理气解郁，降逆止呃。

方药运用：

①常用方：五磨饮子加减。药用旋覆花、槟榔、沉香、乌药、枳实、木香。

方中旋覆花下气降逆为君药；辅以沉香味辛走散，行而不泄，能化气降气，调诸气郁结不伸，逆而不顺，槟榔破泄降气，善降至高之气而直下降泄，破滞行气之力较强，两药合用降逆行气之力得以加强，共为臣药，并助旋覆花下气降逆之力；乌药辛温香窜，辛开温通，可通理上下诸气，木香善调滞气而行气止痛，尤善调胃肠气滞，枳实性味苦寒，破气消滞，三药共为佐使药。

②加减：夹寒邪者，加丁香、柿蒂，或改用丁香柿蒂散；夹痰湿，脘闷苔腻者，加制半夏、白术、茯苓；气郁化火者，症见呃声响亮，心烦易怒，胁痛，苔薄黄，脉弦数，治宜辛开苦降，方用半夏泻心汤加减。

痰饮内阻

证候：呃逆连作，多因饮冷而发，脘闷恶心，痰多，头晕，苔白腻，脉弦滑。

治法：降逆化痰，和胃止呃。

方药运用：

①常用方：旋覆代赭汤加减。药用旋覆花、代赭石、人参、炙甘草、制半夏、生姜。大枣

方中旋覆花下气降逆消痰，代赭石质重，下坠痰涎，平胃中冲逆之气，二药相配，一轻一重，共成和降之功为君药；辅以半夏化痰散结降逆，生姜温中和胃；佐以人参补中健脾益气以顾其虚；甘草、大枣甘缓

和中，共为使药。

②加减：痰盛者，加竹沥；气滞者，加乌药、木香；痰郁化热者，去人参，加黄连、栀子、竹茹以清热化痰。

瘀血阻滞

证候：呃逆久而不止，胸腹刺痛有定处，口渴漱水不欲咽，舌有瘀斑，脉弦或弦涩证候分析瘀血阻络，络脉不畅，气机郁滞，扰膈而呃逆久而不止；血瘀于胸腹则刺痛有定处；口渴漱水不欲咽，舌有瘀斑、脉弦涩均为血瘀所致。

治法：活血化瘀，降逆止呃。

方药运用：

①常用方：血府逐瘀汤加减。药用川芎、桃仁、红花、赤芍、当归、生地、枳壳、柴胡、甘草、桔梗、牛膝。

方中川芎、桃红、红花、赤芍活血化瘀为君药；辅以当归活血化瘀兼和血，生地滋阴养血活血，两药可入肝柔肝，使活血而不伤血，共为臣药；气为血之帅，气行则血行，柴胡疏肝解郁，升举清阳，枳壳理气疏肝，两药合用，使理气散结之力尤著，则肝气疏达，瘀行郁解，牛膝活血行血逐瘀通脉，能引血下行，桔梗入肺经，与枳壳同用，则升一降，宽畅胸中气机，使气行而血行，同为佐药；甘草调诸药而缓急，为使药。

②加减：体虚者，加黄芪、党参、白术；若见脘腹刺痛者，可改用膈下逐瘀汤。

脾胃虚寒

证候：呃声低沉无力，气不得续，脘腹不适，喜暖喜按，体倦肢冷，食少便溏，舌淡苔白，脉沉细。

治法：温补脾胃，降逆止呃。

方药运用：

①常用方：附子理中汤加减。药用附子、刀豆、炮姜、丁香、柿蒂、人参、白术、炙甘草。

方中重用刀豆，本品味甘性温，能温中下气，益肾补元，善治呃逆，附子、炮姜大辛大热，温运中焦阳气，以散寒邪，三药共为君药；丁香味辛性温，能温中降逆，散寒止痛，柿蒂降逆止呃，两药同助刀豆温中止呃，人参补气健脾，助附子、炮姜以振奋脾阳，三药共为臣药；白术健脾燥湿，促进脾阳健运为佐药；使以炙甘草调和诸药，兼补脾和中。

②加减：兼恶心呕吐者，加陈皮，炮姜改生姜；肾阳虚者，加肉桂、山萸肉、补骨脂。

胃阴不足

证候：呃声急促而不连续，口干舌燥，烦渴，大便干结，舌红少苔，脉细数。

治法：养阴生津，降逆止呃。

方药运用：

①常用方：益胃汤加减。药用麦门冬、生地黄、石斛、沙参、玉竹、冰糖、柿蒂。方中以生地、麦冬味甘性寒，清热凉血，滋阴润燥，甘凉益胃阴，为主药；辅以石斛养胃阴生津；佐以沙参、玉竹甘凉生津以加强生地、麦冬复胃阴之力，冰糖甘润生津养阴，柿蒂性平，同养阴药相配以降气止呃。

②加减：有虚火者，加竹茹、枇杷叶；有痰者，加天花粉、贝母；兼气虚者，加人参、知母、黄芩、山药；大便干燥者，加蜂蜜，重用当归；肝肾阴虚者，加白芍、枸杞子、山萸肉。

（编者　胡忠波　密丽）

胁痛

【定义】

胁指侧胸部，即由腋以下至第十二肋软骨部分的统称，故胁痛系指一侧或两侧胁肋疼痛为主要表现的病证。常因气滞、血瘀、湿热及实火，或肝之阴阳不足致肝络不畅，气血失养所致。

【分证论治】

肝气郁结

证候：胁肋胀痛，走窜不定，疼痛常与情志不畅有关，随情志变化而加重或减轻，多伴有胸闷太息，食少嗳气，脘痞腹胀等症，舌淡红，苔薄白，脉弦。

治法：疏肝解郁，理气止痛。

方药运用：

①常用方：柴胡疏肝散加减。药用北柴胡、陈皮、枳壳、制香附、川芎、延胡索、白芍、甘草。

方中柴胡辛散，疏肝解郁，以遂其条达之性，为君药；陈皮、枳壳、香附行气疏肝，活血止痛，与主药相伍以增强疏肝解郁之力为臣药；川芎辛温走窜，活血行气，祛瘀止痛，延胡索通络行气止痛，白芍、炙甘草酸甘化合，养阴柔肝，缓急止痛，二者与川芎共为佐药。诸药相伍，疏肝理气，活血止痛则肝气郁滞证除。

②加减：胁痛重者，加川楝子、郁金；肝胃不和，嗳气脘胀者，加代代花、竹茹、半夏；肝郁脾虚，脘痞腹胀者，加白术、茯苓、厚朴；肝郁夹食见胁胀痛，稍食则胀甚嗳腐吞酸，噫食臭味，苔黄腐者，去白芍、香附、川芎，加半夏、黄芩，或用平胃散加焦楂曲、党参；肝郁夹热见口苦，咽干，心烦，目眩者，去香附、川芎，加山栀、菊花、桑叶。

肝血瘀阻

证候：胁肋刺痛，痛处不移，入夜尤甚，或见胁下癥积，赤丝红缕及朱砂掌，舌质紫黯或见瘀点瘀斑，脉沉弦涩。

法活：血化瘀，通络止痛。

方药运用：

①常用方：膈下逐瘀汤加减。药用当归、川芎、赤芍药、桃仁、红花、五灵脂、制香附、枳壳、乌药、延胡索。

方中当归、赤芍、川芎养血行血为君；桃仁、红花、五灵脂功擅化瘀通络，五灵脂并可祛瘀滞而止疼痛，共为臣药；佐以香附、乌药、延胡索、枳壳行气舒肝止痛，以气行则血行，可助祛瘀之力。诸药相伍，行血祛瘀而不伤血、耗血，气血同调，相得益彰，共奏活血化瘀，通络止痛之功。

②加减：血瘀化热者，加大黄、丹皮、栀子；胁下有癥块者，加穿山甲、鳖甲、三棱、莪术、地鳖虫等，或配合服用大黄虫丸、鳖甲煎丸；正气渐衰者，加人参或党参、黄芪。

肝胆湿热

证候：胁肋灼热胀痛，胁下痞块拒按，面目身黄，脘痞腹胀，纳差厌油，小便黄赤舌苔黄腻，脉滑数或弦数。

治法：清利肝胆湿热

方药运用：

①常用方：龙胆泻肝汤加减。药用龙胆草、栀子、黄芩、泽泻、木通、车前子、赤芍、延胡索、当归、生地黄、北柴胡。

方中以大苦大寒的龙胆草为君，清泻肝胆湿热；臣以苦寒之黄芩、栀子，既可清泻肝热，又能燥其湿邪；佐以泽泻、木通、车前子通利水道，使湿热之邪从小便而出，肝胆有热，易伤阴血，故以当归、生地养血育阴，标本兼顾，赤芍、延胡索理气活血，通络止痛，亦为佐药；肝经有邪则木失条达，故用少量柴胡以疏之而为使。全方配伍严谨选药精当，共奏清利肝胆湿热之效。

②加减：便秘者，加大黄；大便不爽者，加炒枳壳、生白术，白术用量30g以上腹胀明显者，加枳实、厚朴、大腹皮；小便黄赤者，加白茅根、滑石；有黄疸者，加茵陈、金钱草、秦艽、丹参等。

肝胆实火

证候：起病多急，胁肋绞痛或切痛，按之痛甚，并连及肩背，可因暴饮暴食、过食肥甘而诱发或加重，兼见胁下痞块，发冷发热，面目俱黄，口苦纳差，恶心欲呕；尿黄便秘，舌红苔黄，脉弦实有力。

治法：清泄肝胆实火

方药运用：

①常用方：大柴胡汤加减。药用北柴胡、黄芩、郁金、大黄、枳实、清半夏。

方中柴胡、黄芩疏肝利胆，和解清热，以除少阳之邪，用以为君；

郁金疏肝理气，助柴、芩以流利肝胆气机，大黄、枳实泻阳明热结，通腑以助肝胆实火之清泄，用以为臣半夏辛开苦降，降逆止呕，理气和胃，用以为佐。诸药相伍，效专力宏，共奏清泄肝胆实火之功。

②加减：砂石阻滞，绞痛发作者，加海金砂、茵陈、金钱草、威灵仙等；热毒壅盛者，加蒲公英、金银花、野菊花、黄连、黄柏等；蛔虫所致者，配合乌梅丸；胁痛剧者，加川楝子、三棱、莪术、姜黄等。

肝肾阴虚

证候：胁肋隐痛，痛势悠悠，绵绵不休，头晕目眩、目涩，口干咽燥，五心烦热或午后潮热，舌红少苔，脉弦细数。

治法：滋阴养血，柔肝止痛。

方药运用：

①常用方：一贯煎加减。药用生地黄、枸杞子、沙参、麦冬、当归、川楝子。

方中生地、枸杞子滋养肝肾之阴，用为君药：沙参、麦冬养阴清热，润燥生津止渴，当归养血行血，共用为臣；川楝子疏肝理气，助肝胆疏泄条达之性，发其郁遏之气，与当归相伍行血和络止痛力胜，用以为佐使。诸药相伍，以补为主，补中寓疏，养肝体以助肝用，共奏滋阴养血，柔肝止痛之功。

②加减：阴虚重者，加阿胶、鸡子黄、女贞子、旱莲草、白芍；腰腿酸软者，加何首乌、山萸肉，或配合六味地黄丸；骨蒸潮热者，加丹皮、地骨皮、银柴胡、白薇；舌光红无苔者，加天花粉、玉竹、乌梅、石斛；神疲乏力者，加人参或太子参；心烦失眠者，加五味子、酸枣仁、丹参；若兼气虚气短不足以息，难以平卧，乏力等，可于上方加生黄芪并佐少量知母。

肝阳虚

证候：胁肋隐痛或胀痛，绵绵不休，劳则加重，神疲乏力，胆怯忧郁，或惊恐不安面淡不华或面色晦滞，畏寒肢冷或兼有少腹冷痛，囊湿阴冷，小便清长，舌淡苔白，脉沉迟少力。

治法：温补肝阳，养血和肝。

方药运用：

①常用方：暖肝煎加减。药用肉桂、小茴香、枸杞子、当归、乌药、沉香、茯苓、生姜。

方中以肉桂、小茴香温阳散寒暖肝温肾，行气止痛，用为君药；当归、枸杞子补血养肝滋肾，柔肝补肝以助肝用，使肝之筋脉柔和，共用为臣；乌药、沉香顺气降逆，温经散寒止痛，茯苓、生姜散寒除湿以助阳气温运，共用为佐。诸药相伍，温补肝肾治其本，行气逐寒治其标，使下元得温，寒凝气滞得散，则胁痛自止。方中用药尚有阴阳同补，以使温阳而不伤阴，补阴而不凝滞，可谓相得益彰。

②加减：神疲乏力者，加人参或党参、黄芪；阳虚甚者，吴茱萸、鹿角、巴戟天、山萸肉、酸枣仁、木瓜等。

（编者 胡忠波 密丽）

头痛

【定义】

头痛是指因风寒湿热之邪外袭，或痰浊瘀血阻滞，致使经气上逆，或肝阳郁火上扰清空，或气虚清阳不升，或血虚脑髓失荣等所致的慢性反复发作性且经久不愈的头部疼痛。

【分证论治】

风寒头痛

证候：头痛连及项背，常喜裹头，恶风寒，遇冷风则疼痛加剧，舌质暗，苔薄白，脉紧或浮紧。

治法：疏风散寒

方药运用：

①常用方：川芎茶调散加减。药用川芎、羌活、荆芥、防风、白芷、细辛、当归、赤芍、薄荷、甘草、清茶。

方中川芎味辛，行血中之气，祛血中之风，上行头目，为止痛之要药，羌活辛温疏风散寒，治太阳经头痛及项背不舒，两药共用为君；白芷、细辛、荆芥、防风辛温升散上行，疏风散寒止痛，治头面部诸风百疾，用以为臣；薄荷辛凉、轻扬升浮，可清利头目，当归、赤芍祛血中之风，疏通脉络，助川芎行散瘀滞，薄荷、赤芍性较寒凉，可佐制诸药辛温之燥性，共用为佐：；甘草和中，调和诸药，清茶苦寒，清上而降下，使升中有降，共用为使。本方用药多法风解表散寒之品，所谓"高巅之疾，非风药不能到达"，故诸药相伍，疏风散寒止痛力胜，可谓风寒头痛之第一良方。

②加减：风寒夹湿、头痛如裹者，加苍术、藁本、半夏、陈皮；项背发僵而酸楚者，加藁本、葛根；兼阳虚者，加人参、附子、桂枝；兼气虚者，加太子参、茯苓；若寒邪侵犯阴经脉，引起巅顶痛，甚则四肢厥冷、苔白，脉弦者，加吴茱萸、生姜、大枣等：咳嗽痰多者，加杏仁、苏子、半夏。

风热头痛

证候：头胀痛，甚则如裂，遇热则加剧，面红目赤，发热恶风，舌红，苔薄黄，脉浮数。

治法：祛风清热

方药运用：

①常用方：芎芷石膏汤加减。药用生石膏、菊花、川芎、白芷、藁本、羌活、牛蒡子、黄芩、连翘、当归。

方中石膏辛甘大寒，既清肺胃郁热，又能解肌透表，菊花辛甘苦凉，可透表泄热，清利头目，二药共用为君；川芎辛温疏风止痛，上行头目，达少阳、厥阴经，白芷辛香温散，祛风止痛，善治阳明经头痛，共用为臣，君臣相伍可清透热邪疏风止痛；连翘、黄芩、牛蒡子辛苦寒凉，清热解毒透邪，可助君药以清散上焦风热，羌活、藁本辛温香燥，散风胜湿止痛，可入太阳、厥阴经，当归助川芎辛温通络，活血行气止痛，共为佐药。方中以辛甘苦寒、辛凉为主配伍辛温之品，疏散风热，清热解毒，同时兼可疏风止痛，清透并用，相得益彰。辛温香燥之川芎、当归与辛寒之石膏相伍则活血行气止痛而无温燥伤阴助热之弊。诸药合用共奏疏风清热，通络止痛之功。为治疗风热头痛之效方。

②加减：风热夹湿，头痛且重，胸闷口渴者，加藿香、佩兰、黄连等；发热甚者，酌减当归、藁本、羌活用量，加金银花、栀子；便干便秘者，加少量大黄，以通为度；兼心烦急躁者，加丹皮、栀子、玄参。

肝阳头痛

证候：头胀头痛，或伴眩晕，或双侧或头顶甚或全头痛，持续性头痛或阵发性加剧，心烦易怒，少寐多梦，面红目赤，口苦，舌红，苔薄黄，脉弦有力，每因情志变化而诱发加重。

治法：平肝潜阳

方药运用：

①常用方：镇肝熄风汤加减。药用牛膝、生牡蛎、生龙骨、钩藤、生白芍、生地黄、玄参、麦芽、川芎、菊花、夏枯草、甘草。

方中重用牛膝引血下行，并能滋补肝肾用以为君；龙骨、牡蛎、钩藤平肝潜阳镇肝熄风，共为臣药；白芍、玄参、生地黄滋养阴液，补阴配阳，则阴液充而亢阳得制，肝风自熄，生麦芽清泄肝阳之余并条达肝郁，川芎行血中之气，上行头目，通络止痛，菊花、夏枯草清肝火，散郁止痛，共为佐药；甘草调和诸药，与麦芽相伍，能和胃调中，减少金石药物碍胃之弊，以为使药。方中药物升降并用，寒温相伍，务使肝阳潜降而血络通和，为镇肝潜阳，柔润熄风，通络止痛，标本同治之良方。

②加减：肝阳化风上旋者，加羚羊角、水牛角、天麻；肝肾阴亏，水不涵木者，加龟甲、鳖甲、知母、黄柏；腑实便秘者，加全瓜蒌、枳实、大黄；肝火盛者，加龙胆草、丹皮，或用龙胆泻肝汤；若跳痛重，舌质紫而瘀斑者，加水蛭、鬼箭羽、桃仁等。

痰湿头痛

证候：头痛且闷重，或全头麻木而痛，脘痞恶心，或呕恶痰涎，胸膈满闷，舌胖嫩，苔白腻，脉缓或濡滑，每遇阴天发作或加剧。

治法：化痰祛湿降逆

方药运用：

①常用方半夏白术天麻汤加减。药用清半夏、天麻、生白术、茯

苓、生薏苡仁、橘红、白芷、白蔻仁、丹参、赤芍。

方中半夏辛温燥湿化痰，降逆和胃，天麻甘平化痰熄风而止头眩，二者合用为治风痰头痛眩晕要药，用以为君；白术、茯苓、生薏苡仁健脾燥湿、渗湿，以治生痰之源，橘红理气化痰，白芷芳香化浊，辛温升散，上行头目而止痛，共为臣药；丹参、赤芍活血通络，白蔻仁化浊降逆、醒脾和胃，共用为佐药。诸药相伍，化痰祛湿降逆，醒脾和胃，共用为佐药。诸药相伍，化痰祛湿降逆，醒脾健脾助运，升降相因，降中有升，为治痰湿头痛之良方。

②加减：舌苔水滑水湿盛者，合用五苓散；脘腹胀满，苔白腻而厚者，合用平胃散；纳差食少，胸闷脘痞者，加焦三仙、砂仁；呃逆者，加旋覆花、代赭石；寒饮内停者，加桂枝、干姜；痰郁化火者，用温胆汤加黄连、黄芩、天竺黄；头麻眩晕者，加生龙骨、生牡蛎、地龙、僵蚕；气虚甚者，可加人参或党参，或合补中益气汤。

瘀血头痛

证候：头痛经久不愈，痛如锥刺，固定不移，妇人多在经期发作并伴痛经，舌质紫暗或有瘀斑，脉弦或细涩。

治法：活血通窍，通络止痛。

方药运用：

①常用方通窍活血汤加减。药用桃仁、红花、赤芍、川芎、当归、人工麝香、川牛膝、枳壳、柴胡。

方中桃仁、红花、赤芍、川芎活血祛瘀，通络止痛，当归养血活血，通经止痛，共为主药；人工麝香辛温，芳香走窜，通行十二经，功专开窍通闭，活血解毒，开经络之壅滞，增强活血祛瘀之效为辅药；柴胡、枳壳、牛膝配川芎，调理升降气机，通经活血，三药用为佐药。诸药配伍，行气理气与活血祛瘀并用，通窍与通络相合，共奏通窍活血祛瘀止痛之功效。

②加减：痛甚者，加全蝎、地龙；因寒而诱发加重者，加细辛、桂枝；兼气虚乏力，自汗少气者，加黄芪，且重用至30~60g；妇女痛经者

加益母草、延胡索、泽兰、桂枝等；恶心、呕吐者，加陈皮、半夏；眩晕甚者，加天麻、钩藤；阴虚内热者，加黄柏、知母；兼痰浊阻络者，加白芥子、石菖蒲、天麻、半夏等。

郁火头痛

证候：偏头痛或两颞部疼痛，胸胁胀满，心烦易怒，口干口苦，耳鸣耳聋，面红目赤，或头痛多发于午后或夜半加重，妇女经前乳胀，舌红，苔白或黄，脉弦数。

治法：解郁清火

方药运用：

①常用方：丹栀逍遥散化裁。药用柴胡、香附、白芍、白术、陈皮、生地黄、丹皮、栀子、赤芍、菊花、夏枯草、黄连。

方中柴胡、香附辛苦之品，疏肝解郁，调理气机，用治肝气郁结要药，以为君药；生地、白芍养阴柔肝，滋肝阴、补肝体、助肝用，白术、陈皮健脾燥湿理气和中，脾运健而不致土壅木郁，上药共为臣药；丹皮、山栀清肝经血分郁热，赤芍清热凉血散瘀，菊花、夏枯草、黄连辛苦寒凉，清肝火，散郁结，以上共为佐药。诸药合用，体用并治，肝脾同调，标本兼顾，疏养清透之中，共奏木郁达之、火郁发之之效。

②加减：溲赤便秘者，加木通、车前子、生大黄，或配用当归龙荟丸；吞酸烧心者，加吴茱萸；胸闷胁胀甚者，加郁金、瓜蒌、半夏；经前乳胀甚，加玫瑰花、益母草；头痛兼眩晕而胀者，可酌加天麻、钩藤。

气血虚头痛

证候：头痛隐隐，痛势绵绵不绝，或伴头晕，神疲纳少，面色少华，气短心悸，诸证劳累则加剧，舌淡苔白，脉细或细弱。

治法：补养气血

方药运用：

①常用方：补中益气汤合四物汤加减。药用炙黄芪、熟地黄、白术、党参、当归、赤白芍、陈皮川芎、白芷、升麻、柴胡。

本方为补中益气汤与四物汤相合化裁之复方。方中以炙黄芪甘温健脾，补中益气，甘微温之熟地黄滋阴养血，二者共用为君，气血双补；党参、白术甘温益气，健脾益胃，当归、白芍养血补血，当归又能和血调经，四药共用为臣，助君药以补气生血；陈皮理气行滞，川芎活血行气，使全方补而不滞，白芷升散上行，与川芎均可上行头目而止疼痛，共用为佐药；柴胡、升麻升清阳之气，引药上行，用以为使。诸药相伍，气血双补，益气以生血，补血以载气，且补而不滞，补中兼升，务使气血上达头目以养清窍，则头痛自止。

②加减手足不温，便溏畏寒者，用理中汤加肉桂、何首乌；血虚甚者，可选用当归补血汤；若以心悸、失眠、健忘为主者，改用归脾汤加减；以气虚为甚者，可用补中益气汤加蔓荆子、白芷治疗。

肾虚头痛

证候：头痛且空，眩晕耳鸣，善忘，腰膝酸软，腰以下畏寒怕冷，尿频，或遗精带下，舌苔薄白，脉沉细无力。

治法：温肾填精

方药运用：

①常用方：以右归饮加减。药用熟地黄、附子、肉桂、鹿角、人参、当归、山药、山萸肉、枸杞子。

右归饮出自《景岳全书》，由肾气丸加减而成。方中重用熟地为君药，益肾填精，所谓"精不足者补之以味"；以肉桂温肾补命门之火，附子峻补元阳，益火之源，用为臣药；鹿角乃血肉有情之品，功擅温补肾阳，填精补髓，山萸肉补肝益肾固精，山药健脾固肾益精，当归、枸杞子补肝肾精血，人参补气建中，大补元气以助命门之火，上药共用为佐药。诸药相伍，阴中求阳，温肾填精固精，与金匮肾气丸不同。本方补而不泻，为治肾阳不足，精亏不固，髓空头痛之良方。

②加减若遗精带下尿频者，加用芡实、桑螵蛸、沙苑子、覆盆子等；若见五更泄者，用四神丸；对于脾肾阳气俱虚者，基本方加理中丸加减；若兼见纳少，食后不消，呕恶吞酸者，加煨干姜；若肾阴不足，

形瘦颧红，咽干口渴，五心烦热，舌红少苔者，选用河车大造丸；若见心肾不交证，用首乌阿胶汤或交泰丸。

（编者 胡忠波 密丽）

癃闭

【定义】

癃闭是由肾与膀胱功能失调，三焦气化不利导致的以排尿困难，小便量少，点滴而出，甚则闭塞不通为主症的疾病。其中，小便不利，点滴而短少，病势较缓者，称为癃；小便闭塞，点滴不通，病势较急者，称为闭。癃和闭虽有一定区别，但都是指排尿困难，只是病情有轻重程度的不同，亦有开始涓滴而量少，继则闭而不通者，因此多合称为癃闭。

【分证论治】

肺热气壅

证候：小便不畅或点滴不通，咽干烦渴，呼吸急促，或有咳嗽，舌质红，苔薄黄，脉数。

治法：清肺热，利水道。

方药运用：

①常用方：清肺饮加减。药用黄芩、桑白皮、麦冬、车前子、茯苓、木通、栀子、生甘草。

本证由于肺为邪热所壅，失于肃降，不能通调水道，肺热下移，膀胱气闭，则小便不通，故须清肺热治其本。方中黄芩清泄肺热为君药；桑白皮助君药清泄肺热之功，为臣药；车前子、木通、茯苓、栀子清热通利小便，使热从小便而去，以泄肺、膀胱之热邪，麦冬滋养肺阴，防止热盛伤津，共为佐药；甘草调和诸药，为使药。

②加减：有鼻塞、头痛、脉浮等表证者，加薄荷、桔梗宣肺解表；大便不通者，加杏仁、大黄宣肺通便；心烦而舌尖赤者，加黄连、竹叶以清心火利小便；兼尿赤灼热，小腹胀满者，合八正散上下并治。

肝郁气滞

证候：小便突然不通或通而不畅，胁腹胀满，情志抑郁或心烦易怒，舌红苔薄白或薄黄，脉弦。

治法：疏调气机，通利小便。

方药运用：

①常用方：沉香散加减。药用沉香、石韦、滑石、当归、橘皮、生白芍、冬葵子、王不留行、甘草。

方中沉香、橘皮疏肝理气降逆，调畅气机，行气利尿，为君药；辅以石韦、滑石、冬葵子通利水道，合君药行气利尿，当归、王不留行补血活血和营，取血为气母，调畅气血，生白芍养血柔肝，顾护肝体而利肝用，以达气机，生白芍配甘草又可缓解挛急；甘草可调和诸药为使药。

②加减：气郁化火者，加柴胡、栀子、龙胆草；气滞较甚，胁腹胀满者，合六磨汤。

膀胱湿热

证候：小便点滴不通，或短赤灼热，小腹胀满，或大便不爽，口苦口粘，口干不欲饮，舌红，苔黄腻，脉滑数。

治法：清热利湿，通利小便。

方药运用：

①常用方：八正散加减。药用木通、车前子、篇蓄、瞿麦、栀子、滑石、大黄、生甘草。

本证病位在膀胱，为湿热互结，壅积下焦，膀胱气化不利，小便不通，故急须清利胱湿热治其本。方中木通清热利小便为君药；篇蓄、瞿麦、滑石、车前子助君药，清热通利小便，使湿热从小便而去，大黄泻火通便，使火热从大便而出，共为佐药；甘草调和诸药，是为使药。

②加减：湿热重，舌苔黄厚腻者，加苍术、黄柏；心经热盛，心烦口糜者，合导赤散；小腹胀满，欲尿不得者，加滋肾通关丸；湿热壅结三焦，气化不利，小便量极少或无尿，胸闷烦躁，恶心呕吐者用黄连温胆汤；口中尿臭，甚则神昏者，加菖蒲。

尿路阻塞

证候：小便点滴而下或尿细如线，甚则阻塞不通，小腹胀满疼痛，舌质紫黯或有瘀斑，脉涩。

治法：行瘀散结，通利水道。

方药运用：

①常用方：代抵挡丸化裁。药用大黄、当归尾、穿山甲、芒硝、桃仁、生地黄、肉桂。

方中大黄、当归尾、穿山甲、芒硝、桃仁活血行瘀，软坚散结为主药；辅以生地黄养血补阴，使活血而不伤血，肉桂温通经脉，鼓舞气血，以助气化，亦能温暖下元，化气行水以通利水道。

②加减：血瘀甚者，加红花、牛膝；小便不利者，加滑石、通草；久病正虚者，加黄芪、党参；继发于石淋者，加金钱草、海金沙、冬葵子、篇蓄、瞿麦；伴血尿者，加三七、琥珀化瘀止血；尿中夹精浊、瘀块者，加萆薢、土茯苓。

脾虚气陷

证候：小腹坠胀，时欲小便而不得出，或量少而不畅，精神疲乏，气短声低，食欲不振，舌淡苔薄，脉细弱。

治法：升清降浊，化气行水。

方药运用：

①常用方：补中益气汤合春泽汤加减。药用人参、炙黄芪、白术、升麻、柴胡、桔梗、陈皮、泽泻、猪苓、甘草。

方中炙黄芪、人参、白术健脾益气为君药；臣以升麻、柴胡、桔梗升阳举陷；并配陈皮调理中焦升降气机而升清降浊，泽泻、茯苓化气行水利水，共为佐药；炙甘草又可调和药性为使药。

②加减：小便不利甚者，加肉桂、通草、车前子；排尿无力或失控者，加覆盆子、益智仁等。

肾阳衰惫

证候：小便不通或点滴不爽，排出无力，面色㿠白，神气怯弱，畏寒肢冷，腰膝冷而酸软，舌淡苔白，脉沉细而尺弱。

治法：温阳益气，补肾利水。

方药运用：

①常用方：济生肾气丸化裁。药用肉桂、熟附子、熟地黄、山药、山茱肉、茯苓、泽泻、牛膝、车前子、丹皮。

方中肉桂、熟附子温补肾中之阳，以鼓舞肾气为君药；辅以山茱肉、牛膝、山药、熟地黄滋补肝肾以阴中求阳，茯苓、泽泻、车前子通调水道，渗利水湿；佐以丹皮清泄肝火，与温补肾阳药相配，补中寓泻，使补而不腻。

②加减：精神萎靡，腰膝酸痛者，加红参、鹿角、仙茅、仙灵脾、狗脊、补骨脂等。

肾阴亏耗

证候：小便频数，淋漓不畅，甚或不通，头晕耳鸣，咽干心烦，手足心热，腰膝酸软，舌光红，脉细数。

治法：滋阴补肾，通利小便。

方药运用：

①常用方：六味地黄丸合滋肾通关丸。药用熟地黄、山药、山茱肉、丹皮、茯苓、泽泻、知母、黄柏、肉桂。

方中熟地黄、山药、山茱肉滋阴补肾为主药；辅以丹皮、知母、黄柏清热坚阴，茯苓、泽泻通利小便；少佐肉桂，以助气化，通利小便，亦有阳中求阴之意。

②加减：口干而渴者，加沙参、麦冬、白茅根、百合。

（编者 胡忠波 密丽）

遗精

【定义】

遗精由于肾虚不固或邪扰精室，导致不因性生活而精液排泄的病证。有梦而遗精者名为梦遗；无梦而遗精者，甚至清醒时精液流出者名为滑精。

【分证论治】

心火过旺

证候：少寐多梦，梦则遗精，心中烦热，心悸怔忡，健忘头晕，精神不振，小便短。

治法：清心安神

方药运用：

①常用方：黄连清心饮加减。药用黄连、莲子、灯心草、生地黄、当归、酸枣仁、茯神、炙远志、石菖蒲、炙甘草。

方中黄连、莲子、灯心草专清心泻火为君药；当归、生地黄滋阴养血，酸枣仁、茯神、炙远志、石菖蒲养心安神，共为臣药；炙甘草调和诸药为使药。

②加减：若心中烦热，心悸怔忡较重者，酌加合欢皮、夜交藤、龙骨、牡蛎、柏子仁等以养心镇静安神。

心肾不交

证候：梦遗时作，虚烦不眠，心悸健忘，头晕耳鸣，神疲乏力，腰膝酸软，潮热盗汗，舌质红，脉细数。

治法：清热滋阴，交通心肾。

方药运用：

①常用方：三才封髓丹加减。药用天门冬、生地黄、玄参、黄连、灯心草、丹皮、黄柏、酸枣仁、石菖蒲、炙甘草。

本证主要病机为肾阴不足，心火亢盛而成，故治应滋肾阴而清心火。方中天门冬、地黄、玄参滋阴生津以壮水，黄连、灯心草入心经，清心以制火，共为君药；黄柏清泄下焦虚热，丹皮凉血活血，酸枣仁、石菖蒲养心安神通窍，交通心肾共为臣药；炙甘草调和诸药。

②加减：心肾不交，火灼心阴者，可用天王补心丹加莲子；若久遗伤肾，阴虚火旺者，可用知柏地黄丸或大补阴丸以滋阴泻火。

湿热下注

证候：遗精频作，甚则尿时流精，口干口苦，小便热赤不爽，舌质红，苔黄腻，脉濡数。

治法：清热利湿

方药运用：

①常用方：程氏萆薢分清饮加减。药用萆薢、黄柏、茯苓、车前子、滑石、菖蒲、白术、丹参、莲子心、栀子、食盐。

方中萆薢、石菖蒲祛湿化湿利窍，白术健脾利湿，黄柏清利下焦湿热，茯苓、车前子、滑石清利湿热，使湿热从小便而出，诸药共奏清热利湿为主药；辅以莲子心、栀子清心泻火，丹参养心安神；食盐引药入肾为使药。

②加减：若湿热流注肝经者，宜苦泄厥阴，可用龙胆泻肝汤以清利肝胆湿热；若因脾乏升清而致湿注于下，与下焦相火蕴结所致者，宜升清化湿，可用苍白二陈汤加黄柏、升麻、柴胡。

劳伤心脾

证候：劳则遗精，心悸失眠，多梦健忘，面色萎黄，四肢困倦，食少便，舌淡苔。

治法：调补心脾，益气摄精。

方药运用：

①常用方：妙香散加减。药用人参、黄芪、山药、茯苓、远志、辰砂、木香、桔梗、甘草。

方中人参、黄芪大补元气，益气生精，升阳举陷为君；山药、茯苓健和中，助气血生化之源，辅助君药益气生精是为臣药；远志、辰砂养心调神，木香调理脾胃气机，使补而不滞，桔梗顺脾气主升之性，升清举陷，共为佐药；甘草调和药性，又能健脾益气为使药。

②加减：若遗精频作不愈，伤及肾元，成为脾肾两亏，此时就要兼治下焦，化湿升清，补肾固本，可加入菟丝子、山萸肉等，不可单用补益心脾之法；若中气不升，兼有头晕目眩，可改用补中益气汤，以升提中气。

肾气不固

证候：遗精频作，头晕耳鸣，神疲健忘，腰膝酸软，面白少华，舌质淡，苔薄白，脉沉细无力。

治法：补肾固精

方药运用：

①常用方：秘精丸化裁。药用菟丝子、山萸肉、家韭子、熟地黄、龙骨、牡蛎、五味子、桑螵蛸、白石脂、炙甘草。

方中菟丝子、山萸肉补肾填精固涩是为君药；家韭子补肾助阳，熟地黄补肾滋阴，助君药补肾填精，为臣药；龙骨，牡蛎，五味子、桑蛸、白石脂均能固肾涩精止遗为佐药；炙甘草调和药性为使药。

②加减：若滑精频繁者，加芡实、金樱子，或合金锁固精丸、水陆二仙丹；若肾气虚已发展为肾阳虚，可选用右归丸加减，药用熟地黄、山萸肉、山药、枸杞子、当归、杜仲、仙茅、仙灵脾、芡实、刺猬皮；若以肾阴不足，则可用六味地黄丸或左归饮、或左归丸加减；若病由心肾不交发展而来者，在补肾固精基础上佐以宁心安神之品，如茯神、酸枣仁、合欢皮、夜交藤等。

（编者 胡忠波 密丽）

阳痿
【定义】

由于斫伤太过，情志失调，湿热下注使肝脾肾功能失调，宗筋弛纵而引起的男子青壮年时期临房时阴茎痿软不举，或举而不坚，影响正常性生活的病证。

【分证论治】

命门火衰

证候：精薄，精冷精少，畏寒 肢冷，腰膝酸软，眩晕耳鸣，神疲乏力，面色白，舌淡体胖，尺脉沉弱。

治法：温肾壮阳

方药运用：

①常用方：右归加减。药用巴戟天、杜仲、菟丝子、锁阳、附子、内挂、鹿角胶、山药、熟地黄、山萸肉、枸杞子。

方中附子、肉桂温肾阳，暖下元，鹿角胶、菟丝子、杜仲、锁阳、巴戟天补肾阳，益精血，刚柔互施，温补肾阳，壮命门之火为主药；辅以熟地黄、山萸肉、枸杞、山药滋肾阴，益肝血。如此配伍，阳得阴助，生化无穷，体现了"阴中求阳"的法则。

②加减：阳痿病久，病情严重者，可加仙灵脾、阳起石、补骨脂、韭菜子增强温肾助阳之功。

心脾虚损

证候：阳痿，心悸健忘，失眠多梦，食少倦怠，腹胀便溏，面色萎黄，舌淡苔白，脉细弱。

治法：健脾养心

方药运用：

①常用方：归脾汤加减。药用党参、炙黄芪、白术、茯苓、当归、龙眼肉、酸枣仁、熟地黄、葫芦巴、枸杞子、甘草。

本证由于脾胃虚弱，导致气血生化不足，日久脾虚血少，心失所养而成，故应补益脾胃治其本。方中人参、黄芪甘温益气，补养脾胃后天之本为君药；白术、茯苓健脾益气，助气血生化之源，为臣药；当归、熟地黄滋补阴血，有血为气母之意，使气血化源生生不息，龙眼肉、酸枣仁补血养心安神，葫芦巴、枸杞子补肾益精，精血同源，共为佐药；甘草调和诸药，为使药。

②加减：肾阳虚者，加补骨脂、菟丝子、仙灵脾；血虚者，加何首乌、鹿角霜、龟甲胶。

肝郁不舒

证候：阳痿，烦躁易怒，胸脘满闷，胁肋胀痛，食少便溏，舌淡红，脉弦细。

治法：疏肝解郁

方药运用：

①常用方：逍遥散加减。药用北柴胡、白芍、当归、枳壳、郁金、青皮、陈皮、香附、川楝子、炒白术、茯苓、炙甘草。

方中柴胡疏肝气、解肝郁以顺肝性，是为君药；当归、白芍养肝血、柔肝体以和肝体阴而用阳，枳壳、郁金、青皮、陈皮、香附、川楝子助君药疏肝理气，调畅气机，共为臣药；白术、茯苓、炙甘草健脾和中，防木旺克脾土，体现了见肝之病当先实脾的法则，为佐药；炙甘草调和诸药，用为使药。

②加减：肝肾同源，若有肾虚者，应加菟丝子、枸杞子、补骨脂。

惊恐伤肾

证候：阳痿，心悸易惊，胆怯多疑，夜寐不安，睡中惊叫，舌淡红，脉弦。

治法：补肾宁神

方药运用：

①常用方：启阳娱心丹、达郁汤合宣志汤加减。药用菟丝子、巴戟天、远志、酸枣仁、茯神、当归、白芍、白术、人参、升麻、柴胡。

方中菟丝子、巴戟天温肾填精，补益肾气，为君药；臣以远志、酸枣仁、茯神、当归、白芍养血安神，恐则气下，故用升麻、柴胡以升阳，白术、人参健脾益气，以后天养先天。

②加减：肾气亏虚明显者，加仙灵脾、补骨脂、枸杞子。

湿热下注

证候：阳痿且阴囊潮湿，肢体困倦，或有阴囊坠胀、肿痛，小便赤涩灼痛，舌红，苔黄腻，脉滑数。

治法：清利湿热

方药运用：

①常用方：龙胆泻肝汤加减。药用龙胆草、栀子、黄芩、木通、车前子、柴胡、生地黄、当归、泽泻、生甘草。

方中龙胆草能清肝胆实火，除下焦湿热，两擅其功，故为本方君药；栀子助龙胆草清泻肝火，木通、泽泻、车前子协助龙胆草利水渗湿，便湿热从小便而出，为臣药；肝为藏血之脏，火郁须防损伤肝血，故佐以养血的生地、当归以顾护其虚，木郁达之，火郁发之，气郁化火，故用柴胡达之发之；生甘草调和诸药为使药。

②加减：大便秘结者，加大黄；小便疼痛剧烈，微热，舌红者，加

黄柏、竹叶、滑石。

（编者　王延梅　梁志刚）

郁病

【定义】

郁病是以性情抑郁，多愁善虑，易怒欲哭，心疑恐惧及失眠，胸胁胀闷或痛，咽中如有异物梗塞等表现为特征的一类疾病。由于七情所伤，或素体虚弱致肝失疏泄，脾失运化，心失所养，五脏气机失和，渐致脏腑气血阴阳失调而形成的。

【分证论治】

肝气郁结

证候：精神抑郁，情绪不宁，喜太息，或胸闷胁痛，女子月事不调，经前乳胀，或脘腹胀痛及两胁，吞酸嗳气，或脘腹痞胀，不思饮食，肠鸣，大便不调，苔薄腻，脉弦。

治法：疏肝解郁，理气和中。

方药运用：

①常用方：柴胡疏肝散加减。药用柴胡、枳壳、川芎、制香附、陈皮、生白芍、甘草。

方中柴胡疏肝解郁，枳壳行气消滞，二者合用一升一降，调畅气机，用以为君；川芎、香附行血理气，通畅气血，陈皮醒脾和胃，理气舒郁，用以为臣；芍药柔肝敛阴，甘草和中益气，二者合用可调和肝脾，缓急止痛，共为佐使。方中芍药酸敛柔肝之性可抑制诸气药之燥散，使之理气而不耗气，温通而不过燥。诸药配伍，升降同用，刚柔并济，相得益彰，共奏疏解肝郁、和中理气之功效。

②加减：胁肋胀痛较甚者，可加郁金、川楝子、延胡索、佛手；吞酸烧心较重者，可加吴茱萸、黄连；脘腹痞胀，肠鸣者，可加炒白术、茯苓；食滞腹胀者，可加神曲、山楂、炒麦芽等；女子月事不调，舌暗，脉弦涩者，可加当归、桃仁、红花；经前乳胀可加当归、橘叶。

气郁化火

证候：心烦急躁易怒，胸闷胁痛，口苦口干，或头痛、目赤、耳鸣，或头目眩晕，或胃脘灼痛，吞酸嘈杂，甚或咳嗽气逆，痰中带血，大便干燥，舌红苔黄、脉弦数。

治法：理气解郁，清肝泻火。

方药运用：

①常用方：丹栀逍遥散加减。药用柴胡、当归、生白芍、白术、茯苓、薄荷、生甘草、生姜、丹皮、栀子。

方中以辛微苦寒之柴胡为君，疏解肝郁，以遂肝木条达之性；当归、白芍补血和营养肝柔肝，既补肝体又可调和肝之用，用为臣药；白术、茯苓健脾祛湿，培土益中，使生化有源，肝得所养，同时又有"见肝之病，当先实脾"之义，薄荷、生姜辛散气升，少量用之，既有助柴胡解散郁滞之用，又有"火郁发之"之功，丹皮、栀子清泻肝胆郁火并散瘀热，上药共用为佐；甘草调和诸药，用以为使。诸药合用，肝脾同调，气滞、郁火并治，可谓标本兼顾相得益彰，实为治疗肝郁化火之良方。

②加减：若吞酸嘈杂，胃脘灼痛明显者，可加吴茱萸、黄连；热甚，口苦便秘者可加龙胆草、生地、大黄；目赤、头痛者，加菊花、钩藤、天麻；咳逆、气急、咯血者可加泻白散合黛蛤散。

气滞痰郁

证候：心绪不宁，胸部闷塞，胁肋胀满，咽中不适如有物梗塞，吞之不下，吐之不出，苔白腻、脉弦滑。

治法：理气开郁，化痰散结。

方药运用：

①常用方：半夏厚朴汤加减。药用半夏、厚朴、茯苓、生姜、紫苏。

方中用辛苦温之半夏、厚朴为君，所谓辛以散结，苦以降逆，温以化痰，治痰气交阻，气郁痰凝；茯苓、生姜健脾和胃，化痰降逆，用以为臣；紫苏辛香性温，宣通郁气以助气行痰，用以为佐。方中辛苦并施，散降同用，则痰气交结之势得散，逆上之势得降。

②加减：胸胁胀满甚者，可加青皮、积壳、瓜蒌皮；食滞腹胀重者，可加砂仁、神曲、麦芽；兼见呕恶、口苦、苔黄而腻者，属痰郁化热，可于上方去厚朴、紫苏，加竹茹、枳实、黄芩、贝母、瓜蒌壳化痰和胃清热；若见胸中窒闷，喘息不得卧，咳逆咳痰者，属肝郁上逆，肺失肃降，胸阳不振，可于上方加枇杷叶、杏仁、瓜蒌皮、陈皮化痰理气，郁金、薤白宽胸散结，振奋胸阳。

气滞血瘀

证候：精神抑郁，性情急躁，胸胁胀痛，或呈刺痛且痛有定处，头痛，失眠健忘，或身体某部有发冷或发热感，舌质紫暗，或有瘀点、瘀斑，脉弦或涩。

治法：行气活血，开郁化瘀。

方药运用：

①常用方：血府逐瘀汤加减。药用柴胡、枳壳、当归、川芎、桃仁、红花、赤芍、川牛膝、桔梗、生地。

方中柴胡、枳壳理气解郁，升降并用，条畅气机，当归、川芎活血养血，行血中滞气，以上共为主药；辅以桃仁、红花、牛膝、赤芍活血祛瘀通利血脉之力更增，桔梗宣利肺气而通百脉，助柴胡、枳壳疏利气机之功，且柴胡、桔梗有上升之性，枳壳、牛膝有下行之功，四药以使清阳得升，浊阴得降，以上共为臣药；生地养血凉血清热，合当归则养血扶正，配赤芍则凉血散瘀，清血分瘀热，用以为佐。全方合用可行瘀导滞，解郁行气，活血而不耗血，活血散瘀而兼清瘀热。

②加减：若胀痛明显者，加香附、青皮、郁金；若纳差脘胀者，加山楂、神曲、陈皮；若略兼寒象者，加乌药、木香；兼有热象者，加丹皮、栀子；若兼气虚之象，可合补中益气汤加减。

肝阴亏虚

证候：急躁易怒，眩晕耳鸣，目干畏光，视物模糊，或头痛且胀，面红目赤，或肢体麻木，筋惕肉瞤，舌干红，脉弦细或数。

治法：滋阴疏肝

方药运用：

①常用方：一贯煎加减。药用生地、沙参、麦冬、当归、枸杞子、山萸肉、川楝子。

本证乃肝郁日久化热，耗伤阴液所致。方中重用生地黄为君，以滋养阴血，补养肝肾；以沙参、麦冬、当归、枸杞子、山萸肉为臣，助君药滋养阴血以柔肝；少量川楝子疏肝理气为佐使。全方共奏滋养阴血，柔肝疏肝之功。

②加减：若肝阳偏亢，肝风上扰症状明显者，可加钩藤、草决明、天麻等；若兼有急躁易怒、口苦口干、舌红苔黄等郁火之象者，可用滋水清肝饮治疗；若舌红而干，阴亏过甚者，加石斛；若有虚热或汗多者，加地骨皮；大便秘结者，加全瓜蒌。

脾胃气郁

证候：多思善虑，性情抑郁或烦躁易怒，少寐健忘，胸膈痞闷，脘腹胀痛，嗳腐吞酸，恶心呕吐，饮食不消，舌质红，苔白腻或黄腻，脉滑或濡滑。

治法：行气解郁

方药运用：

①常用方：越鞠丸加减。药用香附、苍术、川芎、神曲、栀子。

本证属脾胃气郁导致血、痰、火、湿、食诸郁而为。方中香附行气解郁，调理中焦气机，重用为主药；川芎活血祛瘀，以治血郁，栀子清热泻火，以治火郁，苍术燥湿运脾，治湿郁，神曲消食导滞，以治食郁，均为辅药。

②加减：若症见纳呆腹胀者，可酌加砂仁、佛手、焦山楂；若症见失眠、心悸、善忘者，可加生龙骨、生牡蛎、夜交藤等；若兼见头痛者，可加川芎、白芷；若兼见自汗躁热者，可加女贞子、旱莲草、浮小麦等。

忧郁伤神

证候：情绪抑郁，心神惚恍，烦躁不宁，悲忧善哭，喜怒无常，时时欠伸，或手足舞蹈，骂詈号叫，或伴有面部及肢体的痉挛、抽搐，舌质淡，苔薄白，脉弦细。

治法：甘润缓急，养心安神

方药运用：

①常用方：甘麦大枣汤加减。药用小麦、甘草、大枣。

甘麦大枣汤出自《金匮要略》，原为治疗妇人脏躁证。郁病之忧郁伤神证，与心肝阴血不足关系密切，病机与脏躁证大致相同。方中以小麦为君药，甘以调养心气，平补心阴而安神；以甘平性缓之甘草为臣，补脾气而养心；以甘温质润性缓之大枣为使，补益中气而健脾柔肝。三药合用补心脾，养肝血，方虽小而能养心安神，和中缓气，为调和阴阳气血，治忧郁伤神之效方。

②加减：心悸失眠、舌红少苔等心阴虚的症状较明显者，加百合、柏子仁、酸枣仁、茯神养心安神；挛搐者，加钩藤、珍珠母、生地、木瓜养阴血以熄风；大便干结属血少津亏者，加黑芝麻、生何首乌润燥通便；喘促气逆者，可五磨饮子理气降逆。

（编者 王延梅 梁志刚）

汗证

【定义】

汗病以全身或局部非正常出汗为主症。其中，时时汗出，动则尤甚者为自汗；睡中汗出，醒来自止者为盗汗；汗出色黄染衣者为黄汗；大汗淋漓，如珠如油，肢冷息微者为绝汗；急性外感热病中，突然恶寒战栗而后汗出者为战汗。本病多因阴阳失调，营卫失和，以致腠理开阖失常，津液外泄而成。本篇讨论临床常见的自汗、盗汗、黄汗。

【分证论治】

营卫不和

证候：汗出恶风，周身酸楚，或微发热，头痛，舌淡红，苔薄白，脉浮缓。

治法：调和营卫

方药运用：

①常用方：桂枝汤。药用桂枝、生白芍、生姜、大枣、炙甘草。

方中以辛温之桂枝为君，温经解肌，疏散风邪；以酸苦性寒之芍药为臣，和营养血，敛汗益阴，君臣相伍，一散一收，调和营卫，表邪外解则汗止热解；生姜辛散助桂枝解肌，又能和胃止呕，大枣味甘益阴和营，以助芍药，共用为佐，二者相伍还可升腾脾胃之气以助营卫调和；甘草调和诸药以为使。全方药虽五味，但配伍严谨，为调和营卫之佳方。

②加减：阳虚者，加附子、人参；气虚者，加黄芪益气固表；汗出多，伴失眠者，加煅龙骨、煅牡蛎、五味子、酸枣仁；骨节楚痛者，加羌活、独活、威灵仙。

里热郁蒸

证候：蒸蒸汗出，或头额汗出，或手足汗出，伴面赤气粗，身热口渴，烦躁不安，大便干结，舌质红，苔黄或苔糙，脉滑数。

治法：清热泄里

方药运用：

①常用方：玉女煎加减。药用生石膏、生地黄、知母、麦冬、竹叶、生大黄、枳实。

方中生石膏辛甘寒泻胃火清泄气分实热，生地甘寒养阴清热，二药合用清火而又养阴，用为君药；知母苦寒质润，泻火除烦，麦冬甘寒质润，清热养阴，生津除烦，二者合用助君药之清热养阴，又可清心泻火除烦，润燥止渴，共为臣药；竹叶清心除烦，凉散上焦风热，并可利尿泻热，大黄苦寒荡涤胃肠糟粕，枳实苦降下行，破气除痞，消积导滞，与大黄同用攻积导滞，通腑泄热，三者共用可使积滞邪热从二便分消，釜底抽薪，助君臣清泄里热，用为佐药。诸药相伍，清宣泻利并用，使邪热宣透外出，引邪热下行分消。同时清中兼养兼润，则邪去而不伤正，为清泄里热、滋阴除烦之良方。

②加减：大便秘结者，可增加大黄用量，或加厚朴；无大便干结者，可去生大黄、枳实；汗多神疲乏力，脉弱者，可加人参；食滞腹胀

者，加莱菔子、焦三仙；烦渴者，加天花粉、麦冬、石斛。

肝脾湿热

证候：汗出而粘，色黄如柏汁，或染衣着色，发热，口苦，渴不欲饮，或脘痞纳呆，小便色黄，舌质红，苔黄腻，脉弦数或濡数。

治法：清热利湿

方药运用：

①常用方：龙胆泻肝汤加减。药用龙胆草、黄芩、山栀子、泽泻、车前子、木通、薏苡仁、生地黄、柴胡。

方中以大苦大寒之龙胆草为君，专泻肝胆实火湿热；伍以苦寒之黄芩、栀子清少阳之火，泻三焦之湿热，助肝胆湿热下行，车前子、木通、泽泻渗湿泄热，通利小便，五药与龙胆草相配，务使肝经湿热从膀胱小便而出，用以为臣；薏苡仁淡渗利湿，健脾助运，杜生湿之源，与泽泻、车前子共用渗利脾湿，生地养阴凉血柔肝，以防苦寒渗湿之品伤阴耗津，肝胆火热耗伤肝阴，可使邪去而不伤正，上药共为佐；柴胡疏肝胆之气，引诸药归于肝经，以为使药。诸药合用泻中有补，降中寓升，祛邪而不伤正，使湿去热清，肝脾调和，而汗自止。

②加减：口干喜饮者，加天花粉，重用生地黄；湿重而见食少，脘痞，手足心汗出甚者，加苍术、茯苓、陈皮、苏梗；汗出色黄染衣者，加茵陈、秦艽；阴囊汗多者，加黄柏、苍术。

肺脾气虚

证候：汗出畏风，动则加重，伴呼吸气短，咳喘乏力或神疲乏力，少气懒言，面色无华，舌质淡，脉弱。

治法：益气固表

方药运用：

①常用方：玉屏风散加味。药用生黄芪、白术、茯苓、当归、防风、麻黄根。

方中生黄芪甘微温，功擅补脾肺之气，益卫固表止汗，用为君药；白术苦甘温，补脾胃，实肌腠，固表止汗，茯苓甘淡平，健脾补中利水渗湿，二者合用助君药益气健脾，固护肌表，用以为臣；当归养血补虚，与黄芪同用，补气生血，气旺血生，少量防风走肌表祛风并御风邪，麻黄根入肺实卫气而固腠理，敛汗固表，用为佐使药，诸药合用肺脾同补，肌表兼固，气血同调，标本兼治。

②加减：气虚重者，增加黄芪、白术用量，或加党参、五味子；汗出多者，加浮小麦、煅龙骨、煅牡蛎、五味子；恶寒，脉缓者，加桂枝、白芍；头重肢困者，去黄芪、麻黄根，加薏苡仁、厚朴、苍术、白芷；兼阴虚者，加生地、麦冬、五味子；兼纳呆，腕痞者，加谷芽、陈皮以助脾运。

心脾两虚

证候：盗汗或自汗，心悸眠差，气短神倦乏力，面色无华，纳差，舌质淡，脉细弱。

治法：健脾养心

方药运用：

①常用方：养心汤合归脾汤加减。药用炙黄芪、党参、白术、当归、川芎、酸枣仁、五味子、浮小麦、陈皮。

方中炙黄芪甘温益气，补脾升阳，党参甘平补中益气，白术健脾燥湿，实肌腠，与参芪共用大补脾胃之气，振奋生化之源，用以为君；当归、川芎补血养心行滞与君药同用双补气血，气旺血生，心脾两健，用以为臣；酸枣仁甘酸，既可养肝血益心阴宁心神，又可收敛止汗，五味子酸温，与芪术同用有益气固表止汗之功，与当归、酸枣仁同用又可滋阴生津敛汗，且可宁心安神；浮小麦益心气面收敛止汗，陈皮理气和中助运，上药共用为佐。诸药合用共收心脾双补，固表止汗之功。

②加减：兼咽干、舌红少津者，加麦冬、生地，减川芎、黄芪用量；眠差甚且梦多易惊者，加珍珠母或生龙骨、生牡蛎；汗出多者，加煅龙骨、煅牡蛎(先)；形寒肢冷者，加肉桂或附子。

阴虚火旺。

证候：盗汗，口燥咽干，五心烦热，潮热颧红，腰膝酸软，干咳痰中带血，舌红少苔，脉细数。

治法：滋阴降火

方药运用：

①常用方：当归六黄汤加减。药用当归、山萸肉、生地黄、熟地黄、黄芩、黄连、黄柏、黄芪。

方中当归、山萸肉、生熟地补肝肾精血，育阴培本以潜内热，重用为君；黄芩、黄柏、黄连泻火除烦，清热坚阴，清三焦之火热以治其标，用量较小，共为臣药；黄芪益气补阳，实卫固表，用为佐药。纵观全方，有补肾养心的生熟地黄，补肝肾精血之当归山萸肉，又有益气固表之黄芪，山萸肉又具固脱敛精止汗之效，更兼苦寒泻火之三黄，可谓寒温并用，攻补兼施。黄芪与三黄相伍，互制其短，各用其长。此外，黄芪与诸滋养阴血药同用，尚含阴阳互助，气血双补之意。诸药合用共奏滋阴降火固表止汗之功。

②加减：汗出多者，加麻黄根、浮小麦、五味子；潮热甚者，加地骨皮、鳖甲、知母；耳鸣或目涩者，加枸杞子、女贞子、龟甲、菊花；干咳，咯血甚者，加白茅根、玄参、川贝母等。

（编者 王延梅 梁志刚）

内伤发热

【定义】

内伤发热是指以内伤为病因，由气血阴阳亏虚及脏腑功能失调而引起的发热。本病起病缓慢，病程较长，常表现为低热，亦可表现为高热，或仅自觉发热或五心烦热而体温不升高。

【分证论治】

气虚发热

证候：发热时高时低，每于劳累、活动后发生或加重，气短懒言，头晕乏力，自汗，易患感冒，食少便溏，舌质淡，苔薄白，脉细弱。

治法：益气健脾，甘温除热。

方药运用：

①常用方：补中益气汤加味。药用炙黄芪、党参、甘草、生白术、茯苓、陈皮、当归身、升麻、北柴胡。

方中重用黄芪，味甘气温，温养升发中气，振奋生化之源，用为君药；臣以党参、炙甘草益气健脾，与君药相伍补中益气，相得益彰；白术、茯苓健脾祛湿助运，陈皮和胃理气，当归养血活血，并与君臣共用收气血双补之效，上药共用为佐；升麻、北柴胡升清阳，升阳散火，解肌清热，用以为使。诸药相伍，升阳益气，补中固卫，健脾助运除阴火，则虚热自除，即所谓甘温除热之法。

②加减：时作咳嗽者，加杏仁、半夏、前胡；胸闷腹胀或痰多，饮食无味，苔腻，痰湿较重者，去黄芪、当归身，选加半夏、苍术、厚朴；口干苦，苔黄腻者，去党参，减黄芪用量，加黄连、黄芩；自汗甚者，可选加牡蛎、浮小麦、麻黄根、糯稻根；或冷或热，汗出恶风者，加桂枝、芍药；气虚低热时作，劳则益甚，去党参，加银柴胡、白薇、功劳叶、仙鹤草。

血虚发热

证候：发热绵绵不断，多为低热，头晕眼花，身倦乏力，心悸眠差，面白少华，唇甲色淡，舌质淡，脉细弱。

治法：益气健脾，养血宁心。

方药运用：

①常用方：归脾汤加味。药用炙黄芪、党参、白术、熟地黄、当归身、白芍、龙眼肉、酸枣仁、远志、茯神木、木香、生甘草。

方中以甘温之炙黄芪、党参大补脾气，白术苦温燥湿健脾，三药同用振奋脾胃运化功能则气血化生之力旺盛，用为君药；熟地、龙眼肉甘温味厚功擅大补阴血，以为增血之源，白芍、当归养血和血散瘀，使补而不滞，共为臣药。君臣相伍，气血双补，气旺血充，血充阴盛则阳气得敛。木香辛温行气能醒脾散滞，且大队甘味补药得木香之行气、当归之活血，则补中有行，滋而不腻，茯神木甘平宁心安神，远志安神益智而解郁，酸枣仁甘酸宁心安神，共为佐药；甘草甘缓和中，调和诸药，用以为使。诸药相伍，补气以生血，有阳中求阴之意，阳生阴长，气旺血充，则浮越之阳气得以内敛而虚热自除。

②加减：发热较甚者，可用银柴胡、白薇、丹皮、赤芍以清虚热；若兼舌黯，脉弦涩，体内有固定痛处或痞块者，宜选活血化瘀之品，如川芎、红花、制乳香、制没药、地龙等；血虚较甚，发热不退者，加首乌、枸杞子、阿胶以补益精血。

阴虚发热

证候：发热以午后或夜间为甚，颧红盗汗，手足心热或骨蒸潮热，心烦少寐、多梦，口干咽燥，大便干，小便色黄量少，舌质红，少津或干，有裂纹，苔少，脉细数。

治法：养阴清火，除蒸退热。

方药运用：

①常用方：清骨散加味。药用生地黄、天冬、麦冬、知母、银柴胡、胡黄连、地骨皮、秦艽、青蒿、鳖甲、甘草。方中甘寒之生地，甘苦寒之天冬、麦冬养肺胃肾之阴，清热降火，生津止渴，用以为君；银柴胡善清虚劳骨蒸之热而无苦泄之弊，胡黄连、知母、地骨皮俱可入阴分退虚火，共用为臣；青蒿、秦艽善透伏热，引邪外出，鳖甲滋阴潜阳，能引诸药入阴以清热上药共用为佐；甘草甘缓和中，调和药性，用以为使。方中诸药相伍滋肾填阴以治本清源，清骨蒸热、透伏邪以治其流，可谓源流两清，标本兼顾之治。

②加减：热甚者，可加黄柏、玄参；盗汗甚者，可加牡蛎、浮小麦、糯稻根；兼有时时振寒，营卫不和者，加用桂枝汤；若兼见心悸怔忡、舌尖猝痛、尿赤等心阴虚并心火者，用天王补心丹合导赤散加减；干咳痰少，口鼻咽喉干燥之肺阴虚兼燥热者，可用清燥救肺汤合泻白散加减；眩晕易惊，肌肉瞤动，胁肋疼痛，脉弦数等肝阴虚兼肝阳上亢，肝气郁滞者，宜用保阴煎合化肝煎加减；食欲减退，口舌生疮，牙龈肿痛，大便干结之脾胃阴虚兼胃火者，可用参苓白术散合清胃散加减；腰膝酸软、咽痛、遗精等肾阴虚兼相火旺者，可用大补阴丸合三才封髓丹

化裁。

阳虚发热

证候：发热欲近衣，面色㿠白，形寒怯冷，四肢不温，头晕嗜寐，腰膝酸痛，舌质胖润或有齿痕，苔白润，脉沉细而弱或浮大无力。

治法：温肾助阳，佐以育阴。

方药运用：

①常用方：右归丸加味。药用肉桂、炮附子、鹿角胶、熟地黄、山药、山茱萸、枸杞子、杜仲、菟丝子、当归。

方中辛甘大热之附子、肉桂温补脾肾之阳以祛内生之寒，甘温之鹿角胶温补肾阳，填精补髓，三者共用为君；熟地甘温味厚滋肾填精，山茱萸、枸杞子滋肾养肝，山药滋养肺脾肾之阴，上药共用为臣；当归补血养肝行滞，杜仲、菟丝子益肾养肝，强壮筋骨，共用为佐。本方用药在培补肾阳之中伍以滋阴填精之品，所谓阴中求阳之义，且阳得阴助源泉不竭。此外，阴柔之性可佐制温阳之辛燥之性。诸药合用共奏温肾助阳之功，阳气得充盛则无妄动虚浮之弊，而虚热自除。

②加减：纳少腹胀便溏者，加干姜、大腹皮、鸡内金、扁豆；脾虚泄泻者，合理中丸；五更泄泻者，合四神丸同用；遗泄不止者，选用水陆二仙丹及金锁固精丸；气虚较甚者，加黄芪、党参。

肝郁发热

证候：发热多为低热或潮热，绵绵不断，常随情绪变化而起伏，精神抑郁，心烦易怒，妇女常兼月经不调，胸胁胀痛，喜叹息，口苦而干，舌质红，苔黄，脉弦滑或数。

治法：疏肝解郁，清泄肝火。

方药运用：

①常用方：丹栀逍遥散加减。药用北柴胡、郁金、当归、生白芍、白术、茯苓、丹皮、栀子、炒薄荷、生甘草。

方中北柴胡、郁金疏肝理气，解郁清热，用以为君；当归、生白芍养血柔肝，当归兼可活血行滞，用以为臣，君臣合用体用并治，相得益彰，疏理条达肝气力胜；丹皮、山栀子清肝泻火，丹皮兼可散瘀凉血，栀子并可导热下行，白术、茯苓益气健脾祛湿，缓肝之急，并可防止木郁克脾，薄荷辛凉，用之可透解郁热，上药共用为佐；甘草和中甘缓，调和诸药，用以为使。全方以疏达肝之郁滞，调和肝体为主，兼清散透发郁热，实脾防变，可谓配伍严谨，切合病机。

②加减：头胀加白菊花、蔓荆子；经前乳胀加合欢皮、青橘叶；纳少不馨，加生麦芽、生谷芽；咽堵如有炙脔加绿萼梅、苏梗、桔梗；热象较甚，舌红口干，便秘者，加龙胆草、黄芩；胁肋疼痛不解者，加川楝子、延胡索；若肝病犯脾，脾虚夹湿，纳减便溏，苔腻者，则应去丹皮、栀子，加生薏苡仁、熟薏苡仁、煨姜等。

瘀血发热

证候：发热多在午后或夜晚，或热势昼轻夜重，或自觉发热，或局部发热，口干咽燥而不欲饮，躯体痛有定处或肿块，面色萎黄或黯黑，甚或肌肤甲错，舌质青紫或有瘀点、瘀斑，脉涩。

治法：活血化瘀，行气止痛。

方药运用：

①常用方：血府逐瘀汤加减。药用当归、桃仁、红花、生地黄、赤芍药、川芎、牛膝、枳壳、柴胡、桔梗、生甘草。

方中以当归、桃仁、红花活血祛瘀，行血止痛，用为君药；赤芍、生地黄活血凉血，养阴和血，清散血中瘀热，川芎、牛膝上行下达，通一身血脉之瘀滞并引瘀血下行，共用为臣。君臣相伍，活血祛瘀力胜，并能养血和血，清血中瘀热；气为血帅，气行则血行，以枳壳、桔梗一升一降，调畅周身气机，以行气活血，柴胡疏肝解郁，与枳壳相伍，理气散结之力胜，共用为佐药；甘草缓急，调和诸药，用以为使。诸药相伍，祛瘀不伤血，理气不伤阴，行血散瘀滞则气血得行，壅遏之势解，瘀热得除。

②加减：气滞胁下有块者，加郁金、牡蛎、穿山甲；月经闭止，瘀热内生者，加泽兰、益母草、川楝子；心烦口渴欲饮者，可加知母、石膏；时冷时热，口苦，苔黄腻者，可加黄芩、半夏；阴血不足，热势缠

绵不退者，可加秦艽、白薇、银柴胡；跌仆损伤之瘀血发热者，可改用复元活血汤。

痰湿郁热

证候：身热不扬或午后低热，身重倦怠或头昏沉，嗜睡，胸闷呕恶，或汗出而粘，口干不欲饮，纳食不香或脘闷不知饥，舌淡红，苔白腻或黄腻，脉弦滑或滑数。

治法：清热利湿，理气化痰。

方药运用：

①常用方：三仁汤化裁。药用杏仁、生薏苡仁、白蔻仁、半夏、厚朴、黄连、黄芩、瓜蒌、葛根、竹叶、滑石。

方中以苦辛之杏仁，开上焦肺气，降气化痰，以芳香苦辛之白蔻仁醒脾化浊，行气化湿以健运中焦，以甘淡之薏苡仁渗利湿热，疏导下焦，上药共用为君；半夏燥湿化痰，理气和胃，降逆止呕，厚朴燥湿运脾，除肠胃之滞气，黄芩、黄连清胃肠湿热，瓜蒌清热化痰，宽胸利气，诸药共用为臣；葛根清透热邪，升发清阳，竹叶、滑石清利湿热于下，三者共用为佐使。诸药相伍，辛开于上，苦化于中，渗利于下，三焦气机宣畅以助痰热消散，且辛开苦降，温清兼用，升清降浊相伍，务使痰湿祛而热清透，共奏宣化痰湿，利湿清热之功。

②加减：呕恶明显者，加陈皮、生姜、竹茹；大便粘滞不爽者，加炒白术、枳实或槟榔、莱菔子；纳少、脘闷较著者，加焦山楂、莪术、焦白术等；头痛头沉者，加白芷、羌活、川芎；面色晦黯，肌肤不荣，发热经久不愈者，加水蛭、土鳖虫。

（编者 李慧慧 李娜）

外感发热

【定义】

外感发热是指已患有某种或多种内科疾病，又感受六淫之邪或温热疫毒之气，导致发热，体温升高，并持续不降，伴有恶寒、面赤、烦渴、脉数等为主要临床表现的一种病证。

【分证论治】

卫表证

证候：发热恶寒，鼻塞流涕，头痛身痛，咳嗽，或恶寒甚而无汗，或口干咽痛，或身重脘闷，舌苔薄白或薄黄，脉浮或浮数。

治法：解表退热

方药运用：

①常用方：银翘散加减。药用金银花、连翘、薄荷叶、淡竹叶、芦根、桔梗、牛蒡子、生甘草。

本方为辛凉平剂。方中以金银花、连翘清热解毒，轻宣透表，为主药；薄荷叶辛散表邪，透邪外出，淡竹叶、芦根甘凉轻清，清热生津止渴，共为臣药；桔梗、牛蒡子宣肺利咽为佐药；甘草调和诸药为使药。诸药合用，疏散与清解并施，共成疏散风热，清热解毒之剂。

②加减：热甚者，加黄芩、板蓝根清热解毒；渴甚者，加天花粉生津止渴；风寒束表，恶寒无汗，头身疼痛者，以荆防败毒散加减；咳嗽者，加杏仁、贝母宣肺化痰止咳：暑湿在表，头身困重，胸脘痞闷者，当解暑化湿，以新加香薷饮加减。

肺热证

证候：壮热，咳嗽或喘促，痰黄稠或痰中带血，胸痛口渴，舌红苔黄，脉滑数。

治法：清热解毒，宣肺化痰。

方药运用：

①常用方：麻杏石甘汤加减。药用麻黄、生石膏、杏仁、甘草、金银花、鱼腥草。

本方重用生石膏辛甘大寒，清泄肺胃之热以生津，麻黄宣肺解表而平喘，二药相制为用，既能宣肺，又能泄热，并奏清里达表、宣肺平喘之效而为主药；杏仁苦降，助麻黄止咳化痰平喘，金银花、鱼腥草辛苦寒，助石膏清热解毒共为辅佐药；甘草调和诸药以为使。

②加减：热甚者，加黄芩、连翘、蒲公英清热解毒；胸痛，咳吐脓

痰者，加金荞麦、葶苈子泻肺涤痰。

气分证

证候：壮热，口渴引饮，面赤心烦，口苦口臭，舌红苔黄，脉洪大有力。

治法：清胃解热

方药运用：

①常用方：白虎汤加减。药用生石膏、知母、粳米、生甘草。

方中用生石膏辛甘大寒，清泻阳明而除烦热为君药；知母苦寒清热而润燥为臣药，石膏得知母相助，清热除烦之力尤强；生甘草、粳米益胃生津，使大寒之剂无损脾胃，共为佐使。

②加减：卫气同病者，加金银花、连翘卫气同治；体弱脉虚大者，加太子参益气生津；大便秘结者，加大黄泄热通便；若发斑隐隐者，加水牛角、玄参清热凉血。

肠腑实证

证候：发热，日晡热甚，腹胀满，大便秘结或热结旁流，烦躁谵语，舌苔焦燥有芒刺，脉沉实有力。

治法：通腑泻热

方药运用：

①常用方：大承气汤加减。药用生大黄、芒硝、枳实、厚朴。

方中生大黄苦寒泄热通便，荡涤肠胃为君药；芒硝咸寒泻热，软坚润燥为臣药；厚朴、枳实行气散结，消痞除满并助硝、黄加速积滞排泄，共为佐使药。四药同用，直泻里热，通便导滞。

②加减：热结阴亏，燥屎不行者，加生地、玄参、麦冬以增液通便；邪热炽盛，胸膈烦热，口舌生疮者，加栀子、黄柏、连翘、竹叶清热解毒，泻火除烦。

肝胆湿热

证候：寒热往来，胸胁苦满，口苦咽干，或恶心呕吐，目身发黄，便秘尿黄，舌红苔黄腻，脉弦数。

治法：清利肝胆湿热

方药运用：

①常用方：大柴胡汤加减。药用柴胡、黄芩、枳实、大黄、白芍药、清半夏、茵陈、板蓝根、大枣、生姜。

大柴胡汤系小柴胡汤合小承气汤加减而成。本方用小柴胡汤中柴胡、黄芩疏肝利胆，和解退热为君药；选用小承气汤中之枳实、大黄泄热通便为臣药；白芍、半夏柔肝和胃，茵陈清热利湿，板蓝根清热解毒，共为佐药；生姜、大枣调和脾胃，为使药。诸药相合，肝胆气机得舒，热邪得泄，湿热得除，诸症自痊。

②加减热重者，加金银花、连翘、败酱草清热解毒；胁痛者，加延胡索、川楝子行气止痛；呕吐者，加竹茹降逆止呕；黄疸者，加金钱草、栀子、青蒿利胆退黄。

脾胃湿热

证候：身热不扬，汗出不解，胸腹胀满，纳呆呕恶或身目发黄，大便溏泄，舌苔白黄而厚腻，脉滑数。

治法：清热利湿，健脾和胃。

方药运用：

①常用方：王氏连朴饮加减。药用黄连、厚朴、石菖蒲、半夏、淡豆豉、栀子、芦根。

方用黄连、栀子清热燥湿，芦根清热化湿、和胃止呕，这是清热的一面。厚朴、半夏燥湿醒脾，菖蒲、豆豉芳化湿浊，这是除湿的一面。清热除湿的目的在于清除致病之因，燥湿化浊的目的在于恢复脾胃功能，俾热清湿去，升降复常，则诸症自除。

②加减：热甚者，加黄柏、黄芩苦寒清热；湿重者，加藿香、佩兰芳香化湿；身目发黄者，加茵陈利湿退黄。

大肠湿热

证候：发热，腹痛，泄泻或利下赤白脓血，里急后重，肛门灼热，口干口苦，小便短赤，舌红苔黄腻，脉滑数。

治法：清涤肠道湿热。

方药运用：

①常用方：葛根芩连汤加减。药用粉葛根、黄芩、黄连、甘草。

方中重用粉葛根为君药，清热解肌，升清阳而治下利；辅以黄芩、黄连苦寒清热，祛湿止泻；使以甘草和中调药，共成解肌清里之剂，以除肠道湿热。

②加减：热甚者，加金银花、贯众、黄柏清热解毒；小便短赤者，加木通、车前子清热利湿；气滞腹痛者，加木香、槟榔以理气化滞。

膀胱湿热

证候：寒热起伏，午后热甚，尿频尿急尿痛，小便灼热黄赤，腰部或少腹疼痛，舌红苔黄，脉滑数。

治法：清热利湿

方药运用：

①常用方：八正散加减。药用木通、瞿麦、篇蓄、车前子、滑石粉、大黄、栀子、柴胡、黄芩。

方中木通、瞿麦、篇蓄、车前子、滑石粉清热利湿，通淋止痛，共为君药；柴胡、黄芩和解退热，大黄泄热降火，栀子清泻三焦湿热，共为臣佐药。三焦湿热得清，膀胱湿热得利，诸症得解。

②加减：热甚者，加白花蛇舌草、蒲公英清热解毒利湿；小腹坠胀者，加乌药、枳壳行气消滞。

（编者 李慧慧 李娜）

痹症

【定义】

痹病是由于感受风、寒、湿、热之邪，经络痹阻，气血运行不畅，导致以肌肉、筋骨、关节酸痛、麻木、重着，或关节肿胀、变形、活动障碍，甚者内舍于五脏为主要表现的病疾。

【分证论治】

风湿痹阻

证候：关节肌肉疼痛、酸楚、重着，疼痛呈游走性，以大关节为主，可伴关节肌肉肿胀，屈伸不利，亦可有肌肤麻木不仁，初起多有恶风发热等表证，舌质淡，苔薄白或薄腻，脉浮缓和濡缓。

治法：祛风除湿，通络止痛。

方药运用：

①常用方：蠲痹汤加减。药用桑枝、羌活、独活、桂枝、秦艽、海风藤、当归、川芎、木香、乳香、甘草。

方中桑枝、羌活、独活祛风除湿，通络止痛，其中羌活走上，独活走下，共为君药；臣以桂枝、秦艽、海风藤助君药祛风除湿；佐以当归、川芎、木香、乳香理气养血活血止痛，所谓"治风先治血，血行风自灭"之意；使以甘草调和诸药。诸药合用，祛邪不忘养血活血，用于痹病初起最为适宜。

②加减：偏于风者，加防风；偏于湿者，加防己、苍术、薏苡仁；兼寒者，加麻黄、附子；兼有发热者，加金银花、连翘；痛在上肢者，加威灵仙、姜黄；痛在下肢者加牛膝、木瓜、续断；麻木者，加鸡血藤。

寒湿痹阻

证候：肢体关节冷痛、重着，痛有定处，日轻夜重，遇寒痛增，得热则减，或痛处肿胀，皮色不红，触之不热，或屈伸不利，舌淡，苔白或白腻，脉弦紧或弦缓。

治法：温经散寒，祛湿通络。

方药运用：

①常用方：乌头汤加味。药用川乌、麻黄、白芍、黄芪、苍术、白术、姜黄、当归、白蜜、生甘草。

方中乌头大辛大热，祛风除湿，温经散寒为君药；配麻黄以助温阳散寒止痛，白芍养血，黄芪益气，使气血调畅，苍术、白术健脾祛湿，姜黄、当归活血通络，共为臣药；白蜜解乌头之毒，甘草缓急止痛，为佐使药。诸药合用祛邪不忘扶正，治风不忘治血，共奏温经散寒祛湿通络之目的。

②加减：病在上肢者，加桑枝、桂枝；病在下肢者，加独活、牛膝；疼痛较重者加草乌、附子、乳香、没药；肌肤麻木者，加稀莶草、路路通；关节酸胀者，加晚蚕砂、海风藤。

寒热错杂

证候：肢体肌肉关节红肿热痛，但局部畏寒，或自觉发热触之不热，皮肤虽见红斑

治法：温经散寒，清热除湿。

方药运用：

①常用方：桂枝芍药知母汤化裁。药用桂枝、麻黄、附子、白术、白芍药、知母、黄柏、生甘草。

方中桂枝温通血脉；麻黄、附子、白术祛风散寒除湿；知母、黄柏清热除湿；白芍药、甘草缓急止痛。方中既有桂枝、附子温通阳气，又有芍药、知母保护阴液，寒药与热药、阴药与阳药并用，同时用甘草调和之，以奏祛湿、清热、止痹痛之功。

②加减：神疲乏力者，加黄芪益气；阴虚内热者，加生地、地骨皮养阴清热；胃纳较差者，加鸡内金、陈皮、神曲消食健胃；关节肿大疼痛者，可加鸡血藤、防己、薏苡仁、萆薢祛湿通络；关节红肿热痛者，加金银藤、络石藤清热通络止痛。

湿热痹阻

证候：肌肤或关节红肿热痛，有沉重感，伴有发热，口渴不欲饮，烦闷不安，小便赤黄，关节屈伸不利，步履艰难，或有红斑结节，舌质红，苔黄腻，脉濡数或滑数。

治法：清热除湿，宣痹通络。

方药运用：

①常用方：宣痹汤合当归拈痛汤加减。药用防己、晚蚕砂、薏苡仁、赤小豆、黄芩、连翘、栀子、苦参、滑石、茵陈、当归、知母、羌活。

方中防己苦寒降泄，利水清热，味辛能散，兼可祛风，更善泄下焦

血分湿热，有祛风胜湿通络止痛作用，为君药；苦参、茵陈、滑石清热利湿，黄芩、连翘、栀子、知母清泄郁热，晚蚕砂祛风燥湿，又善化胃肠湿浊，薏苡仁健脾祛湿除痹，赤小豆清利湿热，使之从小便排出，羌活祛风，当归活血通络，共为臣佐。诸药合用，共奏清热除湿，宣痹通络之功。

②加减：高热口渴，汗出烦闷，脉数者，加生地黄、寒水石，并重用知母、栀子清泄里热；壮热不退，大便秘结者，加大黄、芒硝通腑泻热；关节肌肉拘挛疼痛者，加忍冬藤、络石藤、豨莶草、威灵仙祛风除湿，通络止痛；皮肤出现红斑、隐疹者，加生地黄、赤芍、丹皮、丹参清热凉血；痛甚者，加海桐皮、姜黄、地龙通络止痛。

热毒痹阻

证候：关节赤肿焮热，疼痛剧烈，痛不可触，触之发热，得冷则舒，伴壮热烦渴，或见皮下结节，关节不得屈伸，或肿胀有波动感，面赤咽痛，溲赤便秘，甚则神昏谵语，舌红或红绛，苔黄或黄腻，脉滑数或弦数。

治法：清热解毒，凉血通络。

方药运用：

①常用方：犀角汤加减。药用水牛角、黄连、栀子、升麻、茵陈、金银花、连翘、生地黄、防己。

方中水牛角咸寒，清热凉血解毒，为君药；黄连、栀子、升麻、茵陈、金银花、连翘助君药清热解毒凉血，生地黄养阴凉血，防己清热除湿，共为臣佐药。诸药合用，共奏清热解毒，凉血通络之效。

②加减：热毒伤津者，加石斛、玄参；夹湿者，加萆薢、晚蚕砂；大便干结者，加大黄；神昏谵语者，加菖蒲、郁金；毒盛发斑者，加大青叶、丹皮；痛剧者，加乳香、没药及虫类搜剔通络之品。

瘀血痹阻

证候：肌肉、关节刺痛，痛处不移，久痛不已，或痛处拒按，局部肿胀可有瘀斑或硬结，或面部黧黑，肌肤干燥无光泽，口干不欲饮，舌质紫黯或有瘀斑，舌苔薄白或薄黄，脉沉弦细涩。

治法：活血化瘀，舒筋通络。

方药运用：

①常用方：身痛逐瘀汤合活络效灵丹加减。药用桃仁、红花、五灵脂、丹参、当归、川芎、没药、制香附、川牛膝、秦艽、地龙、甘草。

方中桃仁、红花、五灵脂、丹参、当归活血化瘀为主药；没药、香附、川芎理气活血止痛，秦艽、地龙祛风通络，川牛膝强筋健骨，共为辅佐药；甘草调合诸药，为使药。诸药合用，行血不忘理气，治风必先治血，祛邪兼顾扶正，共奏活血化瘀，舒筋通络之功。

②加减：寒凝气滞者，可加附片、桂枝温经散寒通络；气虚者，可用炙黄芪、人参益气；阴虚者，可加生地、玄参、知母养阴；兼有温热征象者，可加苍术、黄柏清热利湿；疼痛剧者，可加虫类搜剔之品，如蜣螂虫、蜈蚣、全蝎、露蜂房、水蛭等。

痰浊痹阻

证候：关节肿胀，顽麻疼痛，或兼痰核结节，头晕目眩，头重如裹，胸脘满闷，纳呆恶心，泛吐痰涎，眼睑浮肿，舌胖质黯，苔白腻，脉沉弦滑。

治法：化痰行气，通络蠲痹。

方药运用：

①常用方：半夏白术天麻汤合阳和汤加减。药用法半夏、白术、茯苓、橘红、白芥子、生麻黄、鹿角胶、熟地黄、炮姜、生甘草、大枣。

方中半夏燥湿化痰，白术、茯苓、橘红、白芥子化痰通络，共为主药；生麻黄、鹿角胶、炮姜、熟地黄散寒助阳，生精养血，共为辅佐药；生甘草、大枣和胃，为使药。诸药合用，标本兼顾，共奏化痰行气，通络蠲痹之功。

②加减：肢体困倦，浮肿自汗者，加黄芪益气消肿；纳差者，加陈皮、木香健脾理气；关节局部有结节者，可重用白芥子，或加胆南星、枳实化痰散结；关节肿胀甚者，加薏苡仁、萆薢利湿消肿；胸闷者，加

瓜蒌、桂枝化痰宽胸，通阳利气。

痰瘀痹阻

证候：痹阻日久，肌肉、关节刺痛，固定不移，或关节肌肤紫黯、肿胀，按之稍硬，肢体顽麻或重着，或关节僵硬变形，屈伸不利，有硬结、瘀斑，面色黯黧，眼睑浮肿，或胸闷痰多，舌质紫黯或瘀斑，苔白腻，脉象弦涩。

治法：活血行瘀，化痰通络。

方药运用：

①常用方：双合散加减。药用桃仁、红花、川芎、当归、生白芍、陈皮、清半夏、白芥子、茯苓、竹沥、姜汁。

本方乃桃红四物汤与二陈汤合方化裁而成。方中桃仁、红花活血化瘀，通络止痛，为君药；配当归、川芎加强化瘀通络之力，白芍养血和营，又以半夏、陈皮燥湿化痰，配白芥子、竹沥加强化痰之力，茯苓健脾，共为臣药；姜汁和胃为使药。全方活血不忘养血，化痰不忘健脾，标本兼顾，共奏活血行瘀，化痰通络之效。

②加减：痰留关节、皮下有结节者，可加胆南星化痰散结；痰瘀不散，疼痛不已者，加炮穿山甲、白花蛇、全蝎、蜈蚣、地龙等以搜剔络道；若神疲乏力，面色不华者，加党参、黄芪益气；肢冷畏风者，加桂枝、细辛、防风温阳散寒，祛风通络；有痰瘀化热之象者，加连翘、金银藤、黄柏、丹皮清热。

气阴(血)两虚

证候：骨节疼痛、肿胀、僵硬、变形，甚则筋肉挛缩，形体瘦弱，低热，气短乏力，心悸，易汗出，或肌肉酸楚，疼痛无力，活动后加重，指甲淡白，头晕目眩，食少便溏，口干不欲饮，皮肤不仁或板样无泽，皮肤结节或瘀斑，舌胖淡或质红，或有裂纹，舌苔薄白或少苔、无苔，脉沉细或细弱无力。

治法：益气养阴，活血通络。

方药运用：

①常用方：生脉散合黄芪桂枝五物汤加减。药用人参、黄芪、桂枝、生白芍、当归、麦冬、五味子、生姜、大枣、甘草。

方中人参、黄芪益气为君药；臣以麦冬、五味子养阴，与君药合用，共奏益气养阴之功，当归、生白芍、桂枝活血通络；佐以生姜、大枣调和脾胃；使以甘草调和诸药。

②加减：偏于血虚者，加生地、熟地、鸡血藤养血；偏于阴虚者，加玄参、石斛、山萸肉滋阴；兼有寒象者，加附子温阳散寒；兼有便溏者，加苍术、白术健脾化湿，去麦冬滋腻碍脾；兼有虚热之象者，加地骨皮、秦艽清虚热，桂枝改桑枝以防温以助热；兼有瘀血者，加桃仁、红花活血祛瘀；兼有手足拘挛、麻木者，加鸡血藤、天麻祛风通络；胸闷、胀满、纳差者，加陈皮、木香健脾理气。

肝肾两虚

证候：痹证日久不愈，筋肉、关节疼痛肿大，僵硬畸形，肌肉瘦削，兼见腰膝酸软，脊以代头，尻以代踵，畏寒喜睡，手足不温，或骨蒸劳热，自汗盗汗，口渴不欲饮或饮不多，舌质红或淡，苔薄或少津，脉沉细弱或细数。

治法：培补肝肾

方药运用：

①常用方：独活寄生汤加减。药用独活、桑寄生、秦艽、防风、杜仲、牛膝、桂枝、细辛、当归、生地黄、生芍药、川芎、人参、茯苓、甘草。

方中独活、桑寄生祛风湿，补肝肾，强筋骨，除痹痛，为君药；配防风、秦艽助君药祛风化湿止痛，配桂枝、细辛温经通络，配牛膝、杜仲补益肝肾，共为臣药；佐人参、茯苓、甘草健脾益气，当归、川芎、生地黄、白芍药养血活血；甘草调和诸药，兼使药之功。诸药合用，标本兼治，祛风不忘行血，补肾不忘健脾，如是则风湿得除，气血充旺，肝肾强健，诸症自除。

②加减：偏于肝肾阴虚者，合用河车大造丸；偏于肾阳虚者，合用

阳和汤加减。

（编者　李恩强　赵芸）

肥胖

【定义】

肥胖是指体内脂肪积聚过多，体重超过标准体重20%，或体重指数大于24%。本病是种营养过剩性疾病，大多有内分泌—代谢方面的异常。一般按有无明显内分泌—代谢原因分为单纯性肥胖和继发性肥胖。本病临床常有体弱无力，行动不便，动作时气喘，心悸，怕热，多汗，或腰痛，下肢关节疼痛等自觉症状。

肥胖的测定：

标准体重与实际体重比例：成人标准体重(kg)数=[身高(cm)数–100]×0.9。儿童标准体重(kg)数=年龄×2+8。当体重超过标准体重的10%为超重，超过20%以上称为肥胖。

体重与腰围、臀围的关系：一般来说，多余的脂肪，男性多沉积在腹部，女性主要沉积在臀部、腿部。因此，可测定腰围来估计男性是否肥胖，其标准是体重(kg)数不超过腰围(cm)数，否则即是发胖。女性肥胖除直接观察臀以下部位的丰满膨隆的程度外，可用"捏指法"测量，即用拇、食两指相距3cm左右捏起皮褶，其皮褶厚度即为该处皮下脂肪厚度，若超过2.5m，即属肥胖。

体重指数：体重指数=体重(kg)/体表面积(m2)。如体重指数大于24即为肥胖。

【分证论治】

脾虚痰滞

证候：黄色瘤呈淡黄色或黯黄色，倦怠乏力，脘腹痞闷，头身沉重，眼睑虚浮，或下肢浮肿，舌淡或胖，苔白腻或白滑，脉濡缓。

治法：健脾益气，祛痰除湿。

方药运用：

①常用方：香砂六君子汤加减。药用陈皮、清半夏、茯苓、炙甘

草、砂仁、木香、党参、白术。

方中半夏、陈皮燥湿化痰，理气和胃；四君子为治气分病变总方，其中党参当补五脏元气，白术健脾，茯苓化湿，甘草缓中，共奏健脾益气之功，使脾气健运，气机调达，痰浊自化；更用木香辛温芳香，为宣通三焦气分要药，砂仁亦为温行三焦六腑之品，二药合用和胃醒脾。

②加减：兼饮食积滞者，加炒麦芽、神曲、焦山楂、莱菔子消食导滞；胸闷胸痛者，加瓜蒌化痰宽胸；眩晕加天麻、白术、胆星化痰熄风；肢肿者，加黄芪、扁豆、薏苡仁、莲米健脾利湿。

湿热内蕴

证候：黄色瘤色鲜，呈橙黄色，口腻而干，渴不欲饮，或饮下不适，脘胀痞闷，便干或大便溏粘而恶臭，舌红，苔黄腻，脉濡数或滑数。

治法：清热利湿

方药运用：

①常用方：连朴饮加减。药用黄连、栀子、厚朴、法半夏、石菖蒲、泽泻、薏苡仁。

方中黄连、栀子苦寒清热燥湿；半夏、厚朴、石菖蒲行气化湿除满；泽泻、薏苡仁利水渗湿。诸药合用，清热除湿以消除致病之因，燥湿化浊以恢复脾胃功能，俾热清湿去，升降复常，运化得司，诸症自除。

②加减：如时值暑令，暑湿伤人，上方加鲜荷叶解暑化湿。

肝胆湿热

证候：黄色瘤色鲜呈橙黄色，以眼睑、肌腱多见，口苦、纳呆、呕恶，脘腹胀闷，胁肋胀痛，舌红，苔黄腻，脉弦数。

治法：疏肝利胆，清热化湿。

方药运用：

①常用方：龙胆泻肝汤加减。药用龙胆草、泽泻、木通、车前子、黄芩、栀子、柴胡、生地、当归、甘草。

方中龙胆草清肝胆实火而除下焦湿热为君药；黄芩、栀子清热泄火，木通、泽泻、车前子清利湿热，使湿热随小便而出，五药为臣；柴胡疏肝理气，肝为藏血之脏，须防湿热损伤肝血，故佐养血的生地、当归顾护其虚；诸药苦寒，难咽碍胃，故使以甘草和中调药。

②加减：本证可加茵陈、草决明、葛根；如肝阳上亢，出现眩晕者，加钩藤、天麻、茺蔚子。

肝肾阴虚

证候：黄色瘤多呈皮疹状，色黯淡不鲜，视物昏花，眩晕耳鸣，口干苦，腰膝酸软，头胀痛，急躁易怒，肢体麻木，舌红少苔或无苔，脉细数。

治法：滋补肝肾。

方药运用：

①常用方：一贯煎合二至丸加减。药用生地黄、沙参、麦冬、当归身、枸杞子、何首乌、女贞子、旱莲草、川楝子。

方中重用生地养阴生津，滋水涵木，为主药；枸杞子、女贞子、何首乌、旱莲草助生地滋养肝肾，沙参、麦冬滋补肺阴，既可滋水之上源，又能扶金抑木，当归养血活血以调肝，共用为辅；在一派滋阴养血柔肝之中佐少量川楝子疏肝理气，补而不滞。如是则肝肾之阴充足，诸症可除。

②加减：阴虚生热者，加丹皮、知母、泽泻；阴损及阳，阴阳两虚者，加仙灵脾、菟丝子。

气滞血瘀

证候：黄色瘤色黯淡或呈棕黄色，伴胸痹心痛，或癥积腹痛，舌质紫黯，有瘀斑，脉弦涩。

治法：活血化瘀，理气行滞。

①常用方：血府逐瘀汤加减。药用当归、生地黄、桃仁、红花、川芎、赤芍、北柴胡、枳壳、桔梗、生甘草、川牛膝。

方中桃仁、红花、川芎、赤芍活血化瘀为君药；臣以柴胡、桔梗、枳壳理气解郁，使气行则血行，配当归养血，生地养阴清热，可使瘀去而不伤正，理气而不耗阴，寓祛瘀不忘扶正之意，牛膝通利血脉，引血下行；甘草调和诸药，缓急止痛为使药。

②加减：腹痛者，加乳香、没药；有癥块者，加三棱、莪术；瘀甚者，可加软散结逐瘀之品，如穿山甲、水蛭、三七等。

2.外科优势病种

（编者 胡忠波 密丽）

瘰疬

【定义】

瘰疬是发生于颈项腋间淋巴结的慢性感染性疾患，因其结块成串，累累如贯珠之状，故谓之瘰疬。俗称"老鼠疮"、"疬子颈"。一般认为小者为瘰，大者为疬；推之活动者为瘰为气，推之不动者为疬为血，所以又有气瘰、血疬之说。

【分证论治】

临床上将本病按病程分为三期，按局部表现分为三型，而每期或每型中，其证候也有不同。

瘰疬临证，因有标本虚实之异，治法自然有别。初起多在表在经，患者正气不虚，宜先其所因，以祛邪为主；在里在脏者，应视其病证，见机而作。体质不虚者，应以祛邪为主，但务求邪去而不伤正；虚中夹实者，则宜扶正祛邪，使邪去而正安；正气已虚者，以扶正为主，寓攻于补，解其痰结。

初期(结节型)

外感毒邪证

证候表现：本证发作较急，属瘰疬中表证、实证。表现为颈项两侧结核，一二枚或更多，初起肿势宜浮，皮色不变，继则转红，灼热，压之疼痛。若外感风毒则伴恶寒发热，舌质红，苔白腻，脉浮数或浮滑；若外感热毒者则发热烦燥，口苦咽干，舌红苔黄腻，脉滑数；若外感四时杀厉不正之气，则骤成肿块，宣发暴肿，色红皮热，身寒热，头痛项强，四肢不舒，脉弦数。

治法：攻坚消肿，化痰散结。

方药：风毒者，祛风胜湿，用防风羌活汤(用于有寒热者)或牛蒡解肌汤(用于身热不寒者)；热毒者，宜清热解毒，用升阳调经汤或柴胡连翘汤；气毒者，应清肝泻火、攻坚消肿，用连翘散坚汤或舒肝溃坚汤。

肝郁痰凝证

证候表现：本证主因内伤所致，表现为颈项两侧肿块，结核大小不定，皮色如常不痛，质中偏硬，推之可动，伴胸闷胁胀、口苦、纳食不香，舌苔薄白，脉弦或弦滑。

治法：舒肝解郁，化痰散结。

方药：用逍遥散合二陈汤加蒲公英、天葵，或以消瘰丸合逍遥散治之。

中期(肿疡型)

寒痰证

证候表现：肿块按之波动，少有疼痛，皮色不变，面色白，畏寒，脘闷纳呆，舌质淡，苔白，脉弦细。

治法：散寒通滞，行气回阳。

方药：用阳和汤加减。可配合服用小金丹。

热痰证

证候表现：肿块按之波动，皮色黯红微热，伴有疼痛。常兼见两颧潮红，低热盗汗，腰腿酸软，苔少舌红，脉沉弦而数。

治法：滋补肝肾，托里排脓。

方药：托里透脓散加减。低热，加知母、地骨皮、银柴胡、鳖甲、生地黄；盗汗，加生龙牡、浮小麦；夜寐不安，加炒枣仁、柏子仁、远志、茯神等。

后期(溃疡型)

气血两虚证

证候表现：病程日久，肿块溃破，脓液清稀，每多夹有败絮状物，充口腐肉呈灰白色，久不收口，伴面色无华，神疲乏力，头晕眼花，舌苔薄白，脉沉或细缓。

治法：补益气血，调和营卫。

方药：香贝养荣汤治疗。也可用八珍汤或十全大补汤。

阴虚火旺证

证候表现：疮口经久不愈，皮色紫黯，脓稀量少，伴潮热盗汗，五心烦热，身体羸瘦，口干颧红，舌尖质红少津，脉细数。

治法：滋阴清热，滋补肺肾。

方药：六味地黄汤合青蒿鳖甲汤。

（编者　张冠军　王慎喜）

乳痈

【定义】

乳痈是发生在乳房部的最常见的急性化脓性疾病。西医称之为"急性乳腺炎"。好发于产后1个月以内的哺乳妇女，占90%以上，尤以初产妇为多见。

【分证论治】

乳痈的治疗强调及早处理，以消为贵。

气滞热壅证

证候表现：乳房结块，皮色不变或微红，肿胀疼痛，排乳不畅，伴恶寒发热，头痛骨楚、胸闷呕吐、食欲不振、大便秘结等，舌质正常或红，苔薄白或薄黄，脉浮数或弦数。

治法：疏肝清热，通乳消肿。

方药：瓜蒌牛蒡汤加减。

加减：乳汁壅滞者，加鹿角霜、漏芦、王不留行子、路路通、木通等；偏于气郁者，加枳壳、川楝子；偏于热盛者，加生石膏、鲜生地黄；新产妇恶露未净者，加当归尾、益母草，酌减凉药；需要回乳者，加生山楂、生麦芽等。

热毒炽盛证

证候表现：乳房结块增大，肿痛加重，焮红灼热，继之结块中软应指，伴壮热不退、口渴喜饮、或切开排脓后引流不畅，红肿热痛不减，有"传囊"现象，舌质红，苔黄腻，脉弦数。

治法：清热解毒，托里透脓。

方药：五味消毒饮合透脓散。

正虚毒恋证

证候表现：溃脓后乳房肿痛虽轻，但疮口脓水清稀不尽，愈合缓慢或形成乳漏，伴面色少华、神疲乏力，或低热不退，饮食量少，舌质淡，苔薄，脉弱无力。

治法：调补气血

方药：八珍汤加生黄芪、制香附、陈皮等。

胎旺郁热证

证候表现：发生于怀孕期，乳房肿痛结块，皮色不红或微红，舌质正常或红，苔薄白或薄黄，脉弦滑或数。

治法：疏肝清胃，理气安胎。

方药：偏于热壅者，选用橘叶散加苏梗、苎麻根等；偏于气滞胎旺者，选用逍遥散加橘叶、蒲公英、苏梗等。

气血凝滞证

证候表现：初起应用大量抗生素或寒凉中药后，乳房结块，质硬不消，微痛不热，皮色不变或黯红，舌质正常或边有瘀点，苔薄白或黄，脉弦涩。

治法：疏肝理气，祛瘀散结。

方药：四逆散加鹿角片、穿山甲、桃仁、红花等。

（编者　张冠军　王慎喜）

乳腺增生病

【定义】

乳腺增生病为西医学病名，是一种既非炎症也非肿瘤的增生性乳腺疾病。本病是中青年妇女的常见病、多发病，其发病率居全部乳腺疾病的首位。本病属中医"乳癖"、"乳中结核"范畴。

【分证论治】

本病主要分肝郁痰凝和冲任失调两种证型。

肝郁痰凝证

证候表现；多见于未婚妇女或病程较短者。乳房胀痛和肿块随喜怒消长，伴有胸闷胁胀、善郁易怒、失眠多梦、心烦口苦，舌质淡红，苔薄白或薄黄，脉弦滑。

治法：疏肝解郁，化痰散结。

方药：逍遥蒌贝散或六神全蝎丸加减。乳房胀痛较甚，加八月札、郁金、制香附。

冲任失调证

证候表现；多见于中年妇女。乳房疼痛和肿块在月经前加重，经后缓减，伴有腰酸乏力、神疲倦怠、耳鸣目糊、月经先后失调、量少色淡、或闭经，舌质淡胖，苔白，脉弦细或沉细。

治法：调摄冲任，疏肝活血。

方药：二仙汤合四物汤加鹿角、制香附、八月札。肿块坚实，加桃仁、莪术、石见穿。

（编者　张冠军　王慎喜）

肉瘿

【定义】

肉瘿是生于颈前瘿囊内的肿块，这肿块可随吞咽上下活动。相当于西医学良性甲状腺肿瘤，包括了甲状腺腺瘤、结节性甲状腺肿和甲状腺囊肿。本病多发于20~40岁的青壮年女性。

【分证论治】

阳虚寒凝证

证候表现：肿块较小，质地韧实，表面光滑，活动性好，无疼痛，无自觉症状。患者平素较怕冷，易感风寒，纳食较差，大便溏软。舌苔白、舌质淡，脉细或沉细。

治法：温阳散寒化痰

方药：阳和汤加减。可酌加香附、浙贝母、法半夏、马兜铃、丹参、郁金、白前等。又阳虚寒邪可入里，形成沉寒，故可加细辛以散肾经寒邪。

肝脾郁结证

证候表现：肿块较大，按之坚实而有囊性感，尚能随吞咽活动上下运动，肿块有胀痛感。伴性情抑郁、纳差、胸闷、胁胀、腹胀。舌苔微黄腻，舌质淡红，脉濡细数。

治法：疏肝理脾，化痰散结。

方药：逍遥散合二陈汤。选加海藻、昆布、海蛤壳、夏枯草、厚朴、橘核、枳壳、川贝母、猫爪草、郁金、丹参，车前子、杏仁等。

气郁化火证

证候表现：症见肿块胀痛明显，有压痛。伴心慌、乏力、消瘦、口苦、心烦、易怒，或有低热。舌苔薄黄，舌质红，脉弦数。

治法：清火解郁

方药：开郁散加减。可酌加龙胆草、栀子泻肝胆之火；黄柏、知母泻肾火，黄芩泻肺火，黄连泻心火。加养阴凉血之品如生地、玄参、石斛、赤芍，牡丹皮，加减寒软坚之品牡蛎、海藻、昆布，加解毒药如蒲公英、半枝莲、肿节风等。

气血瘀滞证

证候表现：肿块可钙化或开始恶变而变得很坚硬，表面粗糙不平，活动度受限，肿块有胀痛感。可伴声音嘶哑、呼吸困难、吞咽不利。舌苔少，舌质黯红或有瘀斑，脉弦涩。

治法：行气活血，化痰散结。

方药：海藻玉壶汤加减。可加土鳖虫、穿山甲、鬼箭羽、制乳没以加强化瘀，加橘核、荔枝核、槟榔、枳实以加强理气，加半枝莲、白花蛇舌草、山豆根、蒲公英劳以加强解毒。

（编者　张冠军　王慎喜）

褥疮

【定义】

本病又名"席疮"，因久着床褥生疮而命名。一般常见于昏迷、瘫痪、消瘦和高度水肿的患者。由于全身营养失调，局部长期受压，血液循环不良，使部分皮肤溃烂，软组织发生坏死而成为褥疮。

【分证论治】

对于本病的治疗，主要是针对原发病的具体情况，进行辨证施治，积极改善患者的全身情况。轻症患者仅做局部处理即可收功。

气血瘀滞证

证候表现：见于褥疮早期，皮肤颜色黯红，或有痹痛，或者麻木不仁，局部有硬结但未有溃烂，舌质黯淡，苔薄白，脉细涩。

治法：活血化瘀，疏通经络。

方药：桃红四物汤加川牛膝。若气虚者，神疲气短，加党参、黄芪以补气活血；气滞者见局部痹痛，加玄胡索、枳壳以行气活血。

血凝蕴毒证

证候表现：局部皮肤黯红加重或紫黑色，出现水疱，并有溃烂腐肉，分界不清，神疲口干，或有低热，纳差，舌黯红，苔黄，脉弦。

治法：补气活血，托毒祛腐。

方药：托里消毒散加银花、败酱草、浙贝母。

热毒浸淫证

证候表现：褥疮染毒，疮口溃烂流脓，周围红肿灼热，高热，口干渴饮，便结尿赤，舌红，苔黄腻，脉弦数。

治法：清热解毒

方药：黄连解毒汤。若气血不足，神疲、面白、气短、纳呆者，可酌加黄芪、当归、赤芍、陈皮、茯苓。

气血亏虚证

证候表现：疮口灰白或色淡不红，脓水清稀，腐肉虽脱，但新肉不生，或愈合迟缓，精神委靡，口干口淡，短气纳差，舌淡白，少苔，脉细弱。

治法：大补气血

方药：八珍汤。若有腐肉未清或低热、口干等余毒未清者，酌加夏枯草、金银花、连翘以清余热；若见五心烦热，口干盗汗，舌红少苔，脉细数等阴虚内热者，加麦门冬、玄参、地骨皮、鳖甲。

血栓性静脉炎

【定义】

血栓性静脉炎以往分为血栓性静脉炎和静脉血栓形成两种类型。近年来，多数学者认为上述两种类型，是同一疾病发展过程中两个不同阶段，炎症与血栓可以并存，也可以相互转化，在临床上出现相应的不同症状。中医无血栓性静脉炎的病名，青蛇毒、恶脉病颇似血栓性浅静脉炎，深部血栓性静脉炎则属于股肿、脉痹的范围。

【分证论治】

血热瘀结证

证候表现：相当于浅静脉炎急性期，病变筋脉红肿热痛，上下游走，肢体活动不利，可有身热，尿黄便结。舌红，苔黄，脉数。

治法：清热化瘀，利湿通络。

方药：五味消毒饮合三妙丸加减；或用当归、赤芍、防己、川芎、丹参、虎杖、泽兰、蒲公英、银花、毛冬青、甘草等。

加减：热重，加地丁、牡丹皮；痛甚，加延胡索、三七末；肿胀明显，加木通赤小豆。

瘀阻脉络证

证候表现：相当于浅静脉炎慢性期，病变筋脉肿若硬索，粘连不移，牵扯不适，或呈多个硬性结节，皮色褐黑，胫踝水肿。生于胸腹之青蛇毒，上肢上举时牵扯不适，常伴口苦咽干，胸胁胀闷。轻者舌脉无明显变化，重者舌质黯红或有瘀斑，脉多沉涩。

治法：活血祛瘀，消肿散热。

方药：桃红四物汤加减；或用当归、赤芍、川芎、红花、穿山甲、三棱、莪术、浙贝母、陈皮等。

加减：结块硬实者，酌加水蛭、蟅虫、牡蛎；病变在胸腹者；酌加柴胡、延胡索、郁金、虎杖。

湿热淤滞证

证候表现：小腿部静脉病变时，腓肠肌胀痛、触痛，胫踝肿胀，行走困难。髂股静脉病变时，整个下肢弥漫性肿胀疼痛，皮肤苍白或发绀，扪之烘热，腿胯部痛及压痛，多伴有发热，苔白或腻，脉数。多见深静脉炎急性期。

治法：清热利湿，活血通络。

方药：五神汤和三妙散加减。若肿胀明显，加泽泻、土茯苓、防己、生薏苡仁；淤痛明显，加益母草、丹参、乳香、没药；热重者，加夏枯草、蒲公英、地丁、地龙干。

气虚血淤证

证候表现：患肢肿胀久不消退，朝轻暮重，沉重麻木，肤色苍白发凉，按之不硬而无明显凹陷，皮肤色素沉着，甚则出现慢性溃疡、象皮腿。伴有青筋显露，倦怠乏力。舌淡而有齿痕、瘀斑，苔薄白，脉沉而涩。多见深静脉炎慢性期。

治法：益气健脾，活血化瘀。

方药：补阳还五汤加减。食欲不振，胃脘胀闷，加砂仁、木香、神曲；肢体冷痹伴有抽掣者，加熟附子、细辛；腰膝酸软，加菟丝子、川断、怀牛膝。

（编者　张冠军　王慎喜）

雷诺氏病

【定义】

雷诺病又名原发性肢端动脉痉挛症。由于血管神经功能紊乱致肢端小动脉发生阵发性痉挛，四肢端出现对称性的苍白、青紫、潮红三色变化。中医学无雷诺病的病名，从病证分析，相当于中医学"四肢厥冷"的证候范围。

【分证论治】

阴寒证

证候表现：畏寒喜暖，肢端发凉，伴麻木疼痛，遇冷则肢端皮色苍白、青紫、潮红；得暖则症状缓解。劳累后发作频繁，症状日渐加重，肢端皮色苍白、刺痛，虽置于热水中亦不能缓解。面色苍白，口淡不渴，大便溏薄，小便清长。舌淡苔白，脉沉迟无力。本证多见于雷诺病早期或恢复期。

治法：温经散寒，活血通脉。

方药：当归四逆汤合黄芪桂枝五物汤加减。常用物有黄芪、当归、川芎、熟附子、赤芍、白芍、桂枝、干姜、细辛、甘草等。

血瘀证

证候表现：肢端长时间出现青紫、潮红伴有冷、麻、痛，皮肤干燥脱屑，指垫萎缩，指甲变形。或伴有少腹胀痛，月事不调，情绪波动时发作加剧。舌质紫黯或边有瘀斑，苔薄白，脉细涩。

治法：温经通脉，活血化瘀。

方药：补阳还五汤加味。常用药物有黄芪、丹参、挂枝、桃仁、红花、赤芍、当归、鸡血藤等。

湿热证

证候表现：肢端溃疡，患肢肿胀疼痛剧烈。舌质红，苔黄或白腻，脉弦数。

治法：清热化湿，活血通瘀。

方药：四妙勇安汤加味。常用当归、玄参、银花、甘草、川芎、黄芪、防己、丹参、葛根等。

（编者　张冠军　王慎喜）

前列腺炎

【定义】

前列腺炎是中青年男性的一种常见病、多发病，往往与后尿道炎、精囊炎等同时发生。中医无"前列腺炎"病名，据文献记载，急性前列腺炎属于中医"热淋"范围，慢性前列腺炎属于中医的"白浊""精浊""白淫""劳淋"或"肾虚腰痛"等范畴。

【分证论治】

湿热蕴结证

证候表现：一般发病较急，会阴、睾丸及小腹部胀痛或刺痛，腰骶部酸痛，可伴有尿频、尿急、尿道灼热症状，小便黄赤，时有便干，口渴喜冷饮。指诊前列腺饱满，压痛较明显，前列腺液较多，细菌培养多阳性，白细胞数增高。严重者可伴有全身发热，寒战，舌红，苔黄腻，脉弦滑或数。

治法：清热利湿，分清化浊。

方药：八正散、龙胆泻肝汤或大分清饮加减。

气血瘀滞证

证候表现：病程较长，以疼痛为主，痛引少腹、睾丸及下腰部。指诊前列腺压痛明显，质地不均，大小不等，可触结节。前列腺液量少或无，细菌培养多阴性。舌质黯或有瘀斑，苔薄白，脉弦滑或弦紧。

治法：活血化瘀，行气止痛。

方药：抵当汤或前列腺汤加减。

肾阴不足证

证候表现：多见于中年人，尿末、大便时尿道滴白，甚至欲念萌动即自行溢出，病久体虚，腰膝酸软，五心烦热，失眠多梦，遗精早泄，偶有血精，尿后余沥，茎中作痛。指诊：前列腺不大，压痛较轻，前列腺液少，细菌培养多阳性。舌质红，苔薄白，脉细微数。

治法：滋肾养阴，清泄相火。

方药：知柏地黄丸或大补阴丸加减。

肾阳虚衰证

证候表现：尿终滴白，腰酸乏力，萎靡不振，少腹拘急，手足不温，小便频数，淋漓不尽，甚则阳事不兴，勃起不坚。指诊前列腺软而稍小，压痛不明显，前列腺量少，细菌培养多阴性，卵磷脂小体明显减少，白细胞多接近正常。舌质淡胖有齿痕、苔薄白，脉细或弱。

治法：补肾助阳，固精止浊。

方药：右归丸合金锁固精丸加减。

（编者　张冠军　王慎喜）

前列腺增生

【定义】

前列腺增生症亦称良性前列腺肥大，是引起中老年男性排尿障碍原因中最为常见的一种良性疾病。中医学没有前列腺增生症的病名，但根据其主要临床表现认为属于"癃闭"、"精癃"范畴。

【分证论治】

本病以肾虚、血瘀为本，以肺热、气滞、湿热和脾虚气陷为标。故其证型可分虚、实两大证类。实证见于肺热气壅、湿热蕴结、肝郁气滞和瘀积内阻者；虚证表现为肾阳虚衰、肾阴亏耗和脾虚气陷。

肾阳虚衰证

证候表现：排尿困难，滴沥不尽，尿频，夜间尤甚，甚或小便自溢而失禁。兼见神疲倦怠，腰膝酸冷，畏寒肢冷，阴囊或阴茎冷缩，性功能减退。舌淡体胖嫩，苔薄白，脉象沉细或沉迟。

治法：温补肾阳，化气利水。

方药：济生肾气丸加减。面色黧黑，足冷且肿，小便不利，加鹿角片、仙灵脾；伴脾虚失运，纳差、倦怠，加党参、砂仁、白术；病势重，尿闭便秘，加大黄。泛恶呕吐，加姜半夏、姜汁炒黄连。

肾阴亏耗证

证候表现：小便频数不爽，涓滴淋沥，甚至无尿。兼见午后颧红，腰膝酸软，头晕耳鸣，咽燥口干。舌红少津，少苔，或见剥苔，脉象细数。

治法：滋阴补肾，清利水源。

方药：知柏地黄汤加车前子、牛膝。口干渴，加天花粉、麦冬。

瘀积内阻证

证候表现：瘀阻膀胱，水道闭塞，小便努责难出，尿细如线，甚或小便闭塞点滴全无。兼见尿道涩痛，会阴、少腹胀痛。舌质色黯，或有紫色瘀斑，脉象沉弦或细涩。

治法：活血祛瘀，通关利水。

方药：代抵当丸加篇蓄、瞿麦。瘀阻明显，加三棱、莪术。

肺热气壅证

证候表现：肺气壅塞、治节不行，小便不利或点滴不通。兼见咳嗽喘促，咽干口燥，烦渴欲饮。舌红，苔薄黄，脉象滑数。

治法：清热宣肺，通利膀胱。

方药：东垣黄芩清肺饮加桔梗、杏仁以开提宣泄肺气。

湿热蕴结证

证候表现：湿热下注，膀胱滞塞，气不下行，尿频、尿急，尿少而黄赤，茎中灼热涩痛。兼见大便秘结，口苦渴不欲饮，口腻胸闷，少腹弦急。舌红，苔黄腻，脉弦数或滑数。

治法：清热泻火，利湿通闭。

方药：八正散加减。苔黄腻而厚，加佩兰、蚕砂、厚朴；小便带血，加小蓟、白茅根。

肝郁气滞证

证候表现：肝气郁滞则疏泄无权，小便不通或通而不爽，胸胁胀满。兼见小腹坠胀，嗳叹则舒，烦躁善怒。舌红，苔薄黄，脉象弦。

治法：疏肝理气，通利小便。

方药：沉香散加柴胡、金钱草。

脾虚气陷证

证候表现：脾虚气陷，膀胱松弛，约束无力，有尿意而难解或涓滴自遗，尿清而腹重肛坠。兼见面色萎黄，气短懒言，腰冷乏力，纳少便溏。舌淡，苔白，脉象虚弱或沉弱。

治法：补中益气，升清降浊。

方药：补中益气汤加减。气阴两虚，合六味地黄丸。

（编者　张冠军　王慎喜）

精囊炎

【定义】

精囊炎是以性交时射出血性精液为主症的一种较为常见的男性生

殖系统炎症性疾病，常与前列腺炎并发，是前列腺炎进一步发展累及精囊所致。其临床特点为：在性交时甚或遗精的精液中，肉眼可见混有血液，或是显微镜下见有红细胞。相当于中医的"血精"。

【分证论治】

阴虚火旺证

证候表现：精血相混，色鲜红，或镜下精液中有红细胞，会阴部坠胀感或阴茎中灼痛，伴头晕耳鸣，腰膝酸软，心烦口干，小便短少色黄，舌红少津，脉细数。

治法：滋阴清热，凉血止血。

方药：知柏地黄丸或大补阴丸合二至丸选加侧柏叶、白茅根、小蓟等。

相火炽盛证

证候表现：患者身强体壮，阳事易举，血精色鲜红或夹鲜红血丝，伴面赤头胀，烦躁易怒，口干口苦，小便黄热，舌红，脉数。

治法：清泻相火，凉血止血。

方药：龙胆泻肝汤加减。

湿热下注证

证候表现：精液红色或黯红色或棕褐色，阴部坠胀，阴囊胀痛，阴茎内痒或痛，伴腰膝困重，纳呆口淡，小便黄浊，尿频尿急，大便溏薄，舌红，苔黄腻，脉滑数。

治法：清热利湿，凉血止血。

方药：八正散加小蓟、大蓟、地榆炭等。

外伤瘀滞证

证候表现：阴部疼痛，精液黯红色或夹有血块，有阴部外伤史，舌质紫黯，或有瘀点瘀斑，脉涩。

治法：活血止痛，祛瘀止血。

方药：桃红四物汤合失笑散加减。

脾肾两虚证

证候表现：精液淡红，或镜下精液中红细胞，伴面色少华，神疲乏力，失眠多梦，腰膝酸痛，舌淡而胖，脉细无力。

治法：养血健脾，益气固肾。

方药：归脾汤加减。

（编者 张冠军 王慎喜）

阳痿

【定义】

阳痿亦称阴痿，是指男性阴茎不能勃起，或勃起不坚，或虽能勃起，但不能维持正常性交者。中医学称阳痿为"阴痿"、"筋痿"、"阳痿"。

【分证论治】

阳痿的辨证首当分辨虚实，再审有火无火。本病以肾虚火衰者居多。临床常见证型有七种。

命门火衰证

证候表现：性欲减退、阴茎不能勃起或勃起而不坚，精薄清冷，多伴少腹、龟头发凉，腰膝酸软，畏寒怕冷，精神萎靡，夜尿频，舌淡苔白，脉沉细无力。

治法：温肾兴阳，益精填髓。

方药：赞育丹或右归丸加减。

恐惧伤肾证

证候表现：多有惊恐史，阳痿不举或举而不坚，胆怯多疑，心悸易惊，失眠多梦，舌淡苔薄，脉沉弦。

治法：宁心定志，益肾兴阳。

方药：安神定志丸或大补元煎合酸枣仁汤加减。

肾精亏损证

证候表现：阳事不举，或举而不坚，或反见性欲亢进，多伴头昏耳鸣，腰膝酸软，精液稀少，或见面赤颧红，五心烦热，低热盗汗，舌红苔少，脉细弱。

治法：补肾填精，滋阴引阳。

方药：六味地黄丸或左归丸加减。

心脾两虚证

证候表现：阳事不举，或举而无力，伴面色无华，精神不振，神疲倦怠，腹胀纳呆，心悸多梦，失眠健忘，大便溏薄，舌淡苔薄，脉细无力。

治法：养心健脾，益肾振阳。

方药：归脾汤加味。

肝气郁结证

证候表现：性欲低下，阳事不兴，平素多悲忧烦恼，家庭不和，精神抑郁，急躁易怒，胸胁胀满，食少寡言，善叹息，舌红苔薄白，脉弦。

治法：疏肝解郁，温肾振萎。

方药：柴胡疏肝散或四逆散加味。

肝胆湿热证

证候表现：阴茎不能勃起，或勃而不坚，常伴阴囊潮湿，坠胀疼痛，心烦口苦，肢体困倦，小便短赤，大便稀薄或秘结，舌红苔黄腻，脉滑数。

治法：泻肝利胆，清热化湿。

方药：萆薢渗湿汤或龙胆泻肝汤加减。

瘀血内阻证

证候表现：阳事不兴，或勃而不坚，甚或性欲淡漠，多有动脉硬化、糖尿病或阴部外伤及盆腔手术史，舌质黯有瘀斑或瘀点，脉沉涩或弦。

治法：活血祛瘀，通脉振阳。

方药：少腹逐瘀汤加减。

（编者　张冠军　王慎喜）

男性不育

【定义】

凡育龄夫妇同居2年以上，性生活正常，并未采取任何避孕措施，女方检查正常，由于男子生理功能或生殖器官的解剖异常等因素，而致女方不能受孕者，谓之男性不育症。中医称不育症为"无子"、"男子艰嗣"。近年来，随着男性学的不发展，中、西医对本病的称谓逐渐统一，同称"男性不育症"

【分证论治】

肾阳虚衰证

证候表现：男性不育，腰酸腿软，疲乏无力，面色白或灰黯，性欲减退，阳痿早泄，小便清长，精子数少，精子活动力弱，或肾气虚弱，无力送出精液。舌质淡，苔薄白，脉沉细。

治法：补肾壮阳，生精种子。

方药：方选生精种子汤加味。

肾阴不足证

证候表现：男性不育，头晕耳鸣，浑身乏力，手足心热，遗精滑精，精少精薄，精子活动力弱或精液黏稠不化。舌红，苔少，脉细数。

治法：滋阴补肾，生精种子。

方药：知柏地黄丸或六味地黄丸加减。

肝郁气滞证

证候表现：男性不育，精神抑郁，胸闷不舒，两胁胀痛，嗳气泛酸，不思饮食，性欲低下，阳痿不举或举而不坚，精子质量下降，或性交时不能射精。舌黯，苔薄，脉弦细。

治法：疏肝解郁，温肾助阳。

方药：柴胡疏肝散加蛤蚧、菟丝子、仙灵脾、巴戟天等。若睾丸、附睾有结节者，加橘核、夏枯草、王不留行、地龙以通络散结。若肝郁化火者，治宜清泻肝火，滋补肾阴，方选龙胆泻肝汤或丹栀逍遥散合知柏地黄汤加减。

湿热下注证

证候表现：男性不育，头晕身重，少腹急满，小便短赤，阳事不兴或阴茎勃起不坚，精子数少或死精子过多。舌苔薄黄，脉弦滑数。

治法：清热利湿

方药：程氏萆薢分清饮加减。

气血两虚证

证候表现：男性不育，身体虚弱，神疲力倦，面色萎黄，头晕目眩，性欲减退，阳事不兴或精子数少、成活率低，活动力弱。舌淡苔薄，脉沉细无力。

治法：益气补血，生精种子。

方药：十全大补汤加减。

（编者　张冠军　王慎喜）

内痔

【定义】

肛管齿线以上，直肠末端黏膜下的痔内静脉丛扩大、曲张所形成的柔软静脉团块，称为内痔，又称"里痔"。目前认为内痔是肛垫的病理性肥大并向下移位。包括血管丛扩张、纤维支持结构松弛、断裂。

【分证论治】

出血

①实证

临床表现：下血鲜红，或便前便后，或量多量少，或如射如滴；湿热下注者，其血色污浊，苔黄或腻，脉弦滑。

治法：清热凉血祛风。

方药：凉血地黄汤加减。

②虚证

临床表现：下血色清而淡，或晦而不鲜，面色少华，神疲倦怠，舌质淡，脉细或弱。

治法：养心健脾、益气补血。

方药：归脾汤或十全大补汤。

脱出

①气虚

临床表现：痔核脱出不纳，肛门有下坠感，气短懒言，食少乏力，舌质淡红，脉弱无力。

治法：补气升提

方药：补中益气汤

②血虚

临床表现：痔核脱出，便血量多色清，头晕目眩，面色㿠白，心悸，唇舌色淡，脉细。

治法：补血养血

方药：四物汤加味。

肿胀痒痛

临床表现：此证多以实证为主，证见痔核脱出嵌顿，表面色黯糜烂，有黏液渗出，全身有发热不适，口干，便秘，小便短赤，苔黄，脉数。

治法：清热祛风，除湿活血。

方药：止痛如神汤

便秘

①实证

临床表现：腹胀满疼痛，拒按，口干，嗳气，心烦，苔黄燥，脉数。

治法：通脏泻热

方药：大承气汤

②虚证

临床表现：腹胀满喜按，头晕眼花，心悸汗出，咽干唇白，舌质淡，苔中剥，脉细数。

治法：润肠通便

方药：五仁丸、润肠汤。

（编者　张冠军　王慎喜）

外痔

【定义】

发生在齿线以下，是痔外静脉丛扩大曲张或痔外静脉丛破裂，或因感染肿胀，或因反复发炎刺激结缔组织增生而成。其表面被皮肤覆盖，不易出血，其形状大小不规则。临床一般可分为结缔组织外痔、炎性外痔、血栓外痔和静脉曲张性外痔四种。

【分证论治】

湿热下注证

证候表现：肛门赘皮肿胀，色红，灼热疼痛，排便时加重，有时可有少量分泌物，舌质红，苔黄腻，脉濡数。

治法：清热利湿消肿。

方药：止痛如神汤加减。

气滞血瘀证

证候表现：肛缘皮下突起肿块，局部肿胀，隐见瘀斑，质硬，疼痛剧烈，动则更甚，舌质红，或有瘀斑，苔薄，脉弦微数。

治法：行气血，活血化瘀。

方药：血府逐瘀汤加减。

（编者 张冠军 王慎喜）

风疹

【定义】

风疹是一种病毒引起的小儿常见发疹性传染病。其特征为先有发热，随即耳后、枕骨下淋巴结肿痛而全身发疹。因其皮疹细小如沙，故又名"风痧"或"隐疹"。

【分证论治】

风热郁肺证

证候表现：恶风发热，咳嗽，流涕，目赤嚏涕，神疲乏力，胃纳欠佳，疹色浅红，先起于头面，随后延及躯干、四肢，分布均匀，稀疏细小，2~3日消退，有轻度瘙痒，耳后及枕骨后淋巴结肿大，舌苔薄黄，脉浮数，指纹紫见风关。

治法：疏风清热，宣肺透疹。

方药：银翘散加减。

热毒炽盛证

证候表现：壮热口渴，心神不宁，神倦懒动，小便短赤，疹色鲜明或紫黯，成片融合，扪之碍手，瘙痒，消退缓慢，纳呆食少，或伴胸腹闷胀，大便干结，口唇发干，舌质红，苔黄糙或黄厚，脉洪数或指纹紫在风关或上通气关。

治法：清热凉血解毒。

方药：透疹凉解汤加减。

（编者　张冠军　王慎喜）

牛皮癣

【定义】

牛皮癣是指因皮疹状如牛领之皮，厚而且坚，自觉瘙痒，故称之为牛皮癣。又因好发于颈项部，故又称为之摄领疮。以皮肤苔藓样变伴剧烈瘙痒为特征。

【分证论治】

风湿蕴热证

证候表现：局部除有成片丘疹、肥厚外，并伴有部分皮肤潮红、糜烂、湿润和血痂，苔薄黄或黄腻，脉弦数。

治法：疏风清热利湿。

方药：消风散加减。

血虚风燥证

证候表现：病程较长，局部干燥、肥厚、脱屑，状如牛领之皮，苔薄，脉濡细。

治法：养血祛风润燥。

方药：方选四物消风散或当归饮子加减。凡情绪波动病情加剧者，加珍珠母、代赭石、生牡蛎、五味子、夜交藤。

（编者　张冠军　王慎喜）

黄褐斑

【定义】

黄褐斑是一种常见的面部色素沉着病。又有的因肝病而引起者，故亦称为"肝斑"。以面部形状不规则、无自觉症状的黄褐色斑片为特征。

【分证论治】

肝郁内热证

证候表现：多见于女性，伴有烦躁不安，胸胁胀满，面部烘热，口干，苔薄，舌红，脉弦细。

治法：疏肝清热

方药：丹栀逍遥散加减。牡丹皮、山栀、柴胡、当归、赤芍、白芍、茯苓、白芷、白花蛇舌草、生甘草。

肝肾不足证

证候表现：颜色褐黑，面色无华，伴有头晕耳鸣，腰膝酸软，苔薄，舌淡，脉细。

治法：补益肝肾

方药：六味地黄丸加减。生地、熟地、怀山药、山萸肉、牡丹皮、泽泻、茯苓、仙灵脾、枸杞子、女贞子、旱莲草、白鲜皮。

气滞血瘀证

证候表现：颜色灰褐，伴有慢性肝病，两胁胀痛，苔薄，舌紫，或有瘀斑，脉弦细。

治法：理气活血化瘀

方药：桃红四物汤加减。桃仁、红花、生地、熟地、川芎、当归、白芍、白蒺藜、白菊花、白芷。

脾虚湿热证

证候表现：颜色污黄，状如尘土附着，伴有纳呆、便秘、溲赤，苔黄腻，舌红，脉滑数。

治法：健脾清热利湿

方药：三妙散加减。苍术、白术、黄柏、薏苡仁、野赤豆、绿豆、白扁豆、怀山药、姜半夏、陈皮、块滑石、车前子。

（编者 张冠军 王慎喜）

粉刺

【定义】

粉刺是一种毛囊皮脂腺的慢性炎症性疾患。又称"肺风粉刺"、"酒刺""面皰"，俗称"暗疮"、"青春痘"。相当于西医所称的"寻常痤疮"。常见于青年男女，也见于一些中年妇女其特征为散在颜面、胸、背等处的针头或米粒大小皮疹，如刺，可挤出白色粉渣样物，故称粉刺。

【分证论治】

根据本病的病因病机和临床表现，临床可分为肺热血热证、肠胃湿热证、脾虚痰湿证等。

肺热血热证

证候表现：皮损以红色丘疹为主，可有脓疱、红色结节。患处焮热疼痛，颜面潮红，舌质红，苔薄黄，脉细数或弦数。

治法：凉血清热

方药：枇杷清肺饮加减。人参叶、枇杷叶、桑白皮、黄柏、甘草、鱼腥草、白花蛇舌草、丹参、生地。若有脓疱者，加蒲公英、蚤休；有红色结节者，加夏枯草、浙贝；大便秘结者，加大黄、枳实。

肠胃湿热证

证候表现：皮疹红肿，可有脓疱、结节，颜面油滑光亮，患处瘙痒、疼痛。伴有大便秘结，小便黄赤，纳呆腹胀，舌苔黄腻，脉滑数。

治法：清热化湿通腑

方药：茵陈蒿汤加味。茵陈、栀子、大黄、枳实、土茯苓、黄芩、黄柏、生地、甘草。若脓疱肿痛者，加蒲公英、金银花；纳呆腹胀者，加陈皮、青木香。

脾虚痰湿证

证候表现：皮损色红不鲜，皮疹以脓疱、结节、囊肿、瘢痕为主。

伴有神疲乏力，纳差便溏，苔腻，脉滑等。

治法：健脾利湿，清热化痰。

方药：参苓白术散合海藻玉壶汤加减。常用药物如：党参、茯苓、怀山药、生薏苡仁、海藻、昆布、浙贝、连翘、制半夏、甘草、夏枯草、白花蛇舌草。若缠绵日久、结节、囊肿、瘢痕严重者，加莪术、川红花、牡蛎。

（编者　张冠军　王慎喜）

浸淫疮

【定义】

浸淫疮为遍发全身的瘙痒渗出性皮肤病。因其浸淫全身故名浸淫疮。以初生甚小如疥，瘙痒无时，蔓延不止，抓津黄水，浸淫成片为特征。可发生于任何年龄、性别、季节。西医称之为泛发性湿疹。

【分证论治】

风热蕴肤证

证候表现：以红斑、丘疹为主，可见鳞屑、结痂，渗出不明显，发病迅速，自觉瘙痒剧烈。舌红，苔薄黄，脉浮数或弦数。

治法：疏风清热，化湿止痒

方药：消风散加减。荆芥、防风、苦参、蝉蜕、胡麻仁、牛蒡子、地黄、牡丹皮、赤芍、丹参、甘草等。

湿热浸淫证

证候表现：以潮红、肿胀、糜烂、渗出为主，可见丘疹、丘疱疹、水疱；自觉灼热、瘙痒。舌红，苔黄或黄腻，脉滑数。

治法：清热利湿，祛风止痒。

方药：龙胆泻肝汤加减。龙胆草、栀子、黄芩、生地、泽泻、当归、车前子、甘草等。

脾虚湿蕴证

证候表现：以淡红色红斑、丘疹、丘疱疹、少量渗液为主，可见皮肤肥厚；自觉瘙痒，可伴有食少，腹胀便溏。舌淡胖，苔腻，脉濡或滑。

治法：健脾利湿，祛风止痒。

方药：除湿胃苓汤加减。苍术、厚朴、陈皮、猪苓、泽泻、赤茯苓、白术、滑石、防风、栀子、甘草等。

血虚风燥证

证候表现：以肥厚、鳞屑、苔藓样变为主，可见色素沉着，自觉阵发性瘙痒。舌淡红，苔薄、脉弦细。

治法：养血润燥，祛风止痒。

方药：四物消风饮加减。生地、当归、赤芍、荆芥、薄荷、蝉蜕、柴胡、川芎、黄芩、甘草等。

（编者　张冠军　王慎喜）

蛇串疮

【定义】

蛇串疮是一种皮肤上出现成簇水疱，沿身体一侧或呈带状分布的急性疱疹性皮肤病。状如蛇行，故名蛇串疮。历代医家有火带疮、蜘蛛疮、蛇丹、甑带疮等名称。又因常发于腰肋间，故又有缠腰火丹之称。本病常骤然发生，出现成群簇集水疱，痛如火燎，多发于春秋季节，成人患者较多见，愈后极少复发。相当于现代医学的带状疱疹。

【分证论治】

毒热证

证候表现：在焮红的皮损上可见丘疹、丘疱疹或疱壁紧张的小水疱，皮损常见于胸肋腰背部，呈单侧性沿神经走向分布，自觉灼热刺痛，常伴有程度不等的全身症状，如口苦咽干，烦躁纳减，小便黄，大便秘结，舌质红，苔黄，脉弦数。

治法：泻肝凉心，清热解毒。

方药：清热地黄汤加减合黄连解毒汤加味。

湿盛证

证候表现：在红晕的皮损处可见密集成簇的水疱，状如绿豆或黄豆大小，排列成带状，各群疱疹之间夹有正常皮肤，颜面较淡，疱壁松弛，4~6天后，疱液混浊溃破，并出现糜烂浸淫现象，自觉痒痛相兼。口不渴，胃脘胀闷，不思饮食，舌淡体胖，苔薄白或白腻，脉濡数或滑数。

治法：治宜健脾化湿，佐以清热解毒。

方药：除湿胃苓汤加减。

气滞血瘀证

证候：患处皮损大多消退，结痂脱落，但疼痛不止，或隐痛缠绵，咳嗽或动则加重，伴心烦、夜寐不安，舌质紫黯，苔白，脉细涩。

治法：活血化瘀，行气止痛，清解余毒。

方药：桃红四物汤加减。

（编者 张冠军 王慎喜）

3.妇科优势病种

带下病

【定义】

带下量明显增多，色、质、气味异常，或伴全身、或局部症状者，称带下病。

【分证论治】

脾虚湿困

主要临床表现：带下量多，色白或淡黄，质稀或稠，无臭气，绵绵不断。面色萎黄，四肢不温，神疲乏力，便溏，两足附肿，舌质淡，苔白或腻，脉缓弱。

治疗法则：健脾益气，升阳除湿

常用方药：完带汤(《傅青主女科》)。白术、山药、人参、白芍、苍术、甘草、陈皮、柴胡、黑芥穗、车前子。

方中人参、白术、山药、甘草健脾益气；苍术燥湿健脾；柴胡、白芍、陈皮舒肝解郁，理气升阳；车前子利水除湿；黑芥穗入血，祛风胜湿。全方脾胃肝三经同治，寓补于散之中，寄消于升之内，有健脾益气升阳除湿之功。

药物加减：气短无力，腹坠明显者加升麻、黄芪；腹胀便糖，纳少肢冷加扁豆、薏苡仁、煨木香、炮姜；腰痛畏寒加川断、杜仲、寄生、制附子；小腹冷痛加香附、艾叶炭、茴香；形肥体胖，痰多带稠加石菖蒲、清半夏、白芥子；带下淡黄质稠，阴中痒痛加黄柏、椿皮、白果、鸡冠花；带中夹血加地榆、茜草；带下日久不止加芡实、乌贼骨、煅牡蛎、金樱子。

肾阳亏虚

主要临床表现：带下量多，质清稀如水，或透明如鸡子清，绵绵不绝，腰酸腹冷，小便频数清长，夜间尤甚，舌质淡，苔薄白，脉沉迟。

治疗法则：温补肾阳，固涩止带。

常用方药：内补丸(《女科切要》)。鹿茸、菟丝子、潼蒺藜、黄芪、肉桂、桑螵蛸、肉苁蓉、制附子、白蒺藜、紫菀茸。

方中鹿茸、肉苁蓉温肾阳，生精髓，益血脉；菟丝子补肝肾，固任脉；黄芪补气；肉桂、附子温命门，补真火；潼蒺藜温肾止腰痛；白蒺藜疏肝泄风；紫菀茸温肺益肾；桑螵蛸收涩固精。全方有温肾壮阳，益精固涩止带之功。

药物加减：便溏者去肉苁蓉，加白术、补骨脂、肉豆蔻；带下清冷如水，腹冷畏寒者加艾叶、茴香；腰酸痛加寄生、川断、杜仲；小便频数加益智仁、山药、桑螵蛸。

肾阴亏虚

主要临床表现：带下赤白混杂，质粘，无臭。阴部灼热，头昏目眩，五心烦热，失眠多梦，便秘，尿黄，舌红，苔少，脉细数。

治疗法则：滋阴补肾，清热止带。

常用方药：知柏地黄丸(《病因脉证》)。熟地黄、山萸肉、山药、泽泻、茯苓、丹皮、知母、黄柏。

方中熟地、山萸肉、山药补肾阴；知母、黄柏、丹皮清虚火，燥湿止带；茯苓、泽泻引湿热由小便下行。

药物加减：方中可加芡实、金樱子以增补肾固涩止带之功。潮热口干加银柴胡、地骨皮、天花粉；腰酸耳鸣加寄生、枸杞子、白蒺藜；带下不减选加白芷、金樱子、芡实、乌贼骨、桑螵蛸、煅龙牡；带下黄白败酱草、茵陈、黄连、连翘。

湿热下注

主要临床表现：带下量多，色黄或黄白，质粘稠，或如豆渣，或似泡沫，有臭气，阴户灼热瘙痒，小便短赤涩痛，或伴有腹部掣痛。舌质红，苔黄腻或厚，脉濡数。

治疗法则：清热利湿止带。

常用方药；止带方(《世补斋·不谢方》)猪苓、茯苓、车前子、泽泻、茵陈、赤芍、丹皮、黄柏、栀子、牛膝。

方用黄柏、栀子、丹皮、茵陈、赤芍清热凉血，泻火燥湿；猪苓、茯苓、泽泻、车前子利水除湿；牛膝活血，导湿热引药下行，使热解湿除而带止。

药物加减：下腹胀痛上连胸胁加川楝子、柴胡、香附；纳呆便溏加茯苓、薏苡仁；阴部瘙痒加白藓皮、苦参、木贼。

湿毒

主要临床表现：带下量多，色黄如脓，或赤白相兼，或五色混杂，或下脓血，或浑浊如泔，或下流杂色秽水，有臭气，或腐臭难闻，阴部痒痛不适。小便短赤，大便干结，烦热口干，小腹作痛，舌红紫，可有瘀斑，苔黄腻，脉滑数。

治疗法则：清热解毒，利湿止带。

常用方药：五味消毒饮(《医宗金鉴》)加白花蛇舌草、白术。蒲公英、金银花、野菊花、紫花地丁、天葵子。

方中蒲公英、金银花、野菊花、紫地丁、天葵子清热解毒；白花蛇舌草清热利湿；白术健脾行湿。

药物加减：正气不足、倦怠无力加黄芪、人参；血虚加当归、白芍、川芎；小便淋滴痛加白茅根、金钱草、木通；食少纳呆，呕吐痰涎加半夏、生姜、陈皮；腹痛不解加蜈蚣、全蝎。

（编者 李慧慧 李娜）

妊娠恶阻

【定义】

妊娠早期(6周左右)，出现恶心呕吐，头晕倦怠，恶闻食气，甚或食入即吐者，称为"妊娠呕吐"，又称"子病"、"病儿"、"妊娠阻病"、"妊娠恶阻"等，多于3个月后逐渐消失。如仅见恶心嗜酸，择食倦怠，或晨间偶见呕吐，为早孕反应。

【分证论治】

脾胃虚弱证

临床见证：妊娠初期，呕吐不食，或吐清水、清涎，头晕体倦，舌淡，苔白，脉缓滑。

脾胃虚弱之体，妊后血聚于下，胃气随之上逆而作呕。中阳不振，水气内停，浊气不降，泛而呕吐清水、清涎。清窍四末失于温煦而头晕体倦，并可出现舌淡苔白，脉缓滑等症。

治法：健脾和胃，降逆止呕。

方药：香砂六君子汤(《明医方论》)

组成：党参、白术、茯苓、甘草、半夏、陈皮、木香、砂仁、生姜、大枣。

原方益气补中，化痰降逆，为治疗虚寒胃痛及脾虚泄泻的名方。主治脾胃气虚，痰湿内生，证见气虚痰饮、呕泻痞闷、不思饮食、消瘦倦怠等。

妊娠呕吐多发于脾胃虚弱之体。因此，健脾和胃为治病之本，降逆止呕为治病之标。药理实验认为脾虚患者多有消化功能低下、胃肠道运动功能紊乱及免疫功能低下的表现方中四君子汤能促进消化液的合成和分泌，并能增进小肠吸收功能，消除胃纳不佳、脘腹胀气，同时有显著的解痉作用。实验还表明，服用香砂六君子汤，可见胃的排空时间缩短，体液免疫功能恢复，血清免疫球蛋白明显提高。

呕吐不止加姜竹茹；脘闷加藿梗；腰骶酸楚加菟丝子、桑寄生；呕吐清涎重用茯苓；服药呕止，可服香砂养胃丸以善后。

肝胃不和证

临床见证：妊娠初期，呕吐酸水或苦水，胸满胁痛，嗳气叹息，头胀而晕，烦渴口苦。舌淡苔微黄，脉弦滑。

肝脉布胸胁夹胃贯膈，肝气不舒，肝脉不畅，则胸满胁痛，嗳气叹息。横逆犯胃，胃气上逆则作呕。木郁及胆，胆热液泄则呕酸吞苦。肝气逆走则头胀而晕。肝胃不和，可见舌淡苔微黄，脉弦滑等征象。

治法：抑肝和胃，降逆止呕。

方药：半夏厚朴汤(《金匮要略》)合左金丸(《丹溪心法》)。

组成：半夏、厚朴、茯苓、生姜、苏叶、黄连、吴茱萸。

半夏厚朴汤，功能行气开郁，降逆化痰，主治痰气郁结之证，证见咽中如有炙脔，吐咯不得，或胸胁满闷，湿痰咳嗽，反复呕吐等。然方中均为苦温辛燥之品，恐助肝热，故合以左金丸清泻肝火，以治肝经火旺之胁痛脘闷，呕吐吞酸，嗳气泛恶等。

孕后阴血日耗，肝体受损，纳食少进，生化不能称职，难以化血养肝，木旺克土导致肝胃不和。治宜清肝泻火为首要，左金丸治此也被公认。肝郁犯胃则中焦气机闭塞，因此，行气理滞也需同时施之，故合以半夏厚朴汤。两方合用，以黄连苦寒泻火，降逆止呕，配以半夏、吴茱萸化痰开结，厚朴行气除满，苏叶助半夏，厚朴宽胸畅中、宣通郁气，茯苓化湿健脾，生姜和中止呕。热泻肝平，痰除湿化，肝调而胃和，呕逆自止。

呕吐不止加姜竹茹。口苦咽干加黄芩、山栀子。大便秘结加全瓜蒌，或生大黄少许。口干思饮加乌梅肉、鲜石斛。头晕、头胀加菊花、钩藤。服药后症状减轻，呕吐酸水、苦水消失，只是呕吐清水者，为肝火已平，可按脾胃虚弱证论治。如症状加重，呕吐频繁，甚则夹有血丝，尿酮体持续阳性者，需住院中西医结合治疗。

痰湿阻滞证

临床见证：妊娠早期呕吐痰涎，口淡而腻，不思饮食，胸腹满闷，舌淡苔白腻脉滑。

治法：温化痰饮，和胃降逆。

方药：小半夏加茯苓汤(《金匮要略》)加白术，砂仁、陈皮。

组成：半夏、生姜、茯苓、白术、砂仁、陈皮。

原方健脾化痰，降逆止呕。主治胃反证，朝食暮吐或暮食朝吐。

妊娠之际，经脉虚滞，浊气上干清道，以致中脘停痰。痰为阴邪，得温则化，故宜温化痰饮为要，脾为生痰之源，健脾而澄其源为之治本。痰饮内停，气机不畅，欲止其呕，必行其滞，故选方用药应择健脾化痰，行滞止呕之品为最佳。

呕吐不止加丁香、藿香温中降逆。痰饮甚加厚朴、苍术燥湿化痰。腰骶酸楚加桑寄生、杜仲益肾固冲。小腹作坠加太子参、炙黄芪益气安胎。

气阴两虚证

临床见证：呕吐剧烈，甚则呕吐苦水或血水。频频发作，持续日久，以致精神萎靡，嗜睡消瘦，双目无神，眼眶下陷，肌肤干皱失泽，低热口干，尿少便艰。舌红少津，苔薄黄或光剥，脉细滑数无力。

呕吐剧烈，胆汁外泄而呕吐酸苦水，脉络破损而兼见血水。呕多进少，久而津液亏损，精气耗散，神失所养而精神萎靡，形体消瘦嗜睡，双目无神。四末体表失濡，目精不允而肌肤干皱失泽，眼眶下陷。虚热内扰，州都液少，大肠失濡而尿少便艰。舌脉均呈气阴两虚之征。

治法：益气养阴，和胃止呕。

方药：生脉散(《内外伤辨惑论》)合增液汤(《温病条辨》)加竹茹、天花粉、芦根。

组成：人参、麦冬、五味子、玄参、麦冬、生地、竹茹、天花粉、芦根。

生脉散益气养阴，敛汗生津，主治产后气阴两虚，汗出过多或虚损心悸气短。增液汤增液润燥，主治阳明温病，津液不足，大便秘结。

剧吐不止加姜半夏、炙枇杷叶和中降逆。口干烦渴加石斛、知母生津除烦。腰骶酸楚加桑寄生、苎麻根固肾安胎。大便秘结可于药液中加入蜂蜜以润肠通便。五心烦热可频服西洋参浸泡液，每日浸泡5~10g。

（编者 李慧慧 李娜）

羊水过多

【定义】

在妊娠的任何时期，羊水量超过2000ml以上，称为羊水过多。其中在数天内羊水量急剧增加者，称为急性羊水过多；羊水量在较长时期内缓慢增多，称为慢性羊水过多。

【分证论治】

脾虚湿聚证

临床见证：妊娠中期，胎水过多，腹大异常，胸膈满闷，呼吸短促，神疲肢软或见下肢肿甚或全身浮肿，纳差便溏，舌淡，苔白腻，脉沉滑无力。

治法：健脾化湿，消肿益胎。

方药：全生白术散(《全生指迷方》)

组成：白术、茯苓、陈皮、生姜皮、大腹皮。胸膈满闷，呼吸迫促者，酌加葶苈子、杏仁、苏梗。

脾肾阳虚证

临床见证：妊娠数月，胎水过多；腹大异常，胸膈胀满，胸闷气短，或腰酸膝软，肢体肿胀；肿处按之没指，形寒肢冷，舌淡体胖，苔白润，脉沉细无力。

治法：温肾健脾，利水保胎。

方药：真武汤(《伤寒论》)

组成：熟附片、茯苓皮、白术、白芍、生姜。

全方具温肾助阳、化气行水之效；若阳虚不甚，宜以桂枝、巴戟天易附子。腰酸痛甚加杜仲、续断；心悸气促者加柏子仁、远志。

（编者 李慧慧 李娜）

产后汗证

【定义】

产后汗症指产后汗液排泄异常，含自汗与盗汗。产妇于产后出现涔涔汗出，持续不止，动则益甚，称产后自汗；寐中汗出湿衣，醒来即止，为产后盗汗。本病指产后因气血暴虚，血虚阴亏所致汗出不止。

【分证论治】

气虚证

临床见证：产后涔涔汗出，不能自止，动则益甚，时或恶风，或兼见缺乳；亦有但头汗出，面色㿠白，气短懒言，语言低怯，倦怠乏力，舌淡苔白，脉虚弱。

治法：养阴益气，生津止汗。

方药：黄芪汤(《济阴纲目》)

组成：黄芪、白术、防风、熟地黄、牡蛎(煅为粉)、白茯苓、麦冬、甘草、大枣。

全方既补气固表，又资气血生化之源，使脾胃健旺，肌表充实，邪不易侵，津液不泄，于产后失血伤津之体，因气虚卫阳不固而自汗者，服之尤宜。

若表证重，兼有恶寒发热头痛者，宜调和营卫，敛阴固阳止汗，方用桂枝加龙骨牡蛎汤(《金匮要略》：桂枝、芍药、甘草、生姜、大枣、龙骨、牡蛎)。

若气血两虚，元阳不足，汗出畏冷，面色㿠白，少气懒言，治宜益气养血，温阳敛汗，可用大补黄芪汤(《魏氏方》：党参、黄芪、白术、茯苓、熟地黄、当归、肉苁蓉、牡蛎、五味子、吴茱萸、防风)去吴茱萸。该方补气血，调阴阳，使阳气收敛，阴液固守，汗出自止。

阴虚证

临床见证：产后熟睡后烘然汗出，甚则湿透衣衫，醒来即止，面色潮红，头晕耳鸣，口燥咽干，或五心烦热，腰膝酸软，舌红少苔，脉细数。

治法：养阴益气，生津止汗。

方药：生脉散(《内外伤辨惑论》)合玉屏风散(《世医得效方》)加山萸肉、煅牡蛎。组成：人参、麦冬、白术、防风、黄芪、山萸肉、五味子、煅牡蛎。

生脉散气阴双补，玉屏风散益气固表，伍山萸肉酸敛止汗，煅牡蛎固涩敛汗。

如口燥咽干甚者，去黄芪，加石斛、乌梅、玉竹以生津滋液。五心烦热者，加丹皮、白薇、栀子以清热除烦。

（编者 李慧慧 李娜）

产后血晕

【定义】

产妇分娩后突然头晕目眩，不能起坐，或心胸满闷，恶心呕吐，痰涌气急，心烦不安，甚则口噤神昏，不省人事，称产后血晕。为产后急重症之一。

【分证论治】

血虚气脱证

临床见证：产时产后流血特多，突然晕眩，心悸烦闷不适，甚则昏不知人。面色苍白，眼闭口开，手撒肢凉，冷汗淋漓，舌淡无苔，脉微欲绝或浮大而虚。

治法：益气固脱

方药：独参汤(《十药神书》)。人参功能大补元气，固脱生津，安神，治一切气血津液不足之证。张景岳曰：治气脱血晕，"速用人参一二两急煎浓汤徐徐灌之，但得下咽即可救活。若少迟延，则无及矣。余尝就此数人，夫不随手而愈，此最要法也"(《景岳全书·妇人归·产育类·气脱血晕》)。

瘀阻气闭证

临床见证：产妇刚分娩后，恶露不下或量少，少腹阵痛拒按，甚至心下急满；气粗喘促，神昏口噤，不省人事，两手握拳，牙关紧闭，面色紫黯，唇舌均紫，脉涩。

治法：行血逐瘀

方药：夺命散(《妇人大全良方·产后门·产后血晕方论》)加当归、川芎。

组成：没药、血竭末、当归、川芎。原方以前二药等分为末，童便与细酒各半盏，煎一二沸，调下二钱。现可作汤剂，有逐瘀止痛之功。加川芎、当归活血行瘀，瘀去则气畅，晕厥可除。

（编者 李慧慧 李娜）

产后大便难

【定义】

产后饮食如常，大便艰涩，或数日不解，或排便时干燥疼痛，难于解出者，称为产后大便难，又称"产后大便秘涩"、"产后大便秘结"，是新产三病之一，西医学称之为产后便秘。

【分型论治】

血虚津亏证

临床见证：产后大便干燥，或数日不解，腹无胀痛、饮食如常，伴面色萎黄，皮肤不润，心悸失眠，舌淡，苔薄白，脉细或虚而涩。

治法：养血润燥

方药：四物汤(《太平惠民和剂局方》)加肉苁蓉、火麻仁、柏子仁、生首乌。

组成：白芍、熟地黄、当归、川芎、肉苁蓉、火麻仁、柏子仁、生首乌。原治冲任虚损，血虚而滞，为补血调血基本方，此处取其养血润燥，加肉苁蓉、柏子仁、火麻仁、生首乌以增强滋补阴血，润肠通便，合用以奏养血润燥，通便之功。

气虚失运证

临床见证：产后数日不解大便，时有便意，临厕努责乏力，大便不坚，汗出短气，便后疲乏更甚，舌质淡，苔薄白，脉虚缓。

治法：益气导便，佐以养血润燥。

方药：黄芪汤(《太平惠民和剂局方》)

组成：黄芪、陈皮、火麻仁、白蜜。原方主治年高老人，大便秘涩，此乃气虚失运证。方中以黄芪补气，陈皮利气，辅以火麻仁、白蜜以润燥，共奏益气导便之功 如腹觉胀，酌加木香、枳壳。临厕努责费力，气虚下陷者，加升麻、党参。气短汗出，气虚无以固外者，加党参、五味子、浮小麦。心悸失眠，心神不安者，加生首乌、柏子仁、炒枣仁。

阴虚火燥证

临床见证：产后数日不解大便，解时艰涩，大便坚结，伴颧赤咽干，五心烦热，脘中痞满，腹部胀满，小便黄赤，舌质红，苔薄黄，脉细数。

治法：滋阴清热，润肠通便。

方药：两地汤(《傅青主女科》)合麻子仁丸(《经效产宝》)

组成：生地黄、玄参、白芍、麦冬、阿胶、地骨皮、火麻仁、杏仁、大黄、枳壳。两地汤原治月经先期、量少，火热而水不足者，值此取其滋阴清热，增液润燥；再配火麻仁、杏仁增润肠之效，大黄泻下去实，枳壳破结除满。合方共奏滋阴清热，润肠通便之功。

口燥咽干，苔薄黄少津者，加玉竹、石斛、瓜蒌仁以生津润燥。大便已行，去大黄积壳、厚朴。

阳明腑实证

临床见证：产后大便艰结，多日不解，身微热，脘腹胀满疼痛，或时有矢气臭秽，口臭或口唇生疮，舌红，苔黄或黄燥，脉弦数。

治法：通腑泻热，兼以养血。

方药：玉烛散(《玉机微义》)

组成：熟地黄、当归、白芍、川芎、大黄、芒硝、甘草。原方主治经闭，恶露不净，便毒，跌打瘀血身痛。

上方由四物汤合调胃承气汤组成，四物养血调血，调胃承气汤缓下热结，合用以通腑泻热，兼以养血。脘腹胀满较甚，食滞者，加炒鸡内金、佛手、枳壳。心烦口臭，口疮者，加黄芩、栀子、竹叶。

（编者 李慧慧 李娜）

产后身痛

【定义】

产妇在产褥期，出现肢体关节酸楚、疼痛、麻木、重着肿胀等症、称为"产后身痛"。又称"产后遍身痛"、"产后关节痛"、"产后痛风"，俗称"产后风"。

【分证论治】

血虚证

临床见证：产褥期中，遍身关节疼痛，肢体酸楚、麻木，面色萎黄，肌肤不泽，头晕心悸，气短懒言，舌淡红，少苔，脉细弱。

治法：养血驱风，散寒除湿。

方药：独活寄生汤(《备急千金要方》)

组成：独活、桑寄生、秦艽、防风、细辛、白芍、川芎、干地黄、杜仲、牛膝、茯苓、甘草、桂心、当归、人参。

原方主治肝肾两亏，气血不足，风寒湿邪外侵，腰膝冷痛，酸重无力，屈伸不利或麻木偏枯，冷痹日久不愈。本方扶正祛邪兼顾，扶正则补气血、益肝肾、强筋骨，祛邪则祛风、散寒、胜湿。产后身痛常为产后气血大伤，百脉空虚，感受风寒湿邪而致，用之相宜。

湿热证

临床见证：产褥期中，肢体关节红肿热痛或窜痛，或伴发热恶风，口干渴，心胸烦热，大便干，尿黄，舌苔黄，脉滑数。

治法：清热除湿，疏风活络。

方药：四妙丸(《成方便读》)

组成：川黄柏、薏苡仁、苍术、怀牛膝。

本方原主治湿热下注的两足麻痿肿痛，为治痿之妙药。方中黄柏苦寒，寒以清热，苦以燥湿且偏入下焦，苍术苦温，善能燥湿，加牛膝祛风湿引药下行，薏苡仁利湿清热，合而共奏清热利湿除痹之效，故用治本病。如表证重者，可加金银花、连翘以辛凉透邪，解表清热。

肾虚证

临床见证：产后身痛，以腰膝关节疼痛为主或足跟痛，可伴头晕耳鸣，眼眶黯黑，夜尿多，舌淡黯，苔薄白，脉沉细。

治法：补肾强腰，壮筋骨。

方药：养荣壮肾汤(《叶氏女科证治》)加秦艽、熟地黄。

组成：当归、川芎、独活、肉桂、川续断、杜仲、桑寄生、防风、生姜、秦艽、熟地黄。全方共奏补肾养血、祛风强腰之功。

血瘀证

临床见证：产后身痛，肢体关节屈伸不利，按之痛甚，或肢体皮肤轻度紫黯，或兼小腹疼痛；恶露不畅或不绝，色紫黯夹血块；舌紫黯苔白，脉细弦或涩。

治法：养血活血，化瘀通络。

方药：身痛逐瘀汤(《医林改错》)

组成：秦艽、川芎、桃仁、红花、甘草、羌活、没药、当归、五灵脂、香附、牛膝、地龙。

原方主治痹证而有瘀血。此处用于治疗产后身痛血瘀证，取其活血祛风通络止痛之功。

（编者 李慧慧 李娜）

产后缺乳

【定义】

产后缺乳是指产妇在哺乳期内乳汁甚少或全无，亦称"乳汁不行"，或"乳汁不下"或"产后乳无汁"。

【分证论治】

气血虚弱证

临床见证：产后乳汁不行，或行亦甚少，乳汁清稀，乳房无胀痛，或面色苍白，或精神疲惫，或头晕眼花，甚或心悸气短，食少便溏，舌淡苔薄，脉沉细或弱。

治法：实脾，补血，通乳。

方药：通乳丹(《傅青主女科》)

组成：人参、生黄芪、当归、麦冬、木通、桔梗、猪蹄。

方中人参、黄芪补气，当归、麦冬养血滋阴，桔梗、木通(习用通草)利气宣络通乳，猪蹄养血益阴下乳。全方补气养血，疏经通络。气血充足，乳脉通畅，则乳汁自出。

肝气郁滞证

临床见证：产后乳汁不行，或可挤出少量乳汁，乳汁浓稠，乳房胀甚或有硬结红肿，或胁胀，嗳气叹息，苔薄或黄，舌质黯红，脉弦。

治法：疏肝理气，通络行乳。

方药：下乳涌泉散(《清太医院配方》)

组成：当归、白芍、生地黄、川芎、柴胡、青皮、天花粉、漏芦、桔梗、木通、通草、白芷、穿山甲、王不留行、甘草。

全方疏肝理气，补血养血，通络行乳。若乳房胀痛甚者，酌加橘络、丝瓜络、香附以增理气通络之效；乳房胀硬热痛，触之有块者，加蒲公英、夏枯草、赤芍以清热散结；若乳房掣痛，伴高热恶寒，或乳房结块有波动感者，应按"乳痈"诊治。

（编者 李慧慧 李娜）

产后抑郁症

【定义】

产后抑郁是以产后情绪低落为主要临床表现的一种精神障碍，是介于产后抑郁性精神病和产后郁闷之间的一种精神疾患，临床表现为疲乏、爱哭、孤僻、失眠、厌世悲观、有犯罪感等症状。通常于产后1周开始出现症状，产后4~6周逐渐明显，平均持续6~8周，甚则长达数年。

【分证论治】

血虚气弱证

临床见证：产后焦虑，伤心，流泪，失眠，食欲减退，性欲减低，疲乏，气短懒言，面色苍白，头晕，心悸，昏困，恶露量少，色淡、质清稀，唇、舌淡，苔少或无苔，脉细弱无力，或浮大中空或细数。

治法：补血益气，养心安神。

方药：茯神散《医宗金鉴》

组成：茯神、人参、黄芪、赤芍、牛膝、琥珀、龙齿、生地黄、桂心、当归。

本方原用于治疗因惊而致的言语错乱、神志不宁诸症。因其具有补血养气，宁心安神之功，故用于产后抑郁属气血虚弱者。如恶露日久不止，可酌加龙骨、牡蛎、血余炭等固涩止血。

败血停积证

临床见证：产后默默不语，焦虑，易哭而无声，神思恍惚，记忆力下降，食欲减退，恶露淋漓日久不止，色黯有块，面色晦暗，心前区憋闷刺痛，唇舌紫黯或边有瘀点，脉沉涩。

治法：温经养血，活血化瘀。

方药：调经散（《太平惠民和剂局方》）

组成：当归、肉桂、没药、琥珀、赤芍、白芍、细辛、麝香。

原治产后瘀血留滞经络，四肢面目浮肿者。因方中当归、白芍、赤芍、肉桂、细辛、没药温经养血，活血化瘀；琥珀、麝香辛香开窍，安神宁志。合方用于此，亦恰切相宜。

心脾两虚证

临床见证：产后抑郁，焦虑，心神不安，喜悲伤欲哭，不能控制，失眠多梦，反应迟钝，健忘，精神委顿，神疲乏力，倦怠嗜卧，面色萎黄，纳少便溏，脘闷腹胀，舌淡，苔薄白，脉细弱。

治法：健脾益气，养心安神。

方药：归脾汤（《济生方·健忘》

组成：人参、白术、黄芪、茯神、龙眼肉、当归、酸枣仁、远志、木香、炙甘草、生姜、大枣。

本方原治思虑过度，劳伤心脾健忘、怔忡。全方健脾益气，养心宁神，可用于心脾两虚之产后抑郁。

（编者　李慧慧　李娜）

恶露不尽

【定义】

产后血性恶露持续2周以上，仍淋漓不净者，称为"恶露不绝"，亦称"恶露不尽恶露不止"。

【分证论治】

气虚失摄证

临床见证：产后恶露过期不止，量较多，色浅红，质清稀，无臭味，小腹空坠，面色皖白，神倦懒言，色质淡红，苔薄白，脉缓弱。

治法：健脾益气，摄血固冲。

方药：补中益气汤(《脾胃论》)

组成：人参、黄芪、甘草、当归、陈皮、升麻、柴胡、白术。

对于本方李东垣认为：全方甘温补其中，甘寒泄其水，故主饮食劳倦所伤，始为热中之证。由于人参、黄芪、升麻、柴胡同用既能补气升阳，又能固气摄血，故后人常用于脾虚气陷的产后恶露不绝。

如恶露量多，当归可炒用，加阿胶、乌贼骨养血固冲。如恶露夹块，伴腹痛，属气虚夹瘀者，加益母草、炒蒲黄、三七活血化瘀止血。若兼头晕耳鸣，腰膝酸软。属肝肾亏损者，加桑寄生、杜仲炭、山萸肉、金樱子补肾强筋。

血瘀证

临床见证：产后恶露过期不止，量时多时少，色黯有块，小腹疼痛拒按，块下痛减或胸腹胀痛，舌紫黯或舌边有瘀点，脉弦涩或沉而有力。

治法：活血化瘀，止血。

方药：生化汤(《傅青主女科》)合失笑散(《太平惠民和剂局方》)加益母草。

组成：当归、川芎、桃仁、炮姜、炙甘草、黄酒、童便、蒲黄、五灵脂、益母草。

生化汤原治产后血瘀腹痛者，行中有补，能生又能化。五灵脂通利血脉，散瘀止痛蒲黄止血活血，二药合用，能活血行瘀，散结止痛，故治心腹疼痛诸症。合并二方用于瘀血阻滞之恶露不绝，特别是生化汤常为产后清除余血浊液的必服药。

若兼气虚，伴有小腹空坠感，加党参、黄芪。若兼肝郁，症见胸腹胀痛，脉弦者，加郁金、川楝子、香附。若瘀血久留，蕴遏化热，为瘀热内阻，症见发热、口苦、咽干，恶露臭秽，加丹皮、红藤、败酱草、蒲公英、茜草。

阴虚血热

临床见证：产后恶露过期不止，量少，色鲜红，质黏稠，两颧潮红，手足心热口燥咽干，舌红少苔，脉细数。

治法：滋阴清热，凉血固冲。

方药：两地汤(《傅青主女科》)合二至丸(《医方集解》)

组成：生地黄、地骨皮、玄参、白芍、麦冬、阿胶、女贞子、墨旱莲。

两地汤原方治月经先期量少由于肾脏火旺水亏者，后人用于阴虚血热之月经先期、经期延长、经间期出血及产后大便难和产后自汗盗汗等阴虚证。二至丸原方用于肝肾不足而致头晕眼花、腰背酸痛、下肢酸软等症；本方取其益肝肾，补阴血。

若症见心悸、气短、汗出口渴，证属气阴两虚者，加生黄芪、太子参。

肝郁化热

临床见证：产后恶露过期不止，量多少不定，色紫红，质黏稠，或夹有血块，乳房、胸胁、小腹胀痛，心烦易怒，口苦咽干，舌质红，苔薄黄，脉弦数。

治法：疏肝解郁，清热固冲。

方药：丹栀逍遥散(《女科撮要》)去煨姜。

组成：当归、白芍、柴胡、白术、茯苓、丹皮、栀子、甘草、薄荷。

原方治血虚有热，遍身瘙痒，或口燥咽干，发热盗汗，食少嗜卧，小便涩滞等。后人用于月经不调、带下病、妊娠心烦、恶露不绝等肝郁血热证。

若恶露量多者，加藕节炭、槐花、地榆清肝凉血止血。若恶露夹块伴小腹胀痛者加茜草、乌贼骨、益母草、炒蒲黄、三七以化瘀止痛。若口燥咽干者，加玄参、生地黄、麦冬养阴生津。若胸闷纳呆者，加荷叶、广陈皮理气和胃。

湿热蕴结

临床见证：产后恶露过期不止，量或多或少，色紫红，质黏稠，夹有血块，臭秽有味，腰腹胀痛拒按，常伴有发热、头重倦怠、纳呆食少、口干不欲饮，舌红苔黄腻，脉濡数或滑数。

治法：清热化湿，凉血祛瘀。

方药：败酱饮(《圣济总录》)加马齿苋、薏苡仁、贯众。

组成：败酱草、当归、芍药、川芎、竹茹、生地黄、马齿苋、薏苡仁、贯众。

本方清热化瘀，凉血止血，治疗产后恶露不绝秽臭者。原方加入马齿苋、薏苡仁、贯众以加强清热化湿之功。

若恶露量多夹块，块下痛减者，减去川芎辛温行血，加茜草根、乌贼骨、炒蒲黄以化瘀止血。若腰腹胀痛甚者，加延胡索、川楝子以理气止痛。若大便秘结者，加大黄以清热化瘀通便。若发热口渴，腹痛加重，热毒瘀并重者，可选用五味消毒饮(《医宗金鉴》：金银花、野菊花、蒲公英、紫花地丁、紫背天葵)加败酱草、马鞭草、红藤、赤芍、丹皮以增清热祛瘀之功。

（编者 李慧慧 李娜）

排卵障碍性不孕

【定义】

排卵障碍包括无排卵和黄体功能不全。

无排卵：主要原因是由于下丘脑-垂体-卵巢轴功能性或器质性异常导致无排卵。伴发的西医病种有：先天性卵巢发育不良、垂体前叶功能减退症、无排卵型功能失调性子宫出血、多囊卵巢综合征、高催乳素血症、未破裂卵泡黄素化综合征、卵巢早衰及甲状腺、肾上腺皮质功能失调等所致的无排卵，可呈现中医学的闭经、崩漏、月经后期、月经过少、不孕症等。

黄体功能不全：指黄体分泌孕酮不足或黄体过早萎缩，伴发的西医病种有：月经失调、子宫内膜异位症、高催乳素血症、早期流产或反复早期自然流产等病，可见于中医学的月经先期、月经过少、经行乳胀、暗产、滑胎、不孕症等。

【分证论治】

中医药促排卵同样要辨证。重点是以调整肾-天癸-冲任-子宫生殖轴，调整肾阴阳为主。同时要兼顾肝、脾、气血、冲任。

排卵障碍的治疗总以补肾，调整肾阴阳为主，并要随证应变促排卵。临床常见证型是肾脾阳虚、肝肾阴虚、肾虚肝郁、肾虚血瘀及肾虚痰凝。

脾肾阳虚证

临床见证：婚久不孕，月经推后、稀发、闭经或量少色淡或初潮迟。性欲淡漠面色晦黯，腰酸腿软，或形体虚胖，怕冷，四肢不温，带下清稀，大便不实，小便清长或浮肿，舌淡胖，苔薄白，脉沉细。

治法：温肾健脾，养血暖宫。

方药：毓麟珠去川椒、白芍，选加淫羊藿、仙茅、紫河车、熟附子、艾叶。

组成：人参、白术、茯苓、当归、川芎、熟地、炙甘草、菟丝子、杜仲、鹿角霜、淫羊藿、仙茅、紫河车、熟附子、艾叶。

肝肾阴虚证

临床见证：婚久不孕，月经先期，量少色红，或经前点滴出血，或月经后期量少，或闭经，形体消瘦，腰酸耳鸣，头晕眼花，五心烦热，少眠，口干便秘，性情急躁舌红，苔少，脉细(弦)数。

治法：滋养肝肾，调冲益精。

方药：养精种玉汤(《傅青主女科》)合六味地黄丸《小儿药证直诀》加首乌、肉苁蓉、知母、龟甲。

组成：熟地黄、山茱萸、当归、白芍、怀山药、茯苓、泽泻、丹皮、首乌、肉苁蓉、知母、龟甲。

肾虚肝郁证

临床见证：婚久不孕，经来先后不定，量少色淡黯，有血块，或腰骶酸痛，头晕耳鸣，或有胸胁、乳房、少腹胀痛，胸闷不舒，喜叹息，舌淡黯，苔薄白，脉弦细尺弱。

治法：补肾疏肝，调理冲任。

方药：定经汤去炒荆芥，加郁金、香附、山茱萸、肉苁蓉。

组成：菟丝子、酒白芍、酒当归、熟地、山药、茯苓、柴胡、郁金、香附、山茱萸、肉苁蓉。

临证时还可根据经后加强滋肾养血，调冲促排卵，经前加强疏肝理气活血以调理肝肾功能。

肾虚血瘀证

临床见证：婚久不孕或继发不孕，经行涩滞不畅，或淋漓不净，经色淡黯，或有血块，或经期小腹冷痛或少腹胀痛，腰骶酸痛，手足不温，舌淡黯，或有瘀点，脉弦细。

治法：补肾活血，调理冲任。

方药：补肾活血胶囊(中医杂志，1990）

组成：菟丝子20g，淫羊藿20g，覆盆10g，紫河车100g，当归10g，泽兰10g，陈皮10g，桃仁10g，紫河车100g。

上药烘干研末，装0.5g胶囊，1日2次，每次4~5粒，温开水送服，连服3~6个月。

肾虚痰凝证

临床见证：婚久不孕，月经后期，量少色淡，或经闭不行，带下量多色白质稠黏，形体肥胖，喉中痰多，毛发较浓，神疲少动，胸闷呕恶，嗜卧懒言，头晕腰酸，形寒怕冷，便溏浮肿，舌淡胖，苔白腻，脉细滑。

治法：补肾温阳，燥湿化痰。

方药：肾气丸合苍附导痰汤加淫羊藿、党参、黄芪、丹参。

组成：熟附子、肉桂、山药、山萸肉、枸杞子、茯苓、泽泻、丹皮、苍术、香附、陈皮、胆南星、半夏、川芎、滑石、茯苓、神曲、枳实、淫羊藿、党参、黄芪、丹参。

此型是本虚标实，除肾虚外，常见脾虚。脾为生痰之源，痰凝阻滞冲任、胞脉，影响气机升降，以致血液运行迟缓而成瘀，瘀痰互结加重病情。故临床治疗本虚标实之证需要耐心，往往经半年左右调治，躯脂满溢和月经得以明显改善后经调成孕。或掌握时机，待身体内环境改善后加用氯米芬，较单纯用氯米芬或单用中药能提高妊娠率。

（编者 李慧慧 李娜）

脏躁

【定义】

当妇女出现精神忧郁、情志烦乱、无故悲伤欲哭、不能自主、频频呵欠等症状时，称为"脏躁"，此病若发生在孕期，亦称"孕悲"，若发病于产后，则可称为"产后脏躁"。

【分证论治】

心神失养证

临床见证：神志忧郁，精神不振，喜悲善哭，呵欠频作，不能自主。或兼见心烦心慌、眠差、纳少、面色不华，舌质红润或偏淡，苔薄白，脉可偏细弱。

《黄帝内经》云："心气虚则悲"、"神不足则悲"。女子或因素体虚弱，又伤于情志不遂，或思虑劳倦过度，心脾受损，致心之气血不足，阴阳失衡，神无所主而现喜悲伤欲哭，心烦心慌，眠少，呵欠频作。余症、舌脉亦为心脾两虚之象。

治法：甘润滋养，宁心安神。

方药：甘麦大枣汤(《金匮要略》)

组成：甘草、浮小麦、大枣。

本方以小麦养心液而安心神，甘草、大枣甘润补中而缓急，为治疗脏躁之经方。虚烦难寐，心悸，脉细弱无力或虚数，此时可用生脉散与甘麦大枣汤合方。若证见心脾两虚者，亦可选用归脾汤。

肝脾不和证

临床见证：神志不宁，抑郁不欢，忽喜忽悲，哭笑无常，时作呵欠。可伴有惊悸失眠，或恶梦频作，胸闷太息，脘胀纳差，口苦咽干，烦热等，脉多细而弦，舌质红，苔薄白燥或薄黄。

女子心性偏窄，或伤于情志，忧虑郁结，肝脾受伤，郁火内灼，扰乱心神，而出现神志不宁，抑郁不欢，哭笑无常，欠伸时作，惊悸，恶梦等症。

治法：疏肝和脾，甘润缓急。

方药：逍遥甘麦大枣汤(经验方)

组成：薄荷、柴胡、当归、白术、茯苓、白芍、甘草、浮小麦、大枣。

本方由逍遥散与甘麦大枣汤去煨姜而成。逍遥散专治血虚肝郁，肝脾不和之证，补而不滞，行面不破，宣散郁火，和调情志，切中本证病机。甘麦大枣汤甘润缓急，调养心神。两方合用，临床效果良好。笔者用本方治疗脏躁以及其他相关疾病，疗效佳。唯在临证时应注意，本证多有气机不畅之病理改变，可适当加入行气之品，用量宜少，性宜平，如醋制香附、佛手、苏叶、陈皮之类。

心肾不交证

临床见证：神情烦躁，心绪不宁，悲伤欲哭，时作呵欠而心悸失眠，阵作烘热自汗盗汗，脉多细或细弦，阵有虚数之象，舌质偏红，苔薄少津。

治法：滋润脏阴，宁心益肾。

方药：酸枣仁汤合甘麦大枣汤(《金匮要略》)

组成：酸枣仁、茯苓、知母、川芎、甘草、浮小麦、大枣。

酸枣仁汤亦为《金匮要略》方，其治虚烦不眠、盗汗，疗效明显。本证因心肾之阴不足，故内热生而神不安。以酸枣仁汤养阴清热，安神宁心；而小麦养心液，安心神，甘草、大枣甘润缓急，突出脏躁之病机，治疗更有针对性。如心悸、脉象虚数明显，可加黄连，用量不宜多。

肝肾不足证

临床见证：精神恍惚，无故悲哀或哭笑无常，频作呵欠，夜寐多梦，伴有头晕，耳鸣，心烦易怒，腰酸膝软，面潮红，手足心热等症状，脉细数或细弦数，舌质红而少津，苔薄黄或薄白，或少苔。

治法：养肝滋肾，润燥安神。

方药：百合地黄汤合甘麦大枣汤(《金匮要略》)组成：生地黄、百合、甘草、小麦、大枣。

百合清心安神，尤宜于神思恍惚，烦躁失眠，莫名所苦之证，故《金匮要略》以百合地黄汤治疗"百合病"。"百合病"与西医学神经症的某些表现相似，伍生地黄滋肾益阴清热，故用于"脏躁"中之肝肾不足证较为契合。再配以甘麦大枣汤甘润缓急安神，共成其效。全方滋养柔润，育阴制阳。若有患者在病情发作时伴随出现肢体麻木、拘急，或悲哭后出现晕厥、头痛，亦可在方中加用潜镇之品如琥珀末、生龙骨、珍珠母等。

（编者 密丽 胡忠波）

盆腔炎性疾病

【定义】

盆腔炎性疾病是指女性内生殖器及其周围的结缔组织、盆腔腹膜发生的炎症，主要包括子宫内膜炎、输卵管炎、输卵管卵巢脓肿和盆腔腹膜炎。中医古籍中无盆腔炎病名的记载，但根据其临床特点，散见于"带下病"、"妇人腹痛"、"癥瘕"、"不孕"等病证中。

盆腔炎急性发作

热毒炽盛证

临床见证：高热或寒战，或壮热不退，下腹胀痛难忍，带下量多，色黄或黄绿如脓，气臭。大便燥结难解，小便黄少，月经量多或日久不净，口干口苦，或烦渴欲饮。舌绛红或深红，苔黄燥，脉数。

治法：清热解毒、凉血活血，行气止痛。

方药：五味消毒饮(《医宗金鉴》)合大黄牡丹汤(《金匮要略》)。

组成：金银花15g，蒲公英15g，制大黄10g，丹皮15g，桃仁10g，冬瓜仁20g，野菊花15g，紫花地丁10g，紫背天葵15g，白芷15g，皂角刺10g。

加减：带下臭秽加椿根皮15g，贯众15g；腹胀满加厚朴12g，枳实

15g；月经量多加地榆15g，马齿苋15g；盆腔脓肿形成加红藤15g。

湿毒壅盛证

临床见证：恶寒发热，或高热或寒战，下腹疼痛拒按，带下量多，色黄或黄白相兼，或如脓血，质稠味臭，月经量多或淋漓不净，咽干口苦，小便短赤，大便干结，舌质红，苔黄厚，脉滑数。

治法：清热解毒，利湿活血，行气止痛。

方药：银翘红酱解毒汤(上海市大学教材《妇产科学》)。

组成：金银花15g，连翘15g，草红藤15g，败酱草15g，丹皮15g，山栀子10g，赤芍15g，桃仁10g，薏苡仁20g，延胡索15g，制乳香6g，制没药6g，炒川楝子10g。

加减：便结腹满可加大黄10g，枳实15g；带下臭秽加椿根皮15g，黄柏10g，茵陈15g；月经量多或淋漓不净，加地榆15g，马齿苋15g，贯众15g。用法：水煎服，日1剂，2周1个疗程，连用1~2个疗程。

湿热蕴结证

临床见证：发热恶寒，热势起伏，下腹胀痛，腰骶胀痛，带下量多，带下色黄味臭，发热恶寒，或热势起伏，月经量多伴经期延长，或阴道不规则出血，经期腹痛加重，小便黄，大便干燥或溏而不爽，舌质红，苔黄腻，脉弦滑或滑数。

治法：清热利湿，行气止痛。

方药：银蒲四逆散(《伤寒论》)合金铃子散(《素问病机气宜保命集》)合四妙丸(《成方便读》)加减。

组成：银花藤15g，蒲公英15g，柴胡10g，赤芍15g，枳壳10g，延胡索15g，炒川楝子10g，黄柏12g，薏苡仁20g，苍术10g，川牛膝15g，茯苓15g。

加减：带下臭秽加椿根皮15g，贯众15g；月经淋漓不净，加地榆15g，马齿苋20g；盆腔脓肿形成加红藤15g，败酱草15g，牡丹皮15g。

（编者 密丽 胡忠波）

盆腔炎后遗症(慢性盆腔痛、盆腔炎反复发作)

湿热瘀结证

临床见证：下腹胀痛或刺痛，痛处固定，腰骶胀痛，带下量多，色黄质稠或气臭。经期腹痛加重，经期延长或月经量多，口腻或纳呆，小便黄，大便溏而不爽或大便干结。舌质红或暗红，或见边尖瘀点或瘀斑，苔黄腻或白腻，脉弦滑或弦数。

治法：清热除湿，化瘀止痛。

方药：银蒲四逆散(《伤寒论》)合四妙丸(《成方便读》)合失笑散(《太平惠民和剂局方》)加减。

组成：银花藤5g，蒲公英15g，柴胡10g，赤芍15g，枳壳20g，黄柏12g，苍术10g，茯苓15g，川牛膝15g，生蒲黄15g，炒五灵脂15g，丹参15g。

加减：下腹疼痛甚酌加延胡索20g，炒川楝子10g，五香藤15g；腰骶胀痛明显的加怀牛膝15g，川续断15g；带下量多色黄的加贯众15g，土茯苓15g；形成盆腔包块者的加三棱15g，莪术15g，连翘20g。

用法：水煎服，每日1剂，4周为1个疗程，连用2~3个疗程。

气滞血瘀证

临床见证：下腹胀痛，或肛门坠胀，经期或劳累后加重，带下量多色淡黄，性情抑郁或烦躁易怒，胁肋作痛，舌质紫黯，苔薄腻或黄，脉弦或弦滑。

治法：活血化瘀，行气止痛。

方药：四逆散(《伤寒论》)合金铃子散(《素问病机气宜保命集》)合失笑散(《太平惠民和剂局方》)加减。

组成：柴胡12g，枳壳10g，赤芍15g，炒川楝子10g，延胡索15g，生蒲黄15g，五灵脂12g，丹皮15g，姜黄15g，制香附10g，炙甘草6g。

加减：腰骶胀痛酌加怀牛膝15g，川续断15g；带下量多色黄酌加贯众15g，土获苓15g；形成盆腔包块者酌加三棱15g，莪术15g，连翘20g。

用法：水煎服，日一剂或两日一剂。4周为1个疗程，连服2~3个疗程。

寒湿瘀滞证

临床见证：下腹冷痛或刺痛，腰骶冷痛，带下量多，色白质稀。经期腹痛加重，得温则减，月经量少或月经错后，经色暗或夹血块，大便溏泄，形寒肢冷。舌质淡黯或有瘀点，苔白腻，脉沉迟或沉涩。

治法：散寒除湿，活血化瘀。

方药：少腹逐瘀汤(《医林改错》)合桂枝茯苓丸(《金匮要略》)加减。

组成：小茴香10g，干姜10g，延胡索15g，当归10g，川芎15g，肉桂3g，赤芍15g，生蒲黄20g，五灵脂15g，制没药10g，苍术15g，薏苡仁20g，茯苓15g。

加减：大便溏泄者加巴戟天15g；带下量多者加白芷10g；腰骶疼痛明显者加川续断20g。

用法：水煎服，日一剂或两日一剂。4周为1个疗程，连服2~3个疗程。

气虚血瘀证

临床见证：下腹疼痛或坠痛，缠绵日久，或痛连腰骶，经行加重，带下量多，色白质稀。经血量多有块，或伴经期延长，精神萎靡，或体倦乏力，食少纳呆。舌淡黯，或有瘀点瘀斑，苔白，脉弦细或弦涩无力。

治法：益气健脾，化瘀止痛。

方药：理冲汤(《医学衷中参西录》)合失笑散(《太平惠民和剂局方》)加减。

组成：黄芪20g，党参20g，白术15g，茯苓15g，怀山药15g，三棱10g，莪术10g，鸡内金15g，生蒲黄10g，五灵脂15g。

加减：带下量多质清者，酌加白芷15g，芡实15g；纳少便溏者，酌加薏苡仁15g，炒扁豆15g；下腹疼痛明显者加广木香15g，延胡索15g。

用法：水煎服，日一剂或两日一剂。4周为1个疗程，连服2~3个疗程。

肾虚血瘀证

临床见证：下腹绵绵作痛或刺痛，腰骶酸痛，遇劳累下腹或腰骶酸痛加重，带下量多，色白质清稀。头晕耳鸣，经量多或少，经血色暗夹块，夜尿频多。舌质淡暗或有瘀点瘀斑，苔白或腻，脉沉涩。

治法：补肾活血，化瘀止痛。

方药：杜断桑寄失笑散《太平惠民和剂局方》加减。

组成：川续断18g，川牛膝15g，杜仲15g，桑寄生15g，川芎15g，生蒲黄20g，五灵脂15g，大血藤15g，没药10g，延胡索20g，丹参15g，三棱15g。

加减：带下量多质清者酌加白芷15g，芡实15g，金樱子15g；夜尿频数酌加益智仁12g，桑螵蛸15g；形成盆腔包块者，酌加莪术15g。

用法：水煎服，日一剂或两日一剂。4周为1个疗程，连服2~3个疗程。

（编者 密丽 胡忠波）

白塞氏综合征

【定义】

白塞综合征又称眼-口-生殖器综合征。是以反复发作的口腔黏膜溃疡，外阴溃疡、眼炎和其他皮肤损害为主要特征的疾病，还可伴见心血管、关节，甚至中枢神经系统的损害。其主症类似于中医文献所称之狐惑病。

【分证论治】

脾虚湿盛

临床见证：口腔、外阴或阴道粘膜溃疡，或见鸠眼，或肛门瘙痒，患处红肿不明显，疮面苍白，分泌物清稀，瘙痒难忍，发热状如伤寒，面色乍赤、乍白、乍黑，不思饮食，恶闻食臭，沉默欲睡，卧起不安，或神疲乏力，关节酸楚，舌质淡，苔滑润，脉细濡。

治法：温脾化湿，泄热解毒。

方药：甘草泻心汤(《金匮要略》)。

组成：炙甘草、黄芩、人参、干姜、黄连、大枣(擘)、半夏。

全方具有补脾化湿，泄热解毒之功效。仲景用人参(党参)、干姜、大枣温脾健胃以运化水湿；甘草、黄芩、黄连清热泻火，燥湿解毒；干姜、半夏辛燥，既可开阴凝而祛湿，又可防芩连苦寒之太过，其奥无穷。

不欲饮食加佩兰。咽喉溃疡加升麻、水牛角。口渴去半夏，加天花粉。目赤加赤芍、夜明砂。口鼻出气灼热加石膏、知母。胸胁满痛加柴胡、苏梗。湿偏盛者加赤芍、木通。偏热盛者去生姜。便秘者加酒大黄。五心烦热加胡黄连。

湿热蕴蒸证

临床见证：口腔、咽喉、外阴溃破糜烂，疮面红肿，分泌物量多，色黄腐臭。伴有发热，默默欲眠，或卧起不安，食欲不振，关节酸痛，结节红斑，溲黄便干，口苦口干，目赤或痒，舌质红，苔黄或黄腻，脉弦滑或滑数。

治法：清肝泄热，利湿解毒。

方药：狐惑汤(《备急千金要方》)合龙胆泻肝汤(《医宗金鉴》)。

组成：黄连、佩兰、龙胆、黄芩、栀子、泽泻、木通、车前子、当归、生地黄、柴胡、甘草。

黄连、佩兰清热化湿，除中焦之湿；龙胆清泄肝经之热，除下焦之湿；黄芩清心肺之热、除上焦之湿；栀子清三焦之热，除三焦之湿；泽泻、木通、车前子清利湿热，使邪有出路；配生地黄、当归滋阴养血，以防邪热伤阴；柴胡疏达肝气，引药入经，甘草调和诸药。全方清肝泄热，利湿解毒。

若眼部损害，目赤如鸠眼，方中可的加密蒙花、青箱子、木贼、菊花、夏枯草等清肝明目。若眼眶皆黑，脓已成者，加赤小豆当归散治疗。若咽部损害，红肿糜烂者，加木蝴蝶，牛蒡子、马勃等以清热利咽。皮肤有结节性红斑者，酌加水牛角、紫草、茜草、丹皮以凉血消斑。若皮肤出现毛囊炎、疖肿等，可酌加马齿苋、芦荟。若关节疼痛，或伴红肿，可酌加秦艽、桑枝、鸡血藤等。若外阴破溃疼痒难忍者，可酌加地肤子。如出现不欲饮食，恶闻食臭者，可酌加砂仁、扁豆、薏苡仁等，或配服香砂养胃丸、参苓白术丸等以健脾化湿。

心肝火旺证

临床见证：口舌、眼部、外阴溃疡为主症。其中复发性口腔黏膜溃疡及眼睛干涩疼痛的症状出现较早、较明显。伴有心烦心悸，失眠多梦，小便黄赤，口苦口干，舌质红，尤以舌尖明显，苔薄少津，脉细数或弦数。

治法：清心火，泄肝热。

方药：导赤散(《小儿药证直诀》)加黄芩、黄连、莲子心、龙胆、青箱子、菊花。

组成：竹叶、生地黄、木通、生甘草、黄芩、黄连、龙胆、青葙子、菊花、莲子心。

方中黄芩、黄连直泻心火；生地黄凉血滋阴以制心火；竹叶、莲子心清心除烦；木通上清心经之热，下利小肠之热；龙胆、青箱子、菊花以清肝明目，泄肝经之热；甘草清热解毒，调和诸药。全方清心经之热，泄肝经郁热。

阴虚热毒证

临床见证：口腔、咽喉、外阴溃疡，溃疡面黯红，久不愈合，溃烂灼痛，多伴低热起伏，或午后潮热，手足心热，烦躁不安，失眠多梦，口苦咽干，溲赤便秘，舌质红苔黄欠津或花剥苔，脉弦细数。

治法：滋阴清热，解毒化湿。

方药：知柏地黄汤(《症因脉治》)加玄参、天花粉、大黄、甘草。

组成：知母、黄柏、熟地黄、山萸肉、山药、泽泻、茯苓、牡丹皮、玄参、天花粉、大黄(酒炒)、甘草。

知母、黄柏滋阴降火，玄参、天花粉养阴清热，六味地黄补肾化湿，大黄清热解毒，通腑泻热，甘草调和诸药。全方滋阴清热，解毒化湿。

若有失眠梦多，卧起不安者，酌加酸枣仁、夜交藤等以养心安神。

若有情志变化无常者，可合甘麦大枣汤。热盛伤津，肝肾阴虚，也可用一贯煎合二至丸加减。阴损及阳，阳气不足者，加浮羊藿、仙茅，或用桂附八味丸加减：阴阳两亏者，可用二仙汤。

（编者 密丽 胡忠波）

阴吹

【定义】

妇女阴道中时时出气或气出有声，状如矢气者，称为"阴吹"。

【分证论治】

气虚证

临床见证：前阴有气体排出，状如矢气，时断时续，声响低沉；神疲倦怠，肢软乏力，面白气短，下腹虚胀或有坠感；或纳差而便糖，或便秘而虚坐努责；或兼带下清稀量多；或月经色淡质稀，舌淡苔白，脉细弱无力。

治法：益气养血，补中升清。

方药：补中益气汤(《牌胃论》)

组成：黄芪、人参、炙甘草、白术、陈皮、当归、柴胡、升麻。

本方原治饮食劳倦内伤，中气不足，清阳下陷所致之烦热、头痛、口渴诸症。后世发展主治气不摄血，中气下陷之便血、崩漏、阴挺、阴吹、久泻等证。

方中重用黄芪以益气补中升阳，人参、甘草补脾益气，白术健脾，辅助黄芪共奏补中益气之功；佐陈皮醒脾利气，当归以养血；柴胡、升麻以助黄芪升清举陷。中气复常，清阳升，浊阴降，腑气畅循其道，则阴吹可愈。

热结肠燥腑实证

临床见证：阴道排气较剧，或声响正喧，大便干燥秘结，口干喜饮，下腹胀满，舌质红，苔黄或黄糙，脉滑数有力。

治法：泻热导滞，增液通腑。

方药：桃核承气汤(《伤寒论》)去桂枝，加生地黄、石斛、瓜蒌仁。

组成：桃仁、大黄、甘草、芒硝、生地黄、石斛、瓜蒌仁。

原方治瘀热互结，下焦蓄血，证见少腹急结，大便下血，如狂者。

方中大黄、芒硝、甘草为泻热导滞通腑之调胃承气汤，合桃仁、瓜蒌仁之甘苦以润肠燥，生地黄、石斛清热养阴增液，共奏热清、阴复、腑通而阴吹自愈之效。

阴虚肠燥腑实

临床见证：阴道排气时作，如转矢气状，或形体消瘦，潮热盗汗，或咽干口燥五心烦热，大便秘结，溲黄短少，舌红少苔，脉细数无力。

治法：滋阴生津，润肠通便。

方药：润肠丸(《沈氏尊生书》)

组成：生地黄、当归、桃仁、火麻仁、枳壳。

本方原治老人、虚人津枯肠燥便秘。对阴虚或兼血虚之大便秘结所致阴吹病证尤宜。

痰湿内阻证

临床证见：前阴有气排出，或簌簌有声，其形体或肥胖，多痰涎，胸闷脘痞，大便或溏或黏滞，或带下色白量多，或倦息眩晕，舌淡胖，苔腻滑，脉缓滑或细滑。

治法：祛痰化湿，健运脾胃。

方药：橘半桂苓枳姜汤(《温病条辨》)。

组成：半夏、枳实、橘皮、桂枝、茯苓、生姜。

原方治痰湿阻滞之阴吹证，"盖痰饮盘踞中焦，必有不寐不食，不饥不便，恶水等证脉不数而弦迟"。吴瑭立本方治阴吹，以开一门径。并谓服用本方"以愈为度，愈后以温中补脾，使饮不聚为要"，临证可酌加泡参、苍术、白术、怀山药、扁豆等甘温健运脾胃之品，以善其后。

肝郁气滞证

临床证见：阴吹时作，或喧响作声；情绪忧郁，或善悲易怒，胸胁胀痛，嗳气呕逆，或少腹胀痛，大便秘结；或月经周期先后无定，经量或多或少无常。舌偏红，苔白脉弦或脉涩。

治法：疏肝解郁，理气行滞。

方药：柴胡疏肝散(《景岳全书》)

组成：柴胡、陈皮、积壳、川芎、芍药、香附、甘草。

原方治邪在少阳面气逆胁痛，或寒热往来者。后世多推崇本方用治胁痛、脘痛、腹痛属于肝郁气滞者。对阴吹证属肝气郁结，少腹胀痛之气滞证者尤宜。

（编者 密丽 胡忠波）

阴痒

【定义】

妇女外阴瘙痒，甚则痒痛难忍，坐卧不宁，或伴带下增多等，称为"阴痒"，有称"阴门瘙痒"等。

西医学"外阴瘙痒症"、外阴炎、阴道炎、外阴白色病变等出现以阴痒为主证时，亦可参照本病辨证论治。

【分症论治】

阴痒有虚实之分，生育期多实证，多见肝经湿热下注；绝经前后，多虚证，多见肝肾阴虚，血燥生风。实者清热利湿，解毒杀虫；虚者补肝肾，养气血。阴痒者局部痒痛，在内治的同时，应重视局部治疗护理，采用外阴熏洗、阴道纳药等法，有益于早日康复。

肝经湿热证

主要证候：阴部瘙痒难忍，坐卧不安，外阴皮肤粗糙增厚，有抓痕，黏膜充血破溃，或带下量多，色黄如脓，或呈泡沫米泔样，或灰白如凝乳，味腥臭；伴心烦易怒，胸胁满痛，口苦口腻，食欲不振，小便黄赤；舌休胖大，色红，苔黄腻，脉弦数。

治法：清热利湿，杀虫止痒。

方药：龙胆泻肝汤或萆薢渗湿汤，外用蛇床子散。

龙胆泻肝汤(《医宗金鉴》)组成：龙胆草、黄芩、栀子、泽泻、木通、车前子、当归、柴胡、甘草、生地黄。

原方治肝经火盛、湿热下注所致热痒阴肿及筋痿阴湿等症。

阴虫侵蚀者加鹤虱、川楝子、槟榔；大便干燥者加大黄、枳实；小便短赤加瞿麦、滑石；外阴皮肤破溃加蒲公英、野菊花、金银花、冰片(冲)；带下色黄呈泡沫状加茵陈、椿根皮，呈凝乳状加土茯苓、萆薢。

萆薢渗湿汤(《疡科心得集》) 重在清热利湿，引湿热从小便而解。适用于脾虚生湿，湿郁化热，湿热下注，热邪熏灼，阴部痒痛，小便黄赤者。

蛇床子散(蛇床子、川椒、明矾、苦参、百部各10-15g)水煎，趁热先熏后坐浴。

肝肾阴虚证

主要证候：阴部瘙痒难忍，干涩灼热，夜间加重，或会阴部肤色变浅白，皮肤粗糙，皲裂破溃；眩晕耳鸣，五心烦热，烘热汗出，腰酸腿软，口干不欲饮；舌红苔少，脉细数无力。

治法：滋阴补肾，清肝止痒。

方药：知柏地黄汤加当归、栀子、白鲜皮。

组成：知母、黄柏、熟地、山药、山萸肉、茯苓、泽泻、丹皮、当归、栀子、白鲜皮。

方以六味地黄汤滋补肝肾之阴，知母、黄柏、栀子清泻肝火，当归养血祛风，白鲜皮止痒。全方滋补肝肾阴精，清泻肝火，阴复火去则瘙痒可宁。

临床若见赤白带下加白及、茜草、海螵蛸，白带量多加马齿苋、土茯苓，烘热汗出加丹皮、黄芩，外阴干枯加首乌、木瓜、生甘草，瘙痒不止加防风、徐长卿、薄荷。

（编者 密丽 胡忠波）

阴疮

【定义】

妇女外阴出现红肿灼热疼痛，甚者破溃流脓，或溃烂如虫蚀者；或外阴一侧肿块状如蚕茧，或质硬疼痛者，统称阴疮，包括热疮痈肿、阴蚀、阴肿、阴茧等。西医非特异性外阴炎、单纯性外阴溃疡、前庭大腺炎(脓肿)，前庭大腺囊肿等与本病症状相似。

湿热蕴结证

临床表现：外阴肿痛，行走不便，或阴中溃烂流水，伴带下量多，色黄臭，口苦纳呆，心烦易怒，小便涩痛或不畅，大便溏而不爽，舌质红，苔黄厚腻，脉弦滑。

治法：清热除湿，凉血消肿。

方药：龙胆泻肝汤。

组成：龙胆、黄芩、栀子、泽泻、木通、车前子、当归、生地黄、柴胡、甘草。

原治肝胆实火亢盛所致的胁痛、头痛、目赤、口苦、耳聋耳肿；肝经湿热下注之阳痿阴汗，小便淋浊，阴肿阴痛，妇女带下。方中泄中寓补，驱邪不伤正，共奏清肝泻热利湿之功。

若局部掀红灼热者，加蒲公英、紫花地丁、丹皮、赤芍清热解毒，凉血消肿。阴中溃疡流水者，加土茯苓、苦参清热解毒除湿。

热毒壅盛证

临床见证：外阴忽然肿胀疼痛难忍，掀红灼热，甚至破溃流脓，粘稠臭秽，脓出痛减，伴恶寒发热，口干苦，便结尿黄，舌质红，苔黄，脉弦滑数。

治法：清热解毒，凉血活血，消肿散结。

方药：五味消毒饮(《医宗金鉴》)加味。

组成：金银花、野菊花、蒲公英、紫花地丁、紫背天葵子、丹皮、赤芍、乳香、没药。

原治热毒蕴结肌肤，致疔疮疖痛，红肿热痛，发热恶寒，舌红脉数者。

方中金银花、蒲公英、紫花地丁清热解毒，消肿散结；野菊花、紫背天葵子善消疮毒。本方重在清热解毒，凉血消肿止痛之力不足，故当加丹皮、赤芍凉血化瘀，乳香、没药消肿定痛。大便秘结者，可予大黄泻下热毒。

寒凝痰瘀证

临床见证：外阴一侧肿胀结块，疼痛不甚，皮色紫黯，或状如蚕茧，皮色不变。伴形寒肢冷，倦怠乏力，或形体肥胖，舌质淡嫩，苔白多津，脉沉细。

治法：散寒祛瘀，除湿化痰，消肿散结。

方药：阳和汤（《外科全生集》）

组成：熟地黄、麻黄、肉桂、鹿角胶、白芥子、炮姜炭、生甘草。

原治阳虚寒凝之流注、阴疽、脱疽、鹤膝风、石疽、贴骨疽等漫肿无头，平塌白陷，皮色不变，酸痛无热，口不渴，舌淡苔白者。方中重用熟地黄大补营血，鹿角胶养血助阳，肉桂、炮姜炭温通血脉，温消寒凝；麻黄、白芥子通阳散寒，祛痰散结；生甘草调药和中。诸药合用，阳回阴消，血脉宣通，用于阴寒之证犹离照当空，阴霾自散。疮疡阳证、阴虚有热及日久者均忌用用。

气血亏虚证

临床见证：外阴肿块溃脓，日久不尽，或阴中蚀烂，血水淋漓，日久不敛，疼痛不适。伴神情倦怠，少气懒言，面色萎黄，舌质淡，苔白厚，脉细弱无力。

治法：益气养血和血，清解余邪。

方药：托里消毒散（《外科正宗》）

组成：人参、川芎、当归、白芍、白术、黄芪、甘草、茯苓、金银花、白芷、皂角刺、桔梗。

原治痈疽已成，不得内消者。方中四君子益气健脾，当归、川芎养血和血；金银花、白芷、皂角刺解毒排脓，清消余邪；黄芪、桔梗、甘草扶正托毒敛。

痈肿破溃流脓日久不净，去皂角刺为宜。若外阴蚀烂，黄水淋漓，久不收敛，则去白芷、皂角刺，加土茯苓、白蔹清热解毒除湿，生肌敛疮。气血亏虚甚者，去白芷、皂角刺，重用参、芪以扶正祛邪。

（编者 密丽 胡忠波）

乳泣

【定义】

非哺乳期间乳汁自行溢出者，称为乳泣，又称"乳胎"、"鬼泣"。乳泣原概念仅限于孕期乳自出，但近来有学者认为乳泣已广泛指非哺乳期的乳汁自然外流者。本病相当于西医学所称的"乳汁溢出症"，主要指乳汁性溢液及浆液性溢液。

【分证论治】

气血两虚证

临床见证：非哺乳期乳汁时时溢出，质清稀而量多，乳房柔软，无压痛，形体瘦弱，面色少华，头晕，心悸，神疲乏力，纳呆，伴月经量少，色淡红，舌淡苔薄白，脉细弱。内分泌功能失调所致的乳头溢液多见此证。

治法：补气养血，健脾摄乳。

方药：十全大补汤(《太平惠民和剂局方》)加芡实、五味子、牡蛎。

组成：熟地黄、白芍、当归、川芎、人参、白术、茯苓、炙甘草、黄芪、肉桂、芡实、五味子、牡蛎。

原治气血两亏者。十全大补汤为大补之剂，健脾益气养血，脾气旺则化源足，精血充沛，气血旺盛则气能摄乳。加五味子、芡实、牡蛎收敛乳汁。血虚阴亏，口干咽燥者，去川芎、肉桂之辛温，加鹿角胶、莲须固肾健脾涩乳。

肝经郁热证

临床见证：非哺乳期乳房胀痛，胀痛甚时乳汁溢出，或呈浆液性，色黄或灰白，质较稠，或反复溢出，甚则自流不止。伴头晕，心烦不寐，急躁易怒，口苦咽干，或精神抑郁，烦躁欲哭。舌红苔黄厚，脉弦数。乳腺增生病合并感染或乳腺导管炎多见此证。

治法：疏肝清热，解郁摄乳。

方药：丹栀逍遥散(《内科摘要》)去薄荷、生姜，加生麦芽、蒲公英、橘核。

组成：丹皮、栀子、当归、芍药、柴胡、白术、茯苓、炙甘草、生麦芽、蒲公英、橘核。原治肝气郁结，肝郁化热者。全方舒畅肝气，解除肝郁，郁除则热退，热清则无以迫心烦易怒加合欢皮、酸枣仁。口苦咽干者合二至丸。

脾肾阳虚证

临床见证：乳汁滴沥不止，质清稀，色淡，精神萎靡，短气懒言，畏寒肢冷，面色㿠白，小便频数清长，大便溏，舌淡，苔薄白，脉细弱无力。内分泌功能失调所致的乳头溢液多见此证。

治法：健脾补肾，益气摄乳。

方药：四君子汤(《太平惠民和剂局方》)合缩泉丸(《校注妇人良方》)加黄芪、龙骨、五味子。

组成：人参、白术、茯苓、甘草、乌药、益智仁、山药、黄芪、龙骨、五味子。

四君子汤原治脾虚气弱者，缩泉丸原治肾虚遗尿者。全方为脾肾双补，益气收敛之剂。脾肾得补，阳气充盛，统摄有权，乳汁得固，且佐以益气收敛，使乳汁不致外溢。

（编者 密丽 胡忠波）

乳衄

【定义】

清代《疡医大全·乳衄门主论》云："妇人乳不坚肿结核，惟乳窍常流鲜血，此名乳衄。"

乳衄是乳房多种疾病的共同表现，本节讨论的是大导管内乳头状瘤。临床特点是乳头异常分泌物（血性、浆液性），一般触不到肿块，如有肿块多在乳晕附近。

【分证论治】

肝郁化火证

临床见证：乳头溢血色偏鲜红或暗红，量较多，乳晕下肿块，平素性情急躁，乳房及两胁胀痛，胸闷嗳气，或月经先期量多，口苦，舌尖边红苔黄，脉弦数。

治法：疏肝清热，凉血止血。

方药：丹栀逍遥散(《内科摘要》)。

组成：丹皮、栀子、当归、白芍、柴胡、白术、茯苓、煨姜、薄荷、炙甘草。

加减：肿块不消加王不留行、山慈菇；溢血褐色加桃仁、红花；两胁不舒加川楝子、延胡索；心烦难寐加酸枣仁、柏子仁。

脾失统血证

临床见证：乳头溢血或淡黄血水样物，色淡红质稀，量或多或少，可伴乳晕附近肿块，面色少华，神疲乏力，心悸少寐，纳差便溏，舌淡胖苔白，脉细缓。

治法：养血健脾，益气摄血。

方药：归脾汤(《校注妇人良方》)。

组成：白术、茯神、黄芪、桂圆肉、酸枣仁、人参、木香、当归、远志、生姜、大枣、甘草。

（编者 密丽 胡忠波）

乳癖

【定义】

乳癖是一种乳腺组织的良性增生性疾病，既非肿瘤，又非炎症。也称"乳栗"、"乳粟"、"乳痞"。相当于西医学的乳腺增生病。

【分证论治】

肝郁气滞证

临床见证：多见于青壮年妇女。乳房疼痛，以胀痛为主，乳房肿块随喜怒消长，伴有胸闷胁胀，善郁易怒，失眠多梦，心烦口苦。舌苔薄黄，脉弦滑。

治法：疏肝理气，散结止痛。

方药：柴胡疏肝散加减。

组成：柴胡、青皮、陈皮、香附、元胡、川楝子、茯苓、白芍、郁金、海藻、益母草。

方解：方中柴胡为主药，宣透疏达，与青皮、陈皮疏肝理气止痛、调畅气血之功；茯苓、白芍健脾柔肝止痛；郁金疏肝理气活血祛瘀；海藻消痰散结；益母草活血祛瘀、调经止痛，与柴胡、青皮相伍行血中之滞。全方合用，共收疏肝理气、散结止痛之效。

痰瘀互结证

临床见证：乳房刺痛，肿块呈多样性，边界不清，质韧，月经愆期，行经不畅或伴有瘀块，舌暗红或青紫或舌边尖有瘀斑，或舌下脉络粗胀、青紫。舌苔腻，脉涩、弦或滑。

治法：疏肝化痰，活血祛瘀。

方药：逍遥蒌贝散合血府逐瘀汤加减。

组成：柴胡、丹参、郁金、三棱、莪术、当归、茯苓、浙贝母、山慈菇、生牡蛎(先煎)。

方解：方中柴胡疏肝、当归养血活血；丹参、郁金活血祛瘀；三棱、莪术破血消瘀散结软坚；茯苓健脾祛湿绝痰之源；浙贝母清热化痰，开郁散结；山慈菇、生牡蛎化痰软坚散结。共收疏肝化痰、活血祛瘀之功。

加减：胸闷、咯痰者，加瓜蒌皮、橘叶、桔梗；肿块硬韧难消者，加昆布、海藻、白芥子；若月经量少者，加桃仁、红花；月经不畅，有血块者，加三七片。

冲任失调证

临床见证：多见于中年妇女。乳房肿块月经前加重，经后缓减。伴有腰酸乏力，神疲倦怠，月经失调，量少色淡，或经闭。舌淡，苔白，脉沉细。

治法：调节冲任

方药：二仙汤加减。

组成：仙茅、淫羊藿、肉苁蓉、女贞子、何首乌、菟丝子、莪术、王不留行、郁金。

方解：方中仙茅、淫羊藿、肉苁蓉温阳补肾，调摄冲任；菟丝子既补肾阳又补肾阴；女贞子、何首乌滋阴补血益肝肾，取阴药的滋润以制阳药的温燥，正所谓"善补阳者，必于阴中求阳，则阳得阴助而生化无穷"；郁金、莪术疏肝活血祛瘀；王不留行专走血分，性善通利，取其行而不留、走而不守之特性，以达通血脉、消瘀阻、散结肿。共奏调摄冲任散结之功。

加减：乳房疼痛明显者，加延胡索、川楝子；若腰膝酸软者，加杜仲、桑寄生；乳房肿块质韧难消者，加白芥子、昆布、瓜蒌；月经不调者，加当归、香附。

（编者 密丽 胡忠波）

子宫肌瘤

【定义】

子宫肌瘤是女性生殖系统最常见的良性肿瘤，由子宫平滑肌组织增生而成，其中含少量的纤维结缔组织。子宫肌瘤就其临床表现，属中医"癥瘕"范畴。癥瘕者谓妇女下腹部包块，有形可征，有块可掬，坚硬不移。

【分证论治】

瘀血证

临床见证：腹部包块坚硬固定，小腹疼痛，拒按，经血量多或夹血块，或见月经周期延后，经期延长，或见漏下不止，面色晦暗，口干不欲饮，舌紫黯，有瘀斑或瘀点，苔厚而干，脉沉涩或弦。

治法：活血化瘀，消癥散结。

方药：大黄䗪虫丸(《金匮要略》)

组成：大黄、黄芩、桃仁、杏仁、干地黄、芍药、甘草、干漆、虻虫、水蛭、蛴螬、䗪虫。

原治干血痨，有祛瘀生新，缓中补虚之效。尤在泾认为：本方润以濡其血，虫以动其瘀，通以去其闭，而仍以地黄、芍药、甘草和养其虚，攻血而不专主于血，取其补虚化瘀之效，用于治疗子宫肌瘤血瘀型。

本方虫药过多，虑其过于峻猛，可酌减虻虫、蛴螬；若月经过多，可酌加炒蒲黄、炒五灵脂、三七粉等以化瘀止血；出血日久，气随血耗，阴随血伤出现气阴两虚之象，可酌加生脉散(《内外伤辨惑论》)以益气养阴。

寒湿凝结

临床见证：腹部包块，胀硬疼痛，月经量少或停闭，经色黯或淡或有水迹，面色晦黯，身冷畏寒 腹冷痛拒按，得热则减，带下量多，色白清稀，舌淡苔薄白或白腻，脉沉涩有力。

治法：温经活血，化瘀消癥。

方药：桂枝茯苓丸(《金匮要略》)

组成：桂枝、茯苓、芍药、丹皮、桃仁去皮尖各等分。

原治宿有癥积而合并妊娠者。尤在泾认为本方"下癥之力颇轻颇缓"。现代研究本方可使患者血液黏度及血小板聚集性降低，血管弹性改善，从而促进淤血的消散，临床多用于子宫肌瘤偏寒者，且可缓解肌瘤引起的腹痛症状。

痰瘀互结

临床见证：腹中包块，胀满，时或作痛，触之或硬或软；月经量少或停闭，带下量多、色白、质黏，胸脘痞闷，或见呕恶痰多；或见头眩，或见浮肿，形体多肥胖，舌苔白腻，脉沉滑或弦滑。

治法：理气化痰，化瘀消癥。

方药：开郁二陈汤(《万氏女科》)合消瘰丸(《医学心悟》)。

组成：陈皮、白茯苓、苍术、香附、川芎、半夏、青皮、莪术、槟榔、甘草、木香、玄参(蒸)、牡蛎(煅醋研)、浙贝母(去心蒸)。

前方行气化瘀开郁，原治闭经不行因气郁血闭者，主以二陈汤燥湿化痰，合川芎活血理气，为血中气药，莪术破血消癥，青皮、香附、木香、槟榔理气行滞开郁结。后方以玄参、牡蛎、浙贝母软坚散结，原治瘿瘤。合用两方取其消痰化瘀、软坚散结之效，治疗子宫肌瘤痰瘀互结型。

（编者 密丽 胡忠波）

4.儿科优势病种

胎黄

【定义】

胎黄，以婴儿出生后全身皮肤、黏膜、巩膜发黄为特征，因与胎禀因素有关，故称"胎黄"或"胎疸"。

【分证论治】

常证

湿热郁蒸

证候：面目皮肤发黄，色泽鲜明如橘，哭声响亮，不欲吮乳，或有发热，大便秘结，小便深黄，舌质红，苔黄腻。

治法：清热利湿，利胆退黄。

主方：茵陈蒿汤加味。

方药运用常用药：茵陈、山栀、大黄、黄芩、金钱草、郁金、泽泻、车前草等。热重加虎杖；湿重加猪苓、茯苓、滑石；呕吐加半夏、竹茹；腹胀加厚朴、枳实；气血不和，加柴胡、青皮、积壳、当归、赤芍调气和血。苦寒之品易伤脾阳，不可过量，中病即止。病去七八分可用白术、陈皮、生麦芽、焦山楂等健脾和胃，治疗过程中应时时顾护脾胃之气。对于黄疸较重或日久不愈者，多为湿热夹杂，内蕴血分，血瘀不行，则黄疸日渐深重，可加牡丹皮、丹参、赤芍、血竭等活血化瘀之剂。治疗关键在于早期、足量、足疗程，务必防止留邪。

寒湿阻滞

证候：面目皮肤发黄，色泽晦黯，精神萎靡，四肢欠温，便溏色灰白，小便短少，舌质淡，苔白腻。

治法：温中化湿，益气健脾。

主方：茵陈理中汤加减。

方药运用常用药：茵陈、党参、茯苓、薏苡仁、干姜、白术、生麦芽、车前草。寒盛加附子；肝脾肿大，络脉瘀阻加三棱、莪术、石打穿、紫丹参；四肢不温加桂枝；大便溏薄加白术、山药；食少纳呆加砂仁、神曲。本证属阴黄，治疗中不可过用辛热之品，以免化燥伤阴。酌情小剂量配用清利湿热之品可有助于退黄。由于本证起病缓，病程长，治疗过程中应注意守法守方，并辨证与辨病相结合，以免延误病情。

瘀积发黄

证候：面目皮肤发黄，颜色逐渐加深而晦黯无华，右胁下痞块质硬，肚腹膨胀，青筋显露，或见瘀斑、衄血，唇色黯红，舌见瘀点，苔黄，指纹青紫。

治法：化瘀消积，疏肝退黄。

主方：血府逐瘀汤加减

方药运用常用药：柴胡、郁金、枳壳、甘草、桃仁、当归、川芎、赤芍、生地黄、丹参、红花、牛膝等。小便短赤、大便干结加茵陈蒿、山栀、大黄；黄疸日久加金钱草、莪术；皮肤瘀斑、便血、衄血加牡丹皮、仙鹤草；纳差加焦山楂、炒谷芽；腹胀加木香、香橼皮。瘀积证多因湿热未解，伤及血分而致肝脾络脉瘀阻，可加凉血行瘀之品，使瘀积潜化缓消，以利于黄疸的消退。治疗中应注意疏泄不可太过，破瘀防伤正气。必要时可加扶正之品。

变证

黄疸动风

证候：面目全身发黄，逐渐加重，黄如橘色，神萎嗜睡，阵阵尖声哭叫，口角抽动或全身抽搐，或不吃不哭，前囟隆起，角弓反张，舌红苔黄，指纹青紫。

治法：平肝熄风，利湿退黄。

主方：羚角钩藤汤加减。

方药运用常用药：羚羊角粉(另服)、钩藤、天麻、茵陈、生大黄

(后下)、车前子(包)、石决明(先煎)、川牛膝、僵蚕、山栀、黄芩。伴血虚者加当归、赤芍、丹参等。

极低出生体重儿易发生此证，应在早期出现轻微黄疸时及时退黄，尽快降低血清胆红素浓度。

胆红素脑病往往留有后遗症，目前对此尚缺乏良好治法。从其症状看，常遗有臂向后伸、筋脉拘紧、智力低下、食欲欠佳等。属肝肾两虚，脾虚化源不足，可从补益肝肾、养血荣筋治之。药用熟地黄、女贞子、白芍、沙参、丹参、制龟板、茯苓、牡蛎、补骨脂、川断、鸡血藤、太子参等。

黄疸虚脱

证候：生后24小时内出现黄疸，迅速加重，色深，常伴面色苍黄，水肿，气促，神萎，嗜睡，不吃不哭，四肢厥冷，胸腹欠温，舌淡苔白。

治法：大补元气，温阳固脱。

主方：参附汤合生脉散加减

方药运用常用药：人参、附子、干姜、五味子、麦冬、茵陈、金钱草。

以上两证均起病急，病势危，除中医辨证治疗外，当结合辨病方可提高疗效。另应中西医结合治疗，配合光疗、换血、支持疗法等，降低病死率。

（编者 张燕 胡忠波）

麻疹

【定义】

麻疹，是一种急性发疹性传染病，临床以发热，咳嗽，鼻塞流涕，畏光羞明，泪水汪汪，口腔两颊出现麻疹黏膜斑，周身皮肤规律有序地布发麻粒样大小的红色丘疹，皮疹消退可见脱屑和色素沉着斑为特征。本病是儿科古代四大要证之一。

【分证论治】

疹前期

从开始发热至出疹，3天左右。

麻毒郁表

证候表现：发热咳嗽，喷嚏流涕，畏光羞明，泪水汪汪，稍烦口渴，饮食如常，大便溏软。口腔两颊黏膜可见麻疹黏膜斑，舌苔薄黄，脉象浮数。

治法：解肌透疹，达邪外出。

主方：宣毒发表汤加减。

方药运用常用药：葛根、升麻、前胡、杏仁、桔梗、荆芥、薄荷(后下)、连翘、牛蒡子、甘草。发热咳嗽加金银花、浙贝母；咽喉红肿加木蝴蝶、板蓝根；烦躁口渴加蝉蜕、石斛。麻疹欲透未出加浮萍、芫荽，亦可煎水外洗，以助皮疹透发。

如夏季为麻毒时邪所袭，兼感暑湿之邪郁于肌表而发病，症见发热微汗，咳嗽有痰，喷嚏流涕，畏光羞明，泪水汪汪，神疲倦怠，纳呆呕恶，口腔两颊可见麻疹黏膜斑等。治以祛暑透疹，选用新加香薷饮加减。常用药：香薷、扁豆、厚朴、金银花、连翘、浮萍、西河柳。恶寒清涕加苏叶、防风；咳嗽痰多加陈皮、半夏。

如患儿素体阴虚，复感麻毒时邪发病，症见发热咳嗽，喷嚏流涕，畏光羞明，泪水汪汪，虚烦不眠，口渴咽干，舌红苔剥，脉象细数，口腔两颊见麻疹黏膜斑。治以滋阴透疹，选用加减葳蕤汤。常用药：玉竹、葱白、白薇、连翘、薄荷(后下)、玄参、天花粉、生甘草。

如麻毒郁表，血运不畅，致疹毒透发不出，症见壮热不退，皮疹色淡或疹色紫黯，或斑疹互见，面色红赤或灰黯，烦躁不安，或嗜睡，舌绛苔黄等。治以活血透疹，选用解毒活血汤加减。常用药：连翘、葛根、柴胡、当归、生地黄、桃仁、红花。血热加紫草、牡丹皮。

如麻毒郁遏，腑气不通，疹毒滞留，症见身热口干，咳声重浊，腹胀腹痛，大便秘结，舌红苔黄。治以通腑透疹，选用凉膈散加减。常用药：大黄(后下)、芒硝(冲服)、甘草、薄荷(后下)、连翘、蝉蜕、浮萍、牛蒡子。夹食滞加焦山楂、焦神曲、炒麦芽。

风寒郁表

证候表现：发热恶寒，鼻塞流涕，咳嗽喷嚏，畏光羞明，泪水汪汪，神情烦躁，饮食如常，小便色清，大便溏软，口腔两颊可见麻疹黏膜斑，舌苔薄白，脉浮有力。

治法：辛温解表，达邪外出。

主方：荆防败毒散加减

方药运用常用药：荆芥、防风、柴胡、枳壳、茯苓、甘草、桔梗、前胡、生姜、薄荷(后下)。发热恶寒，皮疹未透加麻黄、苏叶、芫荽，亦可煎水外洗，以助透疹；饮食缺乏，恶心欲呕加神曲、木香；烦躁不安加蝉蜕、钩藤；口渴欲饮加芦根、石斛；咳嗽痰黄加浙贝母、鱼腥草；大便干结加焦大黄、枳实。

素体气虚，麻毒郁表，皮疹透发不出，症见发热恶寒，神疲体倦，面白纳呆，四肢欠温，咳嗽有痰，喷嚏流涕，畏光羞明，泪水汪汪，小便清长，大便溏软，口腔两颊可见麻疹黏膜斑，舌淡苔白，脉浮无力，治以益气透疹，以人参败毒散加减。常用药；人参、茯苓、前胡、桔梗、柴胡、川芎、积壳、薄荷(后下)、甘草、西河柳。恶寒鼻塞，咳嗽流涕加苏叶、防风；咳嗽痰多加半夏、橘红；发热口渴，减川芎，改人参为西洋参或太子参，加黄芪。

出疹期

皮疹从见点至透齐，3天左右。

热炽肺胃

证候表现：壮热不退，起伏如潮，烦躁不安，口渴引饮，咳嗽频频，痰多色黄，目赤哆多畏光羞明，疹出红活稀少，继而疹密融合，疹色黯红，疹点凸起，触之碍手，皮疹自耳后、颜面开始，布发胸、背、腹、四肢，渐及手心、足心，以至鼻准。小便短赤，大便干硬，舌红苔黄，脉数有力。

治法：清热除烦，佐以透疹。

主方：清解透表汤加减。

方药运用常用药：金银花、连翘、桑叶、菊花、蝉蜕、葛根、牛蒡子、紫草、浮萍。壮热烦躁，口渴欲饮加生石膏(先煎)、淡竹叶、知母；咳嗽痰多加黄芩、浙贝母、鱼腥草；疹稠色黯加大青叶、牡丹皮、红花；疹出未齐，四肢疹稀另加用西河柳、芫荽煎水熏洗。

毒壅气营

证候表现：壮热不退，烦躁谵语，口渴欲饮；或身热夜甚，神烦少寐，口燥咽干，目赤眵多，畏光羞明，疹出稠密，融合成片，舌绛苔黄，脉数有力。

治法：清气凉营，佐以透疹。

主方：白虎汤合清营汤加减。

方药运用常用药：生石膏(先煎)、知母、水牛角(先煎)、生地黄、玄参、竹叶心、麦门冬、连翘、浮萍、生甘草。烦渴引饮加玄参、石斛、天花粉；疹稠发斑加牡丹皮、赤芍、紫草；齿衄鼻衄加仙鹤草、白茅根。神昏嗜睡加石菖蒲、郁金；壮热抽搐加羚羊角粉(冲服)、钩藤或合用安宫牛黄丸。

如热灼营阴，症见身热夜甚，神烦少寐，口燥咽干，皮疹稠密，或融合成斑，舌绛苔少，脉细有力。治以凉血化斑，佐以透疹。轻证选用玉女煎加味，常用药：生石膏(先煎)、知母、玄参、生地黄、麦门冬、浮萍。重证为热炽营血，外郁肌表者选用化斑汤加味，常用药：生石膏(先煎)、知母、麦门冬、水牛角(先煎)、粳米、紫草、牡丹皮、浮萍、甘草。

如气血两燔，症见壮热不退，神昏谵语，皮疹稠密，疹色紫黑，肌肤发斑，甚则吐衄出血，舌绛苔黄，脉象细数。治以清热解毒，凉血化斑。清瘟败毒饮加减，常用药：生石膏(先煎)、生地黄、水牛角(先煎)、黄连、山栀、桔梗、黄芩、知母、赤芍、玄参、连翘、甘草、牡丹皮、竹叶大青叶。热甚神昏合用紫雪丹。

疹回期

皮疹透齐至疹点收没，3天左右。

肺胃阴伤

证候表现：麻疹出齐，皮疹依次按序收没，皮肤呈糠麸样脱屑，伴有棕褐色色素沉着。身不发热，或低热不已，咳嗽少痰，口燥咽干，食欲缺乏，舌红少津，苔薄而干，脉象细数。

治法：甘寒养阴，佐以清热。

主方：沙参麦冬汤加减。

方药运用常用药：北沙参、麦门冬、天花粉、玉竹、扁豆、桑白皮、杏仁、桔梗、枇杷叶、甘草。口渴咽干加石斛、生地黄；食欲缺乏加炒谷芽、炒麦芽、鸡内金；咳嗽少痰加川贝母(研末冲服)、百合；咽喉红肿疼痛加牛劳子、玄参；大便干结加瓜蒌仁、火麻仁，阴虚潮热，虚烦不眠加胡黄连、地骨皮。

脾胃气虚

证候表现：疹没热退，面色苍白，精神疲倦，少气懒言，四肢欠温，食欲缺乏，小便清长，大便溏薄，舌淡苔白，脉细无力。

治法：益气和胃，佐以养阴。

主方：异功散加味。

方药运用常用药：太子参、白术、茯苓、炙甘草、沙参、陈皮、山药、炒谷芽、炒麦芽。食欲缺乏，食后腹胀，加佛手、鸡内金；神倦懒言，四肢欠温，加黄芪、升麻；常自汗出加玉屏风散。

变证

临床如出现下列症状或体征时，常提示产生变证(并发症)。①麻疹出疹期，皮疹尚未出齐而突然隐退，且疹稀色淡，面部无皮疹者。②麻疹出疹期，呈面色灰白，四肢厥冷者。③麻疹出疹期，发热过高，或皮疹消退而热不退，或高热骤退者。④麻疹疾病过程中出现嗜睡，或极度烦躁，或频繁抽搐者。⑤麻疹出疹期，症见咳嗽剧烈喘急者。⑥麻疹疹回期，疹退热未退，神萎纳呆，腹痛腹泻者。

麻毒闭肺

证候表现：壮热不退，烦躁不安，咳嗽痰鸣，气急喘促，鼻翼煽动，唇周发绀，口渴欲饮，大便秘结，小便短赤。皮疹密集，疹色紫黯，或疹出未齐，或疹出骤没，舌红苔黄，脉数有力。

治法：宣肺开闭，清热解毒。

主方：麻杏石甘汤加味。

方药运用常用药：麻黄、杏仁、生石膏(先煎)、前胡、鱼腥草、葶苈子、苏子、虎杖、黄芩、甘草等，痰多稠黏加鲜竹沥、胆南星、猴枣散；疹出未齐加葛根、升麻、浮萍；壮热气急，腹胀便秘加生大黄、枳实、瓜蒌仁；皮疹稠密，疹色紫黯加牡丹皮、赤芍、紫草；体虚疹出不透加黄芪、党参。壮热不退，神昏谵语，抽搐加羚羊角粉(冲服)、钩藤、石菖蒲、郁金，热甚合用牛黄清心丸、痰多合用礞石滚痰丸、抽搐甚合用安宫牛黄丸。疹没气急，面色青灰，汗出肢厥，脉微欲绝，加独参汤或参附龙牡救逆汤。

麻毒攻喉

证候表现：咽喉红肿，或溃烂疼痛，吞咽不利，饮水呛咳，声音嘶哑，喉间痰鸣，咳如犬吠，呼吸急促，烦躁不安，舌红苔黄，脉数有力。

治法：清热解毒，利咽消肿。

主方：清咽化痰汤加减。

方药运用常用药：玄参、射干、桔梗、牛蒡子、金银花、板蓝根、全瓜蒌、土牛膝根、马兜玲、甘草。另加服六神丸。腹胀便秘加大黄、玄明粉。呼吸困难、张口抬肩、胸胁凹陷、口唇发绀属病情危重者，宜中西医结合积极救治。

毒陷心肝

证候表现：壮热不退，皮疹暴出，稠密成片，疹色紫黯，神昏谵语，抽搐有力，喉间痰舌质红绛，舌苔黄腻，脉数有力。

治法：清热解毒，清心开窍，凉肝熄风。

主方：羚角钩藤汤合清热(犀角)地黄汤加减。

方药运用常用药：羚羊角粉(冲服)、钩藤(后下)、生石膏(先煎)、黄连、石菖蒲、胆南星、郁金、天竺黄、水牛角片（先煎）、牡丹皮。疹出未齐加浮萍、芫荽；疹密色黯加紫草、红花。

如心阳虚衰，症见身热已退，皮疹骤没，面色青灰，汗出肢厥，舌淡苔薄，脉微欲绝，治以固脱救逆，参附龙牡救逆汤加味。常用药；人参、附子、龙骨、牡蛎、甘草、红花、丹参。皮疹未透加升麻、浮萍。必要时加用强心药物治疗。

热迫肠腑

证候表现：发热恶寒，烦躁不宁，口渴欲饮，腹胀腹痛，大便泄泻，色黄质稀，日泻数次以至10余次，疹出未齐，或皮疹骤没，舌红苔黄，脉数有力。

治法：清肠解毒，化湿止泻。

主方：葛根黄芩黄连汤加味。

方药运用常用药：葛根、黄芩、黄连、甘草、藿香、木香、苍术、焦山楂。泄泻为湿偏重加薏苡仁、车前子；泄泻为热偏重加辣蓼、枳壳；泄泻为湿热并重加马齿苋、地锦草；泄泻疹未透出加苏梗、浮萍；泄泻伤阴者加乌梅、玄参；泄泻脾虚者加党参、白术。

如湿热毒痢，症见畏寒发热，腹痛阵作，里急后重，下痢脓血，麻疹的皮疹或已透发，或透而未齐，或皮疹骤没，脉数有力，是为麻疹并发痢疾。治以清肠止痢，佐以透疹，黄芩芍药汤合香连丸加减。常用药：黄芩、白芍、甘草、黄连、木香、马齿苋、生地榆、浮萍。下痢黏液加苍术、焦山楂；大便脓血加秦皮、白头翁；疹出未透加芫荽、西河柳煎水外洗；皮疹稠密，疹色黯红加牡丹皮、紫草；皮疹已退加天花粉、鸡内金。

麻后口疳

证候表现：麻后疹没，口舌生疮，甚则溃烂，齿龈红肿，衄血疼痛，烦躁不宁，口渴饮冷，大便不调，舌红苔黄，脉数有力。

治法：清热泻火，解毒消肿，内外兼治。

主方：黄连解毒汤加味，合冰硼散外敷。

方药运用常用药：黄连、黄芩、山栀、黄柏、生地黄、赤芍、玄参、生甘草。高热烦躁，渴欲饮冷，加生石膏(先煎)、知母；大便秘结加枳实、生大黄。局部结合应用银花甘草液漱口，冰硼散涂搽口疮患处，1日3~4次。亦可运用吴茱萸4g，研末用醋调泥，敷贴双侧涌泉穴，1日1次。

麻毒入眼

证候表现：麻疹收没，两目干涩，视物不清，目睛云翳，或至夜盲，舌红苔少，脉象细数。

治法：滋养肝阴，清热明目。

主方：杞菊地黄丸加减。

方药运用常用药：生地黄、山茱萸、山药、牡丹皮、茯苓、泽泻、枸杞子、杭菊花、生甘草。烦躁不眠加钩藤、莲子心；目赤眵多加黄连、青葙子；眼目干涩加当归、夜明砂。

麻后痧癞

证候表现：麻后疹没，皮肤瘙痒，疹如疮疥，心烦不宁，食欲缺乏，夜睡不安，舌红少律，舌苔薄黄，脉象细数。

治法：养血益阴，祛风止痒。

主方：四物汤加味。

方药运用常用药：生地黄、川芎、当归、白芍、北沙参、苦参、地肤子、白鲜皮、路路通。低热未退，暮热早凉，加青蒿、地骨皮；烦躁不宁，夜睡不安，加钩藤、僵蚕；奇痒难忍，疹密如疥，抓之留痕，加土茯苓、蛇床子；血虚尤甚加丹参、阿胶；血虚有热，疹红痕赤，加牡丹皮、赤芍。

（编者 密丽 张燕）

水痘

【定义】

水痘，是以皮肤出现斑疹、丘疹、疱疹、结痂为特征的一种急性出疹性传染病。

《小儿卫生总微论方·疮疹论》中说："其疮皮薄，如水疱，破即易干者，谓之水痘。"又《医说·疮疹有表里证》指出："其疮薄如水泡，破即易干者，谓之水痘，此表证发于腑也。发于脏者重，发于腑者轻。"指出了水痘疱疹的证候特征。因其疱疹形状椭圆如豆，疱液如水，色泽明亮，故称水痘。以其疱疹的特征性表现，又有"水花"、"水疮"、"水疱"等别名。现统一称为"水痘"。

【分证论治】

常证

邪郁肺卫(风热轻证)

证候表现：起病较急，发热轻微，或无发热，鼻塞流涕，喷嚏、咳嗽，1~2天即可见出疹疹色红润，疱液清亮，疱疹根盘处红晕不著，皮疹稀疏，斑疹、丘疹、疱疹、结痂常呈分批出现，躯干为多，头面、四肢较少，肌肤瘙痒，舌苔薄白，脉象浮数。

治法：疏风清热，佐以解毒渗湿。

主方：银翘散加减。

方药运用常用药：金银花、连翘、薄荷(后下)、荆芥、蝉蜕、僵蚕、滑石(包煎)、甘草。咳嗽咽红加牛蒡子、浙贝母；乳蛾肿痛加马勃、山豆根；素体气虚，疹稀色淡，液少皮皱，加黄芪、薏苡仁。风热轻证偏湿者，症见发热鼻塞，喷嚏流涕，咳嗽咽痒，痰稀色白，疹色淡红，疱大液充，浆液清亮，苔薄而腻。治以疏风清热，祛湿止痒，佐以解毒。新加香薷饮加减：香薷、扁豆、厚朴、金银花、蝉蜕、连翘、薏苡仁、甘草。疱大液充，浆液清亮加木通、滑石(包煎)；肤痒不舒加地肤子、白鲜皮。

气营两燔(毒热重证)

证候表现：壮热烦躁，口渴欲饮，面赤唇红，口舌生疮，疱疹稠密，疱脚红晕较著，疹点色红，或见紫黯，疱液混浊，牙龈红肿疼痛，大便干硬，小便短赤，舌质红绛，舌苔黄糙，脉数有力。

治法：清热凉营，佐以解毒。

主方：清营汤加减。

方药运用常用药：水牛角片(先煎)、金银花、连翘、玄参、生地黄、淡竹叶、赤芍、牡丹皮、黄连、麦冬、丹参。壮热不退，烦躁不安，口渴引饮，气分热甚者，加生石膏(先煎)、知母；大便干硬者，加生大黄、玄明粉；疹色深红，或见紫黯者，加紫草、山栀；牙龈肿痛者，加黄连、紫花地丁。若发热不退，疱疹破溃，疱液混浊或见流出脓液，皮肤焮红肿痛，甚则溃烂、坏疽，是毒染痘疹重症，治当清热解毒，消肿止痛，仙方活命饮加减：金银花、当归尾、赤芍、野菊花、蒲公英、乳香、没药、白芷、天花粉、穿山甲、皂角刺、甘草。

变证

邪陷心肝

证候表现：高热不退，头痛呕吐，嗜睡，或昏迷抽搐，疱稠液浊，疹色紫黯，舌质红绛，舌苔黄厚，脉数有力。

治法：清热解毒，镇惊熄风。

主方：清胃解毒汤加减。

方药运用常用药：升麻、黄连、黄芩、生石膏(先煎)、牡丹皮、生地黄、羚羊角粉(冲服)、钩藤(后下)、地龙、全蝎。昏迷，抽搐频繁者，合用安宫牛黄丸；壮热不退者，加柴胡、寒水石。

邪毒闭肺

证候表现：发热，咳嗽频作，喉间痰鸣，气急，喘促，鼻煽，胸高胁满，张口抬肩，口唇发绀，疱稠液浊，疹色紫黯，舌质红，苔黄腻，脉滑数，指纹紫滞。

治法：清热解毒，开肺定喘。

主方：麻杏石甘汤合黄连解毒汤加减。

方药运用：炙麻黄、杏仁、生石膏(先煎)、桑白皮、葶苈子、紫苏子、黄芩、黄连、栀子、紫草、牡丹皮、甘草。热重者加虎杖、连翘、知母；咳重痰多加前胡、天竺黄、浙贝母、瓜蒌皮；腹胀便秘加生大黄(后下)、玄明粉(溶入)、枳实；喘促而面唇青紫加丹参、赤芍。

（编者　张义明　刘兴旺）

痄腮

【定义】

痄腮，是以发热不退，咀嚼时颊部酸痛不舒，耳下腮部肿胀，边缘不清为特征的一种传染病。《疮疡经验全书·痄腮》说："此毒受在牙根耳聘，通过肝肾气血不流，壅滞颊腮，此是风毒肿。"提出痄腮的发病，是由风温邪毒所致，并指出了痄腮的发病机制和病位。临床按症状特征，有"大头瘟"、"大头风"、"虾蟆瘟"、"鸬鹚瘟"等别名，现统称为痄腮。

【分证论治】

常证

邪犯少阳

证候表现：轻微发热恶寒，一侧或两侧耳下腮部漫肿疼痛，触之痛甚，咀嚼不便，或有头痛、咽红疼痛、纳少，舌质红，苔薄白或薄黄，脉浮数。

治法：疏风清热，散结消肿。

主方：柴胡葛根汤加减。

方药运用常用药：柴胡、黄芩、牛蒡子、葛根、桔梗、金银花、连翘、板蓝根、夏枯草、赤芍、僵蚕。热甚加生石膏(先煎)；咽喉肿痛加马勃、玄参、甘草；纳少呕吐加竹茹、陈皮；发热恶寒加白芷、苏叶；咳嗽加前胡、浙贝母。

热毒壅盛

证候表现：高热，一侧或两侧耳下腮部漫肿胀痛，范围大，坚硬拒按，张口咀嚼困难，或有烦躁不安，面赤唇红，口渴欲饮，头痛呕吐，咽红肿痛，颌下肿块胀痛，纳少，尿少而黄，大便秘结，舌质红，舌苔黄，脉滑数。

治法：清热解毒，软坚散结。

主方：普济消毒饮加减。

方药运用常用药：柴胡、黄芩、黄连、连翘、升麻、板蓝根、蒲公英、牛蒡子、马勃、桔梗、玄参、薄荷(后下)、夏枯草、陈皮、僵蚕。热甚者加生石膏(先煎)、知母；腮部肿胀甚，坚硬拒按者加海藻、昆布、牡蛎、赤芍、牡丹皮；呕吐加竹茹；大便秘结加大黄、玄明粉；口渴唇燥伤阴者，重用玄参，加天花粉。

变证

邪陷心肝

证候表现：高热不退，耳下腮部漫肿疼痛，坚硬拒按，头痛项强，烦躁，呕吐剧烈，神昏嗜睡，反复抽搐，舌质红，舌苔黄，脉弦数。

治法：清热解毒，熄风开窍。

主方：清瘟败毒饮加减。

方药运用常用药：栀子、黄连、连翘、板蓝根、水牛角(先煎)、生地黄、生石膏(先煎)、牡丹皮、赤芍、竹叶、玄参、芦根、钩藤、全蝎、僵蚕。头痛剧烈者加用龙胆草、石决明；恶心呕吐甚者加竹茹、代赭石(先煎)；神志昏迷者加服至宝丹；抽搐频作者加服紫雪。

毒窜睾腹

证候表现：腮部肿胀同时或腮肿渐消时，一侧或双侧睾丸肿胀疼痛，或脘腹疼痛，少腹疼痛，痛时拒按，或伴发热、呕吐，溲赤便结，舌质红，舌苔黄，脉数。

治法：清肝泻火，活血止痛。

主方：龙胆泻肝汤加减。

方药运用常用药：龙胆草、栀子、黄芩、黄连、蒲公英、柴胡、川楝子、荔枝核、延胡索、桃仁、赤芍。睾丸肿大明显者加青皮、莪术、皂刺；伴腹痛呕吐者加郁金、竹茹、半夏；少腹痛甚者加香附、木香、红花；伴腹胀便秘者加大黄、枳壳。

（编者 张义明 刘兴旺）

流行性乙型脑炎

【定义】

流行性乙型脑炎，简称"乙脑"，是以高热、昏迷、抽搐等为主要临床表现的一种急性传染性疾病。在我国曾被称为"大脑炎"、"日本脑炎"，1952年被统一命名为"流行性乙型脑炎"，并列为法定传染病。《素问·六元正纪大论》中说："在天为热，在地为火，其性为暑。"指出热与火同属于暑。暑为阳邪，其发病具有急、速、危、残的病变特点，"急"表现为发病急骤；"速"表现为病情传变迅速；"危"表现为在病程中可突然发生危重征象；"残"表现在重症患儿往往可留下肢体残废等后遗症。

【分证论治】

初期、极期(急性期)

邪在卫气

证候表现：突然高热，微恶风寒，或但热不寒，无汗或少汗，头痛项强，恶心呕吐，嗜睡或烦躁不安，甚则抽搐，舌红苔黄，脉象浮数。

治法：辛凉透表，清热解毒。

主方：银翘散加减。

方药运用常用药：金银花、连翘、蒲公英、薄荷(后下)、菊花、板蓝根、葛根、僵蚕、竹叶、芦根。烦躁不安加钩藤、石决明；口渴欲饮加天花粉、石斛；恶心呕吐加竹茹、藿香。

暑湿袭表，症见发热恶风，恶心呕吐，嗜睡项强，苔腻脉数。治以清暑化湿，新加香薷饮加减。常用药：金银花、连翘、香薷、厚朴、扁豆花、薄荷(后下)、葛根、僵蚕、豆卷。

暑热炽盛，症见壮热无汗，但热不寒，恶心呕吐，烦躁口渴，舌红苔黄，脉象浮数。治以辛凉清解，银翘散合白虎汤加减。常用药：金银花、连翘、生石膏(先煎)、知母、板蓝根、寒水石(先煎)、芦根、葛根、茯苓、甘草。若腑实便秘者加大黄、芒硝；嗜睡者加石菖蒲、郁金；烦躁不安加服牛黄清心丸。

邪在气营

证候表现：壮热不退，头痛剧烈，呕吐频繁，颈项强直，烦躁不安，口渴引饮，或神昏谵语，四肢抽搐，甚则喉间痰鸣，呼吸不利，大便秘结，小便短赤，舌绛苔黄，脉数有力。

治法：清气凉营，泻火涤痰。

主方：清瘟败毒饮加减。

方药运用常用药：生石膏(先煎)、生地黄、水牛角(先煎)、知母、黄连、黄芩、牡丹皮、大青叶、石菖蒲、甘草。呕吐加生姜、竹茹；热盛腑实便秘加大黄(后下)、玄明粉(冲)；频繁抽搐加僵蚕、钩藤，合紫雪丹或安宫牛黄丸。症见面白肢厥、喉间痰鸣、呼吸不利等内闭外脱证候，加独参汤吞服至宝丹；肢厥汗出，脉微欲绝，加参附龙牡救逆汤。暑入心营，症见炽热烦躁，夜寐不宁，时有谵语，舌质红绛，脉象细数，治以凉营泄热，清心开窍，清营汤加减。常用药：水牛角(先煎)、生地黄、玄参、竹叶心、麦冬、丹参、黄连、金银花、连翘，如热陷心包，高热神昏谵语者加安宫牛黄丸(亦可选用醒脑静注射液静脉滴注)。

邪在营血

证候表现：身热起伏不退，朝轻暮重，神志迷糊，反复抽搐，两目上视，口噤项强，四肢厥冷，胸腹灼热，二便失禁，或见吐衄，皮肤斑疹，舌绛少津，脉沉细数。

治法：凉血清心，增液潜阳。

主方：犀角地黄汤合增液汤加减。

方药运用常用药：水牛角(先煎)、生地黄、牡丹皮、赤芍、玄参、麦冬、竹叶心、连翘。高热不退加羚羊角粉(冲服)、龙胆草；频繁抽痉加僵蚕、钩藤；喉间痰鸣，神志模糊加天竺黄、石蒲、郁金。

此时用药要做到谨慎，因苦寒之品易于化燥伤阴，滋阴之品又有碍脾留邪之弊。由于小儿为稚阴稚阳之体，因而用药"稍呆则滞，稍重则伤"，故宜详察病情，视其病情的轻重而取舍用药。另外，因暴受邪毒较深或因体禀不足，往往正不胜邪而突然出现内闭外脱的危急证候。因此，在治疗上除按中医辨证，应用开闭固脱外，还应积极采取各种有效的综合措施。

恢复期、后遗症期

阴虚内热

证候表现：低热稽留不退，或呈不规则发热，两颧潮红，手足心灼热，虚烦少宁，偶有惊，咽干口渴，小便短少，舌质红绛，舌苔光剥，脉象细数。

治法：养阴清热

主方：青蒿鳖甲汤合清络饮加减。

方药运用常用药：青蒿、鳖甲(先煎)、生地黄、地骨皮、鲜芦根、丝瓜络、西瓜翠衣。便秘加全瓜蒌，火麻仁；虚烦不宁加胡黄连、莲子心；惊惕抽搐加钩藤、珍珠母。

营卫不和

证候表现：身热时高时低，汗出肢冷，容易外感，精神萎靡，面色白，小便清长，舌质胖嫩，舌淡苔白，脉弱细数。

治法：益气和营

主方：桂枝汤加味。

方药运用常用药：桂枝、白芍、炒白术、甘草、生姜、大枣、浮小麦。汗多惊惕加龙骨、牡蛎；恶寒流涕加苏梗、防风；神萎乏力加太子参、怀山药；纳呆便溏加鸡内金、焦山楂。

痰蒙清窍

证候表现：意识不清或痴呆、失语，吞咽困难，口角流涎，或喉间痰鸣，舌苔厚腻，脉象濡滑。

治法：豁痰开窍

主方：涤痰汤加减。

方药运用常用药：半夏、茯苓、陈皮、胆南星、天竺黄、瓜蒌、枳壳、石菖蒲。抽搐加僵蚕、全蝎；喉间痰多可用礞石粉2份、月石粉1份、玄明粉1份，混匀，每服1~3g，1日3次灌服。

痰火内扰

证候表现：狂躁不宁，嚎叫哭闹，或虚烦不眠，精神异常，咽干口渴，舌质红绛，舌苔黄糙，脉象滑数有力。

治法：泻火宁神

主方：龙胆泻肝汤加减。

方药运用常用药：龙胆草、山栀、黄芩、当归、生地黄、甘草、酸枣仁。心肝积热所致躁、嚎叫哭闹，亦可单用龙胆草15g，煎水90ml，每次30ml，服时加入水飞朱砂0.1~0.2g，1日3次。

气虚血滞

证候表现：面色萎黄，肢体瘫痪，萎软无力，或强直僵硬，容易出汗，舌淡苔薄，脉象细弱。

治法：益气活血

主方：补阳还五汤加味。

方药运用常用药；黄芪、当归、赤芍、川芎、红花、地龙、桂枝、桑枝。病久肌萎，皮肤不温加炮附子、乌梢蛇。

风邪留络

证候表现：肢体强直性瘫痪，震颤，不自主动作，或有角弓反张，舌淡苔薄，脉象弦细。

治法：搜风通络，养血舒筋。

主方：止痉散加味。

方药运用常用药：蕲蛇(或乌梢蛇)、全蝎、蜈蚣、僵蚕、地龙、当归、红花、生地黄、木瓜、鸡血藤。血燥津枯，体位异常加芍药、丹参；角弓反张加葛根、钩藤。虚风内动，症见肢体震颤抖动，动则汗出，低热不已，咽干口渴，舌绛苔少，脉弦细数。治以养阴熄风。大定风球加减，常用药：龟甲(先煎)、鳖甲(先煎)、牡蛎(先煎)、生地黄、玄参、白芍、鸡子黄(兑入)。肌肤甲错加红花、桃仁；低热不已加青蒿、地骨皮。

（编者 张义明 刘兴旺）

鼻渊

【定义】

鼻渊是因外邪侵袭，脏腑失调或脏腑虚损所致的以鼻流浊涕、量多不止为特征的鼻病。临床常伴有头痛、鼻塞、嗅觉减退等症状。"渊"即渊深之意。如《素问·气厥论》说："鼻者，浊涕下不止也。"

【分证论治】

肺经风热

证候表现：鼻塞，涕多，色白或微黄，嗅觉减退，部分患儿有头痛、发热恶寒、咳嗽、咯痰，舌苔薄白，脉浮数。

治法：疏风清热，宣肺通窍。

主方：苍耳子散加味。

方药运用常用药：苍耳子、白芷、辛夷、薄荷、菊花、葛根、连翘、黄芩、金银花、甘草等。头痛且胀，鼻涕多而黄浊，为风热夹湿，可选加冬瓜仁、车前子、地肤子、皂角刺等；咳嗽痰多可选加杏仁、前胡、瓜蒌仁、浙贝母等。

胆经郁热

证候表现：鼻塞，头痛较甚，涕多色黄而浊，量多，有臭味，嗅觉差，全身并见发热、口渴、大便干燥，鼻腔内可见较多脓性分泌物，舌红苔黄腻，脉弦数。

治法：清泻肝胆，利湿通窍。

主方：龙胆泻肝汤加减。

方药运用常用药：龙胆草、黄芩、山栀、柴胡、泽泻、车前子、生地黄、当归、苍耳子、鱼腥草、白芷、赤芍等。热甚，选加羚羊角、夏枯草、菊花；体壮便秘者加大黄、玄明粉。头痛剧烈者，可根据头痛不同部位，按三阳经脉分别选药：头角、额、眉棱、颞部疼痛者，加柴胡、蔓荆等以清解少阳风热；头顶、枕部疼痛者，加用藁本，以清散太阳风热；而颊及上牙疼痛者加白芷、川芎，配蔓荆子以疏散阳明经风热。

脾胃湿热

证候表现：鼻涕黄浊量多，缠绵不愈，涕有臭味，鼻塞较甚，嗅觉消失，全身并见头昏头痛，食欲不振，大便溏薄，舌苔黄腻，脉濡数。

治法：清脾泻热，利湿降浊。

主方：黄芩滑石汤加减。

方药运用常用药；黄芩、滑石、木通、茯苓、大腹皮、白豆蔻等。热重者加大黄、黄连、石膏；鼻塞甚者加白芷、辛夷。还可选用加味四苓散加清热解毒药。湿热并重者可选用甘露消毒丹。

肺脾气虚

证候表现：鼻塞，日久不愈，鼻涕混浊，时多时少，伴头昏，记忆力减退，嗅觉减退可见面色萎黄或白，少气乏力，大便溏薄，舌淡苔白，脉细弱。

治法：温补肺脾，祛湿散寒。

主方：温肺止流丹合参苓白术散加减。

方药运用常用药：细辛、荆芥、党参、鱼脑石、诃子、辛夷、白芷、藁本、桔梗、苍术、薏苡仁、砂仁、扁豆、陈皮等。头痛、头重、头晕者，加川芎、藁本、白蒺藜、白芷；鼻塞较甚，加白芷、辛夷、苍耳子、石菖蒲；虚寒甚加干姜、桂枝。

浊涕不多，舌苔不腻，可选用补中益气汤合苍耳子散。鼻涕黄浊量多，选用托里消毒散或加黄连、车前子、木通。肺脾气虚，易患感冒者，可加玉屏风散。

（编者 张义明 刘兴旺）

乳娥

【定义】

乳蛾是因外邪客于咽喉，邪毒积聚喉核，或脏腑虚损，虚火上炎，以咽痛、喉核红肿、化脓为特征的咽部疾患。以咽喉两侧喉核红肿疼痛、吞咽不利为主症，因其喉核肿大，形状似乳头或蚕蛾，故称乳蛾，又名喉蛾。临证根据病变部位，有发于一侧者为单蛾，发于两侧者为双蛾之称；根据病程，急性发作并有脓性分泌物者称为烂喉蛾，慢性者又称木蛾、死蛾；根据病因病机又有风热乳蛾、虚火乳蛾之称。

【分证论治】

风热外侵

证候表现：咽痛，咽赤，喉核红肿，轻度吞咽困难，伴发热、恶寒、咳嗽、咯痰等症，舌苔薄黄，脉浮数。

治法：疏风清热，消肿利咽。

主方：银翘散加减。

方药运用常用药：金银花、连翘、桔梗、牛蒡子、木蝴蝶、薄荷(后下)、山豆根、甘草等；热邪重者加黄芩、赤芍；表证重者加荆芥、防风；红肿明显者加牡丹皮、野菊花；大便干结者加瓜蒌仁、生大黄。

可配用冰硼散、珠黄散或西瓜霜外吹局部患处。

若咳嗽严重者，亦可使用桑菊饮治之。药用桑叶、菊花、杏仁、连翘、薄荷(后下)、桔梗、芦根、生甘草等。

胃火炽盛

证候表现：咽痛较甚，吞咽困难，身热，口渴，大便秘结，咽部及喉核红肿，上有脓点或脓肿，舌质红，舌苔黄，脉滑数。

治法：泄热解毒，利咽消肿。

主方：清咽利膈汤加减。

方药运用常用药：金银花、连翘、山栀、黄芩、牛蒡子、玄参、桔梗、薄荷(后下)、生大黄(后下)、生甘草、玄明粉(冲)等。若表热未清者加荆芥、防风；颔下核肿痛者加射干、瓜蒌浙贝母，以清热化痰散结；高热者加石膏(后下)、天竺黄、黄连以清热泻火；服药后大便溏薄或腹泻者去生大黄。如肿痛甚者，可含服六神丸。

肺肾阴

证候表现：咽部干燥、灼热，微痛不适，干咳少痰，手足心热，精神疲乏，或午后低热，喉核黯红、肿大，或有少许脓液附于表面，舌红，苔薄，脉细数。

治法：滋阴降火，清利咽喉。

主方：知柏地黄汤加减。

药运用常用药：知母、黄柏、生地黄、连翘、牡丹皮、玄参、马勃、麦冬、玉竹等。喉核色转淡，但肿大不消，加浙贝母、夏枯草、赤芍、虎杖等以化瘀活血消肿。

本证若以肺阴虚症状为主者，可用养阴清肺、生津润燥的养阴清肺汤加减。常用药：玄参、生地黄、麦冬、牡丹皮、川贝母、白芍、石斛、枳壳、连翘等。

尚有一种痰瘀热结型乳蛾患儿，证见双侧或单侧扁桃体肥大，无明显充血的现象，感受外邪后会急性发作，出现喉核明显红肿，甚至化脓，常反复发作。治应解毒活血，化瘀消肿方用清胃散加减。常用药：升麻、赤芍、牡丹皮、夏枯草、僵蚕、浙贝母、全瓜蒌、射干、玄参、牡蛎等。兼有肺脾气虚，乳蛾常反复发作者，又当用玉屏风散合生脉散加味，兼有扶助正气，防止外邪引起慢性病灶急性发作的作用。

（编者 李娜 刘兴旺）

厌食

【定义】

厌食，是指小儿较长时期见食不贪，食欲不振，甚或厌恶进食的病症。古代中医文献中无小儿厌食的病名，其中的恶食、不嗜食、不思食、不饥不纳等病症的主要临床表现与本病相同。

【分证论治】

脾运失健

证候表现：厌恶进食，食而乏味，若迫食或偶然多食后则脘腹胀满，或伴有吸气泛恶，胸闷脘痞，大便不调，形体尚可，精神正常，舌质淡红，苔白腻或微黄，脉濡缓或滑数，指纹淡。

治法：调脾助运

主方：不换金正气散加减。

方药运用常用药：苍术、陈皮、佩兰、藿香、半夏、枳壳、焦神曲、鸡内金(研冲)、炒麦芽等。若时在夏至以后；暑湿困阻者，加青蒿、大豆卷、荷叶；热象明显者，加生薏苡仁、六一散、黄连；脘痞腹胀者，加莱菔子、木香；苔厚腻者，加厚朴、草豆蔻；食滞中阻，加焦山楂、枳实、槟榔、炒谷芽。乳积者，加麦芽、砂仁；食积化热者，加连翘、胡黄连。偶然多食引起脘腹胀满时，应暂时控制进食。

脾胃气虚

证候表现：不思进食，形体偏瘦。食少便多，大便入水易散，夹不消化食物，常兼面色少华，神倦乏力，部分患儿易出汗，易罹外感，舌体胖嫩，舌质淡，苔薄白，脉缓无力，指纹淡。

治法：补脾助运

主方：异功散加味。

方药运用常用药：党参、茯苓、白术、甘草、扁豆、陈皮、砂仁(后下)、焦神曲、焦山楂。

若苔腻、大便稀者，白术易苍术，加薏苡仁；大便稀溏者，加煨木香、炮姜、肉豆蔻、益智仁；饮食不化者，加焦山楂、炒谷芽、炒麦芽；腹胀者，加木香、槟榔；汗多易感者，加煅牡蛎、黄芪、阴风、浮小麦；情志抑郁者，加柴胡、郁金、川芎。本证病程较久，需坚持较长时间服药，并配合饮食调理，方可见效。

脾胃阴虚

证候表现：以不思进食，食少饮多为主，常兼面色萎黄，皮肤失润，大便偏干，小便短黄，甚或烦躁少集，手足心热，舌偏红少津，苔少或花剥，脉沉细，指纹紫。

治法：滋脾养胃

主方：养胃增液汤加减。

方药运用常用药：沙参、山药、玉竹、麦冬、石斛、乌梅、白芍、炙甘草、香橼皮、谷芽、麦芽。兼脾气不足者，加太子参、茯苓、扁豆；大便干结者，加火麻仁、郁李仁、蜂蜜(调冲)；口渴烦躁者，加天花粉、胡黄连、芦根；手足心热，夜寐不宁者，加牡丹皮、酸枣仁、地骨皮。本病证选方用药要清补而不能腻补，以免养胃而碍滞脾运，取滋而不腻及酸甘化阴之品，以生胃津，也须佐以扶助脾运，但不宜过于温燥，以免劫灼阴津。

（编者 李娜 刘兴旺）

积滞

【定义】

积滞是指小儿由于内伤乳食，停聚中焦，积而不化，气滞不行所形成的一种脾胃疾患。以不思乳食，食而不化，脘腹胀满，嗳气酸腐，大便溏薄或秘结酸臭为特征。西医学消化不良症的主要临床表现与本病相似。

【分证论治】

食滞脾胃

证候表现：伤乳者呕吐乳片，口中有乳酸味，不欲吮乳，脘腹胀满疼痛，大便酸臭夹杂奶瓣；伤食者呕吐酸馊食物残渣，不思乳食，腹部胀痛拒按，或腹痛欲便，泻后痛减，烦躁多啼，大便酸臭夹杂不消化食物，小便短黄或如米泔，或伴低热，舌红苔厚腻，脉弦滑，指纹紫滞。

治法：消乳化食

主方：乳积宜消乳丸，食积宜保和丸。

方药运用常用药：伤乳用炒麦芽、焦神曲、香附、砂仁、陈皮、炙甘草。伤食常用焦山楂、焦神曲、莱菔子、半夏、茯苓、陈皮、连翘。腹胀腹痛明显加广木香、厚朴、枳实；大便稀溏加白豆蔻、白术、薏苡仁；便结加枳实、莱菔子、槟榔；秘结不下加大黄、芒硝；恶心呕吐加竹茹、生姜；积久化热加黄连。

积热中阻

证候表现：脘腹胀痛，胸胁苦闷，面黄恶食，手足心及腹部有灼热感，或午后发热，面部时而潮红，心烦易怒，夜不安寐，自汗盗汗，好翻动蹬被，喜俯卧，口气臭秽，口苦口干，大便臭秽，或干结或溏稠不爽，舌红苔黄腻，脉滑数，指纹紫滞。

治法：通导积滞，分消湿热。

主方：枳实导滞丸

方药运用常用药：枳实、生大黄、神曲、茯苓、白术、泽泻。积热内盛者，加黄连、连翘、山栀；脾胃湿盛者，合平胃散加枳实、槟榔；肝胆湿热者，龙胆泻肝汤加茵陈蒿、麦芽、青黛；夜寐不安，头汗蒸蒸，加山栀、连翘、莲子心、夜交藤、生石膏；盗汗明显者，加地骨皮、青蒿、银柴胡、胡黄连。

脾虚夹积

证候表现：面色萎黄，形体瘦弱，神疲肢倦，不思乳食，食则饱胀，夜寐不安，腹满喜按喜伏卧，大便稀溏酸腥，夹有乳片或不消化食物残渣，唇舌色淡，苔白腻，脉细而滑，指纹淡滞。

治法：若虚多实少，治虚为主，兼治其实，健脾化积；实多虚少，治实为主，兼治其虚，消积扶脾。

主方：前者健脾丸加减，后者大安丸加减。

方药运用常用药：偏虚用党参、白术、陈皮、枳实、炒麦芽、焦山楂、焦神曲、肉豆蔻、炙甘草、茯苓、山药。偏实用焦神曲、茯苓、半夏、陈皮、连翘、莱菔子、炒麦芽、白术。兼呕吐者加半夏、丁香、生姜；寒凝腹痛加白芍、广木香、干姜；舌苔白腻加藿香、佩兰；四肢不温，虚寒甚者加用理中汤。

（编者　李娜　刘兴旺）

泄泻

【定义】

泄泻，是以大便次数、数量增多，粪质稀薄，甚如水样为特征的小儿常见病。《幼科金针·泄泻》说："泄者，如水之泄也，势犹纷绪；泻者，如水之泻也，势惟直下，为病不一，总名泄泻。"认为泄、泻可从便下之势缓、急而分，但临床因泄、泻字义相近，常通称为泄泻。

【分证论治】

常证

外感泄泻

肠腑湿热

证候表现：起病急骤，泻势急迫，便下稀薄，或如水样，色黄而气味秽臭，或夹黏液，肛门灼红，发热烦闹，口渴喜饮，腹痛阵哭，恶心呕吐，食欲减退，小便黄少，舌质红，苔黄腻，脉象滑数，指纹紫滞。

治法：清肠解热，化湿和中。

主方：葛根黄芩黄连汤加减。

方药运用常用药：葛根、黄芩、黄连、木香、地锦草、凤尾草、车前子(包)、炒苍术、焦山楂等，高热烦渴加寒水石(先煎)、生石膏(先煎)，重用葛根；泻下色黄秽臭或夹黏液加铁苋菜、辣蓼；暑湿所伤加香薷、豆卷、鸡苏散(包)、荷叶；湿浊中阻加藿香、佩兰，恶心呕吐加姜半夏、竹茹，另服玉枢丹。

本证热重而阴分已伤者，可用玉露散(寒水石、生石膏、甘草、麦冬)加减治疗。若从湿热偏重分证治疗，热重于湿者，用寒凉的黄连、黄芩、石膏、寒水石，淡渗的猪苓、茯苓、泽泻，利气的陈皮、木香，甘缓的白术、甘草配伍；湿重于热者，用温燥的苍术、厚朴、藿香，寒凉的黄芩、黄连，淡渗的茯苓、泽泻、姜皮配伍。

风寒犯肠

证候表现：泄泻清稀，多泡沫，色淡黄，腹部切痛，肠鸣辘辘，喜按喜暖，常伴鼻塞，微恶风寒，或有发热，唇舌色淡，舌苔薄白或腻，脉象浮紧，指纹淡红。

治法：疏风散寒，化湿和中。

主方：藿香正气散加减。

方药运用常用药：藿香、防风、苏叶、半夏、苍术、陈皮、茯苓、甘草、生姜、大枣。表寒重，加荆芥、白芷；肢体酸痛加羌活、秦艽；里寒重，加炮姜、砂仁，去生姜；腹胀加大腹皮、木香；纳差大便夹未消化物加焦山楂、焦神曲，去大枣、甘草；水泻夹泡沫者加防风炭、苍耳根；小便短少加车前子(包)、泽泻。

对风寒表证不著、腹泻次数不过多之偏湿泻，可用苍术炭、山楂炭等份研末，制成1号止泻散，周岁小儿每服1g，1日2~3次，证情较重者也可与煎剂配用。本证还可以中成药藿香正气液或藿香正气软胶囊服用。本证配合祛寒温中外治法，如敷贴法、热熨法等，有辅助治疗作用。

食伤泄泻

饮食内伤

证候表现：脘腹胀满疼痛，痛则欲泻，泻后痛减，大便酸臭或如败卵，夹食物残渣，嗳气酸馊，泛恶呕吐，纳呆恶食，矢气臭秽，夜寐不宁，舌苔垢腻，或见微黄，脉象滑数，指纹沉滞。

治法：消食化积，理气降逆。

主方：保和丸加减。

方药运用常用药：焦山楂、焦神曲、莱菔子、半夏、陈皮、木香、苍术、鸡内金。伤于肉食重用焦山楂；伤于面食重用莱菔子；伤于谷食重用神曲；脾胃薄弱者加白术、谷芽；呕恶加藿香、生姜；舌苔黄加黄芩、竹茹；脘痞腹胀，泻下不爽，暂加枳实、槟榔。

本证腹胀痛、苔垢者可暂用通因通用之法，以莱菔子或熟大黄以通为用，不可固涩止泻消导之剂也不可久服。消食化积药物多含有消化酶、胃泌素等有机成分，若过于加热炒黑则受破坏，故取其消食之功以生用为宜，对便下稀薄欲燥湿收敛者可以炒用，也宜炒黄为度，勿至焦黑炭化。本证还需控制饮食，或暂禁食，方能收效。

乳液内伤

证候表现：乳婴儿便下稀薄，色淡，夹乳块，或如蛋花汤样，气味酸臭或腥臭，脘腹胀满，啼哭不宁，嗳气吐乳，不思吮乳，舌苔腐浊，指纹沉滞。

治法：消乳化积，理气和胃。

主方：消乳丸加减。

方药运用常用药：炒麦芽、焦神曲、香附、砂仁(杵，后下)、炒谷芽、茯苓、姜半夏、陈皮等。乳积化热，舌苔黄，加连翘、胡黄连；形体瘦弱，啼哭无力，舌质淡，加白术、太子参。

正虚泄泻

脾胃气虚

证候表现：病程迁延，时轻时重或时发时止，大便稀溏，色淡不臭，夹未消化之乳食，每于食后即泻，多食则脘痞、便多，食欲不振，面色萎黄，神疲倦怠，形体消瘦，舌质淡，苔薄白，脉缓弱，指纹淡。

治法：健脾益气，助运化湿。

主方：参苓白术散加减。

方药运用常用药：党参、茯苓、炒白术、怀山药、炒薏苡仁、陈皮、砂仁(杵，后下)、焦山楂、焦神曲等。脘腹胀痛加木香、香附；苔腻腹满加苍术、厚朴；大便清冷，小便色清，腹部绵痛，加炮姜、煨益智、煨肉蔻；少气懒言，便泄不止，甚至脱肛，加炙黄芪、升麻；口苦苔黄，或便夹黏冻，为兼湿热未清，加黄连、马齿苋。

对大便清冷，小便色清，腹部绵痛之脾阳虚泻，轻证可用2号止泻散，以苍术炭、山楂炭炮姜炭各等分，研末，周岁小儿每服1g，1日2~3次。脾虚泻须重调理，常食山药粥、薏仁粥、芡实粥有辅治作用。推拿、外治等疗法亦均有效。

脾肾阳虚

证候表现：久泻不止，缠绵不愈，粪质清稀，澄澈清冷，下利清谷，或有五更作泻，食欲不振，腹软喜暖，形寒肢冷，面白无华，精神委顿，甚则寐时露睛，舌质淡，苔薄白，脉细弱，指纹淡。

治法：壮火散寒，温补脾肾。

主方：附子理中汤合四神丸加减。

方药运用常用药：炮姜、吴茱萸、炒白术、炒党参、熟附子(先煎)、煨肉豆蔻、补骨脂、煨益智仁、炒山药等。兼夹食滞加陈皮、焦山楂、炒麦芽；久泻滑泄不禁，内无积滞，选加煨诃子、石榴皮、赤石脂、禹余粮。

小儿长期腹泻多属脾肾阳虚，一般健脾固涩药疗效欠佳，加用熟附子后有较好效果。附子用量以3~6g为宜须先煎30分钟左右，以减少毒性。徐小圃治阳虚泄泻，亦推崇附子，并主张早用，他指出：阳虚证端倪既露，变幻最速，如疑惧附子之辛热，举棋不定，必待少阴证悉具而后用，往往贻噬脐莫及之悔。本证辅治，可用艾灸中脘、天枢、关元三穴法。

肝脾不和

证候表现：泄泻色青如苔，胸脘痞满，嗳气食少，肠鸣攻痛，时作啼哭，腹痛则泻，泻后痛减，你惧则泻剧，矢气，睡中惊惕，面青唇淡，舌质淡，苔薄白，脉弦细，指纹青。

治法：抑肝镇惊，扶脾助运。

主方：益脾镇惊散合痛泻要方加减。

方药运用常用药；党参、茯苓、白术、白芍、防风、钩藤、陈皮、车前子(包)、焦神曲。惊恐不安，啼哭惊叫，加蝉蜕、煅龙骨、灯心草；惊惕者加服琥珀抱龙丸；腹胀矢气加青皮、香附。

小儿肝脾不和泻有偏肝胆热盛与偏脾虚气滞之别。前者可用验方绿泻宁：柴胡、黄芩、黄连、木香、白芍、甘草、猪苓、泽泻、防风，重用清泻肝胆之品。后者可用扁豆衣、扁豆花、煨木香、炒白术、茯苓、陈皮、炒谷芽、炒麦芽、神曲、炒党参、钩藤等，重在扶脾化湿。

变证

气阴两伤

证候表现：泻下过度，呕吐频繁，精神委顿，肢体无力，面白无华，肤出冷汗，口渴引饮小便减少，舌质干，舌苔薄，脉象细数，指纹淡紫。

治法：养阴生津，补益元气。

主方：生脉散加味。

方药运用常用药：人参、麦冬、五味子、生地黄、乌梅、白芍、甘草。若能加用西洋参另煎服则更好。口渴引饮加天花粉、玉竹、鲜石斛、鲜芦根；大便热臭加黄连、黄芩。

阴竭阳脱

证候表现：暴不止，便稀如水，皮肤干燥，目眶及门凹陷，啼哭无泪；久泻不愈，便泄不止，大便清冷，完谷不化，形体羸瘦。精神靡，软弱无力，哭声微弱，查不思纳，少尿无尿，四肢清冷，舌淡无津，脉象沉微，指纹淡白。

治法：育阴回阳，救逆固脱。

主方：生脉散合参附龙牡救逆汤加减。

方药运用常用药：西洋参、人参、麦冬、五味子、炮美、附子、煅龙骨(先煎)、煅牡蛎(先煎)。紧急时也可先用西洋参口服液口服、参麦注射液静脉滴注。本证抢救时，必须同时静脉输液，补充能量，水和电解质等。

临床经验表明，本证务必及早发现，但见一二主证便是，不必悉具。早期用药，及时抢救，可降低死亡率。若必待阴脱诸症毕现，则难以挽回。

（编者 李娜 刘兴旺）

疳病

【定义】

疳病是由于喂养不当，或多种疾病的影响，使脾胃受损，气液耗伤而引起的一种慢性疾病。临床以形体消瘦，面黄发枯，精神不振或烦躁不宁，饮食异常，大便不调为特征。"疳"的含义有两种：其一"疳者甘也"，言其病因。《医学正传·诸疳证》说："盖其病因肥甘所致，故命名曰疳。"指出其病因多由恣食肥甘厚味，损伤脾胃，致运化失常，形成积滞，日久不愈，转化成疳。其二"疳者干也"，言其病理、主症。《保婴撮要疳》说："盖疳者干也，因脾胃津液干涸而患。"指出其病理为津液干涸，气血亏耗。《幼科铁镜·辨疳疾说："疳者，干而瘦也。"指出临床主症为形体干瘪羸瘦。

【分证论治】

常证

疳气

证候表现：形体略见消瘦，面色少华，毛发稀疏，精神不振，易发脾气，夜寐不宁，食欲不振，或食多便多，大便干稀不调，动则多汗，易罹外感，舌苔薄微腻，脉细滑，指纹淡。

治法：调和脾胃，益气助运。

主方：资生健脾丸加减。

方药运用常用药：党参、白术、茯苓、薏苡仁、山药、陈皮、白蔻仁、焦神曲、焦山楂、莲子肉、胡黄连。面㿠体瘦，多汗易感，加黄芪、防风、煅牡蛎；腹胀嗳气，舌苔厚腻，去党参、山药、白术，加苍术、枳实、厚朴、鸡内金；食积化热加连翘、黄芩；大便溏薄，去黄连，加苍术、炮姜；口干肤燥，舌红少津加沙参、石斛、白芍。

本证用药当注意补不壅滞，消不伤正，以和为主，勿过用滋腻碍运及峻消伤正之品。对脾虚肝旺者，选用平肝药物时，要顾及兼证及证情轻重，如兼大便干结用决明子、白芍，兼有惊惕用牡蛎、钩藤，目赤头晕用谷精草、石决明，肝火有余用胡黄连、黄芩等。

疳积

证候表现：形体消瘦明显，脘腹胀大，甚则青筋暴露，面色萎黄，毛发稀黄结穗，精神烦躁，夜卧不宁，或见揉眉挖鼻，吮指磨牙，食欲减退。或善食易饥，大便下虫。或嗜食生米、泥土等异物，舌质偏淡，苔淡黄而腻，脉濡细而滑。

治法：消积理脾，和中清热。

主方：肥儿丸加减。

方药运用常用药：党参、白术、茯苓、山药、使君子、胡黄连、砂仁、陈皮、焦神曲、枳壳、炒麦芽、炒谷芽。腹膨气胀加大腹皮、广木香、厚朴；大便秘结加火麻仁、郁李仁；胁下痞块加丹参、郁金、赤芍、山甲片；虫积腹痛加苦楝皮、雷丸、榧子，虫去后再调理脾胃；肌肤枯燥，口干舌红，加石斛、沙参、麦冬、生地黄；潮热盗汗加地骨皮、银柴胡；恶心呕吐加竹茹、半夏；烦躁性急，动作异常，加钩藤、牡蛎、石决明。以上消积之法，均须注意积去药停，及时转以扶益脾胃，勿攻伐太过。体弱者亦可在消导之中佐以扶正之品，如白术、茯苓、党参、沙参、当归等。

干疳

证候表现：极度消瘦，皮包骨头，呈老人貌，皮肤干枯有皱纹，精神萎靡，啼哭无力且少见泪，毛发干枯，腹凹如舟，杳不思纳，大便干稀不调，时有低热，口舌干燥。或见肢体浮肿。或见紫癜、鼻衄、齿衄等，舌淡或光红少津，脉弱，指纹隐伏不显。

治法：补益气血

主方：八珍汤加减。

方药运用常用药：人参、茯苓、炒白术、山药、白芍、熟地黄、川芎、炙甘草、焦神曲、麦芽等。胃阴伤者，舌绛干，少苔或无苔，加乌梅、麦门冬、西洋参(另煎服)、石斛等；夜寐不安着加五味子、夜交藤；牌肾阳衰者，加附子(先煎、)干姜、益智仁。全身衰竭，虚烦不宁，汗多气短，口干舌燥，苔光剥，脉细数无力者，用生脉饮口服液，或生脉注射液静脉滴注；手足逆冷面色苍白，汗出黏冷，呼吸减弱，脉微欲绝者，系阳气欲脱，应急用参附汤加龙骨、牡蛎，益气回阳，因脱救逆。

兼证

眼疳

证候表现：两目干涩，眨目羞明，眼角赤烂，目睛失泽，甚者黑睛浑浊，白睛生翳，夜间视物不清等。

治法：养血柔肝，滋阴明目。

主方：杞菊地黄丸加减。

方药运用常用药：枸杞子、熟地黄、山茱萸、茯苓、山药、泽泻、牡丹皮、菊花、密蒙花、谷精草、夜明砂、苍术等。肝热重者，用清热退翳汤，常用木贼草、山栀、赤芍、生地黄、龙胆草、白蒺藜、银柴胡、蝉蜕、胡黄连、白芍、生甘草等。夜盲者选羊肝丸加减

心疳

证候表现：口舌生疮，面赤唇红，或发热，甚则口舌糜烂堆积，秽

臭难闻，五心烦热，小黄赤，舌质红，苔薄黄或少苔，脉细数，指纹淡紫。

治法：清心泻火，佐以养阴。

主方：泻心导赤汤合清热甘露饮加减

方药运用常用药：生地黄、木通、竹叶、甘草、牡丹皮、大黄(后下)、黄连、莲子心、车前子(包煎)。虚烦不安者加酸枣仁、远志。口腔内用锡类散或冰硼散涂擦患处。

疳肿胀

证候表现：全身或目胞、四肢浮肿，面色无华，神疲乏力，纳少便溏，小便短少，舌淡胖苔薄白，脉沉缓，指纹隐伏不显。

治法：温阳化气行水。

主方：偏脾阳虚用防己黄芪汤合五苓散加减，偏肾阳虚用真武汤加减。

方药运用偏脾阳虚常用药：黄芪、防己、白术、桂枝、茯苓、猪苓、泽泻、车前子(包煎)、生姜、大枣等。偏肾阳虚常用药：附子(先煎)、白术、茯苓、补骨脂、仙灵脾、白芍、生姜、车前子(包煎)、鹿茸(冲服)等。疳肿胀不可单用淡渗利湿之品，更不可攻逐水湿，否则损阴伤阳使病情加剧，当以温阳化气行水为主，使阳气通利，则阴水自消。本证同时需加强饮食调养，多补充蛋白质，或加用食疗方，如千金鲤鱼汤等，多有裨益。

骨疳

证候表现：发育迟缓，筋骨萎弱，五迟五软，囟门逾期不合，面色晦黯或㿠白，神情呆滞，舌质淡苔薄白，脉沉缓，指纹淡，或舌偏红少苔，脉细数，指纹淡紫。

治法：肝肾阴虚宜滋肾养肝，扶元益阴；脾肾亏虚宜扶元固肾，益气健脾。

主方：前者六味地黄丸加减，后者调元散加减。

方药运用肝肾阴虚证常用药：熟地黄、山茱萸、茯苓、山药、当归、川芎、牡丹皮、白芍、怀牛膝等。脾肾亏虚证常用药：党参、茯苓、白术、山药、当归、白芍、黄芪、黄精、补骨脂、鹿茸(冲服)、巴戟天等。本证可参考五迟五软治法用药。

并发症

泄泻：古称疳泻。由于疳病患儿脾肾虚弱，易合并泄泻。疳泻初期，多为外感或伤食泄泻，可参泄泻治疗，但应照顾患儿体质，注意中病即止，不可过用、久用苦寒清热燥湿之品，以免伤阳败胃，耗伤阴津。疳泻急性期易伤阴伤阳，需密切观察病情变化，及时使用护阴救阳之品，必要时配合补液治疗。疳病合并泄泻易转化为虚寒泻而迁延难愈，如便前不哭闹，大便清冷无热臭，或完谷不化，小便清长等，应予调理脾胃治疗。健脾化湿如七味白术散、参苓白术散，暖脾温肾如附子理中汤、四神丸均为临床所常用。

肺炎：疳病患儿因气虚卫外不固，脾虚痰湿易生，感受外邪后，易成肺气闭郁之变，合并肺炎喘嗽。在风邪闭肺，痰热闭肺阶段，仍宗肺炎喘嗽一般治疗，以祛邪为主。但应注意，此种患儿更易发生心阳虚衰之变证，应密切观察病情变化，早期使用温补心阳，回脱救逆之品，如参附龙牡救逆汤加红花、丹参等。疳证合并肺炎，由于自身抗病无力，易致邪恋正虚，病程迁延。这类患儿的病理特点是邪少虚多，常表现为肺脾气虚或阴虚肺热证，均参照肺炎喘嗽正虚邪恋证候治法处理，结合使用外治法、饮食疗法，切不可屡施攻伐，愈伤其。

（编者 李娜 刘兴旺）

夜啼

【定义】

夜啼是指婴幼儿入夜啼哭不安，时哭时止，或每夜定时啼哭，甚则通宵达旦，但白天能安静入睡的一种病证。古代儿科医籍中又称为儿啼、躯啼等。多见于新生儿及6个月内的小婴儿。

【分证论治】

脾虚中寒

证候表现：入夜啼哭，时哭时止，哭声低弱，兼面色㿠白，恶寒蜷卧，四肢不温，纳少便溏，肠鸣，腹部胀气，喜温熨抚摩，口唇淡白，舌淡红，苔薄白，指纹沉。

治法：温脾散寒，理气止痛。

主方：匀气散加减。

方药运用常用药：陈皮、桔梗、炮姜、砂仁、木香、炙甘草、红枣等。中寒较甚者加艾叶、当归；虚者加太子参；时而惊惕者加蝉蜕、钩藤；食滞脘胀加炒麦芽、炒谷芽、焦山楂，重者加莱藤子、枳实。

本证也可用乌药散治之。取乌药、高良姜温中散寒，行气止痛；白芍、香附疏肝和脾，祛寒止痛。若见蜷卧、面色苍白、大便较溏者，可用小建中汤加味；哭声微弱，胎禀怯弱，形体羸弱者，用附子理中汤加味。同时也可配合使用肚兜、艾灸神阙等治法。注意保暖，尤其腹部宜温。

心热内扰

证候表现：入夜而啼，哭声洪亮，见灯尤甚，烦躁不安，面红唇赤，大便干结，小便浑浊，舌尖红，舌苔黄，指纹紫滞。

治法：清心泄热，导赤除烦。

主方：导赤散加减。

方药运用常用药：生地黄、竹叶、通草、甘草等。热盛者加黄连，名黄连导赤散；湿胜者加茯苓、滑石；烦躁叫扰者加栀子；大便秘结者加大黄；乳食不化者加炒麦芽、生山楂、莱菔子等。

本证也可用琥珀、钩藤各3g，黄连6g，共为细末。取0.5g，涂于乳母乳头上令小儿吸吮，或温开水冲服。

暴受惊恐

证候表现：入夜而啼，啼声较尖，神情不安，时作惊惕，紧偎母怀，面色乍青乍白，哭声时高时低，时急时缓，舌质正常，脉数，指纹青。

治法：补气养心，定惊安神。

主方：远志丸加减。

方药运用常用药：远志、石菖蒲、茯神、茯苓、龙齿、人参等。时时惊惕者加钩藤、蝉蜕、磁石、菊花；乳食积滞者可加炒麦芽、砂仁；腹痛便溏者可加炒白芍、广木香等。

本证也可用琥珀抱龙丸清化痰热，安神定志，兼调脾胃；还可用朱砂安神丸镇惊安神，但只能短时期少量服用，不宜久服。

脾虚肝旺

证候表现：入夜而啼，哭声无力，烦躁叫扰，辗转不安，纳少，肚腹膨大，面黄发稀，寐中盗汗，大便色青，舌淡红，苔薄白，指纹紫滞或淡。

治法：健脾柔肝，消积宁神。

主方：柴芍六君子汤加减。

方药运用常用药：银柴胡、白芍、太子参、炒白术、茯苓、陈皮、半夏、生龙骨、生牡蛎、龟甲、鸡内金等。积著者加谷芽、麦芽、生山楂；惊惕不安者加钩藤、蝉蜕、怀小麦等、

本证若以脾虚为主要见症时，也可用六君子汤加味；若心脾两虚、气血不足时，也可用归脾汤加减，适加平肝壮骨之味。

（编者 李慧慧 刘兴旺）

儿童多动综合症

【定义】

儿童多动综合征简称儿童多动症，又名注意力缺陷多动障碍(ADHD)，是一种较常见的儿童行为障碍性疾病。以注意力涣散，活动过多，情绪不稳，冲动任性，自我控制能力差，并有不同程度的学习困难，但智力正常或基本正常为主要临床特征。由于此病妨碍儿童健康成长，给家庭、学校、社会带来不良影响，所以日益受到儿科、精神科、神经科、遗传学、心理学和教育学等多学科的关注。

【分证论治】

肾阴不足，肝阳偏旺

证候表现：多动多语，急躁易怒，冲动任性，难以自抑，神思涣散，难以静坐，注意力不能集中，两颧潮红，五心烦热，口干咽燥，盗汗，喜食冷饮，舌质红，少苔或无苔，脉细数或弦细。

治法：滋阴潜阳，宁神益智。

主方：左归饮加减。

方药运用常用药：熟地黄、山药、山茱萸、枸杞子、茯苓、龟甲、柏子仁、生龙骨、炙甘草等。口渴便秘、午后潮热者加麦冬、玄参、制首乌；夜寐不宁者加女贞子、知母、琥珀；学习困难者加石菖蒲、丹参、远志。

本证阳有余而阴不足，宜长养其阴，平抑其阳，阴与阳齐，水能制火，则诸症可宁。若阴虚火旺，相火妄动者，可用大补阴丸加石菖蒲、远志；若肾阴不足，虚火上炎者，也可用知柏地黄丸加远志、石菖蒲；肾水不足，心火上炎者，可用黄连阿胶汤加减。若虑其苦寒直折复伤其阴时，可用《摄生秘剖》补心丸化裁，以滋阴清热，补心安神，常用药为：石菖蒲、北沙参、生地黄、丹参、青果、茯苓、麦冬、当归、柏子仁、甘草。

心脾气虚，神失所养

证候表现：心神涣散，注意力不集中，或虽能集中但时间短暂，活动过多，动作行为杂乱无目的性，气短，精神倦怠，常自汗出，记忆力差，喜忘，心悸，夜寐不宁，多梦夜惊，口吃，面色㿠白少华，纳食不佳，舌质淡红，苔薄白，脉虚或细弱。

治法：补益心脾，安神益智。

主方：甘麦大枣汤加味。

方药运用常用药：炙甘草、浮小麦、大枣、夜交藤、杭白芍、丹参、太子参、生龙骨、生牡蛎、远志、法半夏、磁石等。手足灼热者加胡黄连、青蒿；惊惕不安者加钩藤、蝉蜕；脘腹痞胀者加厚朴、陈皮；多汗，反复感冒者加炙黄芪、防风、炒白术。

本证虚多实少，法当补益为主，平抑为次。若气血两虚，心脾不足者，宜人参养荣汤加减；若心神失养，气虚阳浮者，也可用桂枝、龙骨、牡蛎、茯苓、炒白术、炒扁豆、炙甘草等，或归脾汤合甘麦大枣汤加味(太子参、麦冬、茯苓、白术、酸枣仁、远志、五味子、石菖蒲、当归、陈皮、黄芪、大枣、小麦、炙甘草)。

湿热内蕴，痰火扰心

证候表现：多动难静，烦躁不宁，冲动任性，难以制约，神思涣散，注意力不能集中，胸中烦热，懊憹不眠，纳少，尿赤，口渴，大便燥结或溏而不爽，舌质红，苔黄厚腻，脉浮滑数。

治法：清热利湿，化痰宁心。

主方：黄连温胆汤加味。

方药运用常用药：陈皮、法半夏、茯苓、竹茹、胆南星、瓜蒌、枳实、黄连、石菖蒲、珍珠母。实热顽痰内阻清窍者，可用礞石滚痰丸(包煎)；积滞中阻者，可加炒麦芽、鸡内金、莱菔子；大便秘结难下者，可加生大黄(后下)；口苦、苔黄、尿赤、外阴痒湿者可加龙胆草、焦山栀。

本证若犯及神明，心失守舍，动作不能自律，法当豁痰镇惊熄风，可用《医学心悟》铁落饮化裁。其方为：九节菖蒲、胆南星、法半夏、铁落花、茯苓、天麻、丹参、麦冬、川贝母、陈皮等。若痰火壅盛时加瓜蒌皮、青礞石；肝胆火盛烦躁不安时加龙胆草、山栀、生石决明；心火上炎烦扰不宁时加黄芩、黄连。

（编者 李慧慧 刘兴旺）

过敏性紫癜

【定义】

过敏性紫癜又称亨-舒综合征(HSP)，是一种毛细血管变态反应性出血性疾病，以广泛的小血管炎症为病理基础，以皮肤紫癜、消化道黏膜出血、关节肿痛、腹痛、便血和血尿的症状为主要临床表现。发病年龄以学龄儿童较为常见，2岁以下的幼儿少见，男性发病高于女性，春秋季发病较多，夏季较少。

【分证论治】

风热伤络

证候表现：先有发热、微恶风寒、咳嗽咽红、鼻衄、全身不适、食欲不振等，后见皮肤紫斑。紫癜好发于下半身，尤以下肢和臀部为多，常对称，颜色较鲜红，呈丘疹或红斑，大小形态不一，可融合成片，或有痒感，面部微肿，并可见关节肿痛，或腹痛、便血、尿血等症，舌质红、苔薄黄、脉浮数。

治法：祛风清热，凉血安络。

主方：银翘散加减。

方药运用常用药：金银花、连翘、牛蒡子、薄荷、荆芥、紫草、茜草、生地黄、牡丹皮等。若皮肤瘙痒可加白鲜皮、牛蒡子、地肤子、浮萍、蝉蜕；大便出血者可加苦参、槐花炭；腹痛者可加广木香、赤芍；小便出血者可加藕节炭、白茅根、大小蓟、旱莲草、益母草；关节肿痛可加秦艽、防己、怀牛膝；若表证不著，血热已成者可用清营汤加减。

风热伤络类似于瘾疹，治当清疏。验方金蝉散风汤可以参考运用。方中用桂枝、防风、蝉蜕解表散风；连翘、金银花清气分热；苍术、薏苡仁、茵陈蒿、猪苓、赤苓化湿渗利；郁金、赤芍、红枣活血和营。

血热妄行

证候表现：发病急骤，皮肤瘀斑密集，甚则融合成片，色深紫红，伴发热面赤，咽干而痛，喜冷饮，或见衄血、便血，大便干结，小便短赤，舌质红，苔黄略干，脉数有力。

治法：清热解毒，凉血化斑。

主方：清瘟败毒饮加减。

方药运用常用药：水牛角、生地黄、玄参、牡丹皮、赤芍、黄连、山栀、黄芩、紫草、生石膏(先煎)、知母、连翘、甘草等。若皮肤紫斑量多可酌加藕节炭、茜草等；鼻衄量多者可酌加白茅根、炒蒲黄(包煎)、仙鹤草、三七粉(吞服)；齿衄者加人中白、藕节炭；尿血者加小蓟、大蓟；大便秘结者加生大黄(后下)。

本证邪热常波及上、中、下三焦，且累及营血，故可用芩、连、柏清三焦之热，若热势不盛者，可合四物汤加牡丹皮活血凉血。此外，尚需注意宣气透营，防其苦寒直折，阻遏气机，可配伍金银花、连翘、竹叶透热于外，使邪热转出气分而解；兼有表证发热者，又可伍以薄荷、豆豉以宣通疏解。

湿热痹阻

证候表现：皮肤紫斑色黯，或起疱，尤以关节周围多见，伴有关节肿痛灼热，常见于膝关节与踝关节，四肢沉重，影响肢体活动，偶见腹痛、尿血，舌质红，苔黄腻，脉滑数或弦数。

治法：清热利湿，化瘀通络。

主方：四妙丸加味。

方药运用常用药：苍术、黄柏、牛膝、生白术、薏苡仁、木瓜、紫草、桑枝、独活等。关节肿痛活动受限者加赤芍、鸡血藤、忍冬藤；小便出血者加小蓟、石韦等。若湿重肿著者，也可用导赤散加减。

本证与风湿客于筋脉、湿热伤络之痹证有类似之处，为缓解关节肿痛之症，可配以秦艽、晚蚕砂、松节、木瓜以宣风祛湿而奏效。当伴有发热时，可用玉女煎加味，取生石膏辛凉解肌，清热凉血而化斑，生地黄凉血生津以濡其筋脉，牛膝下行通经，知母、麦冬柔筋润燥。若腹痛较著者，则可配以芍药甘草汤。

胃肠积热

证候表现：下肢皮肤满布瘀斑紫斑，腹部阵痛，口臭纳呆腹胀，或伴齿龈出血；大便色黄或暗褐，舌红，苔黄，脉滑数。

治法：泻火解毒，清胃化斑。

主方：葛根黄芩黄连汤合小承气汤加味。

方药运用常用药：葛根、黄芩、黄连、大黄(后下)、枳实、玄明粉(冲服)等。肠胃热盛，苔黄腻而垢者加知母、人中白；热毒炽盛者加大青叶、焦山栀。为缓解腹痛，可加炒赤芍、炒延胡索、丹参；出血较多者可加水牛角(先煎)、牡丹皮、人中白。

肝肾阴虚

证候表现：起病较缓或反复发作，皮肤瘀斑色黯红，时发时隐，或紫癜已消失，但仍伴有舌质红，少苔，脉细数。

治法：滋阴清热，活血化瘀。

主方：茜根散加减。

方药运用常用药：茜草、水牛角片(先煎)、生地黄、当归、黄芩、黄连、山栀、女贞子、旱莲草、阿胶(烊化)、鳖甲、地骨皮、银柴胡等。若尿中红细胞较多者，可另吞三七粉、琥珀粉；尿蛋白不消失者可加益母草、石韦、白术、薏苡仁；若肾阴虚者可服六味地黄丸或大补阴丸。

本证由于营血内耗，伤及肾阴，阴不足而阳不能振，法当滋阴固肾，兼顾肾阳，多以归芍地黄丸加菟丝子、艾叶炭，阴中求阳，资益化源。若脾胃湿阻，中运乏力，伴纳呆腹胀，肢软，面色萎黄，头晕心悸者，可配合二陈汤、平胃散，既可矫地黄之腻，又可调和脾胃之升降，促进气血之化生。此外，本证若日久不已，导致阴虚火旺者，可用知柏地黄汤加减，以滋阴降火，凉血止血，适加女贞子、旱莲草、丹参等。

（编者 李慧慧 刘兴旺）

肾病综合征

【定义】

肾病综合征是由于肾小球滤过膜对血浆白蛋白通透性增高，大量血浆白蛋白自尿中丢失，并引起一系列病理生理改变的临床综合征。以大量蛋白尿、低蛋白血症、高胆固醇血症及不同程度的水肿为主要特征。其病程长，发病率高。

【分证论治】

本证

肺脾气虚

证候表现：全身水肿，面目为著，小便减少，面黄身重，气短乏力，纳呆便溏，自汗出，易感冒，或有上气喘息、咳嗽，舌淡胖，苔薄白，脉虚弱。

治法：益气健脾，宣肺利水。

主方：防己黄芪汤合五苓散加减。

方药运用常用药：黄芪、白术、防己、茯苓、泽泻、猪苓、桂枝等。水肿明显，加五皮饮，如生姜皮、陈皮、大腹皮等；伴上气喘息、咳嗽者加麻黄、杏仁、桔梗；常自汗出而易感冒者应重用黄芪，加防风、牡蛎，取玉屏风散之意益气固表。若同时伴有腰脊酸痛，多为肾气虚之征，应加用五味子、菟丝子、肉苁蓉等以滋肾气。

脾虚湿困

证候表现：肢体泛肿，面色萎黄，倦怠乏力，纳少便溏，小便短少，或兼腹胀、胸闷、四肢欠温，舌淡胖，苔薄白，脉沉缓。

治法：益气健脾，化湿利水。

主方：防己茯苓汤合参苓白术散。

方药运用常用药：黄芪、人参(或党参)、防己、桂枝、茯苓、白术、山药、薏苡仁、砂仁、甘草等。水肿明显，尿量少可加生姜皮、大腹皮、车前子；若腹胀胸闷者加厚朴、槟榔；脘闷纳呆者加枳壳、木香、陈皮；四肢欠温者加制附片；便溏腹泻者，桂枝改为肉桂。

脾肾阳虚

证候表现：全身明显水肿，按之深陷难起，腰腹下肢尤甚，面白无华，畏寒肢冷，神疲倦卧，小便短少不利，可伴有胸水、腹水，纳少便溏，恶心呕吐。舌质淡胖或有齿痕，苔白滑，脉沉细无力。

治法：温肾健脾，化气行水。

主方：偏肾阳虚：真武汤合黄芪桂枝五物汤加减；偏脾阳虚：实脾饮加减

方药运用常用药：制附子、干姜、黄芪、茯苓、白术、桂枝、猪苓、泽泻等。肾阳虚偏重者加用淫羊藿、仙茅、巴戟天、杜仲等。偏脾阳虚者常用药：制附子、干姜、黄芪、白术、茯苓、草果、厚朴、木香等。水湿重加五苓散，药用桂枝、猪苓、泽泻等；若兼有咳嗽胸满气促不能平卧者，加用己椒苈黄丸，药用防己、椒目、葶苈子等。兼有腹水者，加黑白二丑、带皮槟榔。在温阳利水的同时，可加用木香、槟榔、大腹皮、陈皮、沉香等助气化，以利小便。

肝肾阴虚

证候表现：水肿或重或轻，头痛头晕，心烦躁扰，口干咽燥，手足心热或有面色潮红，目睛干涩或视物不清，痤疮，失眠多汗，舌红苔少，脉弦细数。

治法：滋阴补肾，平肝潜阳。

主方：知柏地黄丸加减。

方药运用常用药：生地黄、山药、山茱萸、牡丹皮、茯苓、泽泻、知母、黄柏、女贞子、旱莲草等。肝阴虚突出者，加用沙参、沙苑子、菊花、夏枯草；肾阴虚突出者，加枸杞子、五味子、天冬；阴虚火旺者重用生地黄、知母、黄柏；有水肿者加车前子等。

对本证之阴虚火旺者，也可用生地黄、女贞子、枸杞子、地骨皮、知母、龟甲、鳖甲、泽泻、玄参为基本方加减治疗。

对本证之虚阳上扰，见有高血压者，可用六味地黄丸加珍珠母、菊花、女贞子、旱莲草、生龙骨、生牡蛎，茺蔚子等药治疗。对阴竭肝风内动者，治以三甲复脉汤加减，以育阴潜阳、平肝熄风。

气阴两虚

证候表现：面色无华，神疲乏力，汗出，易感冒，或有水肿，头晕耳鸣，口干咽燥或长期咽痛，咽部黯红，手足心热，舌稍红，苔少，脉细弱 辨证要点本证多见于病程较久，或反复发作，或长期、反复使用激素后，其水肿或重或轻或无。本证的气虚是指脾气虚，阴虚指肾阴虚。其中以汗出、反复感冒、神疲乏力为气虚特点；阴虚则以头晕耳鸣、口干咽燥、长期咽痛、咽部黯红、手足心热为特征。此外在激素减撒过程中，患儿由阴虚转向阳虚，而见神疲乏力，面色苍白，少气懒言，口干咽燥，头晕耳鸣，舌由红转淡，此乃阴阳两虚之证，临床应注意辨别。

治法：益气养阴，化湿清热。

主方：六味地黄丸加黄芪。

方药运用常用药：黄芪、生地黄、山茱萸、山药、茯苓、泽泻、牡丹皮等。气虚证突出者重用黄芪，加党参、白术；阴虚偏重者加玄参、怀牛膝、麦冬、枸杞子；阴阳两虚者，应加益气温肾之品，如淫羊藿、肉苁蓉、菟丝子、巴戟天等以阴阳双补。

标证

外感风邪

证候表现：发热，恶风，无汗或有汗，头身疼痛，流涕，咳嗽，或喘咳气急，或咽痛乳蛾肿痛，舌苔薄，脉浮。

治法：外感风寒：辛温宣肺祛风，外感风热：辛凉宣肺祛风。

主方：前者麻黄汤加减；后者银翘散加减。

方药运用常用药：外感风寒用麻黄、桂枝、杏仁、连翘、牛蒡子、蝉蜕、僵蚕、桔梗、荆芥等；外感风热常用金银花、连翘、薄荷、牛蒡子、荆芥、蝉蜕、僵蚕、柴胡、桔梗等。无论风寒、风热，如同时伴有水肿者，均可加五苓散以宣肺利水；若有乳蛾肿痛者，可加板蓝根、山豆根、冬凌草。若出现风邪闭肺者，属风寒闭肺用小青龙汤或射干麻黄汤加减，属风热闭肺用麻杏石甘汤加减。

水湿

证候表现：全身广泛水肿，肿甚者可见皮肤光亮，可伴见腹胀水臌，水聚肠间，辘辘有声，或见胸闷气短，心下痞，甚有喘咳，小便短少，脉沉。

治法：一般从主证治法。伴水臌、悬饮者可短期采用补气健脾、逐水消肿法。

主方：防己黄芪汤合己椒苈黄丸加减。

方药运用常用药：黄芪、白术、茯苓、泽泻、防己、椒目、葶苈子、大黄等。如脘腹胀满加大腹皮、厚朴、莱菔子、槟榔；胸闷气短，喘咳者加麻黄、杏仁、紫苏子、生姜皮、桑白皮等。若水臌、悬饮，胸闷腹胀，大小便不利，体气尚实者，可短期应用甘遂、牵牛子攻逐水饮。

湿热

证候表现：皮肤脓疱疮、疖肿、疮疡、丹毒等；或口苦口黏，口干不欲饮，脘闷纳差等；或小便频数不爽、量少、有灼热或刺痛感、色黄赤混浊、小腹坠胀不适；或有腰痛、恶寒发热、口苦便秘；舌红苔黄腻，脉滑数。

治法：上焦湿热：清热解毒燥湿，中焦湿热：清热化浊利湿，下焦湿热：清热利水渗湿。

主方：上焦：五味消毒饮加减；中焦：甘露消毒丹加减；下焦：八正散加减。

方药运用常用药；上焦湿热用金银花、菊花、蒲公英、紫花地丁、天葵子、黄芩、黄连、半枝莲等；中焦湿热用黄芩、茵陈蒿、藿香、厚朴、白蔻仁、滑石、薏苡仁、木通、猪苓等；下焦湿热用木通、车前子、萹蓄、滑石、山栀、连翘、黄柏、金钱草、半枝莲、大黄等。

血瘀

证候表现：面色紫暗或晦黯，眼睑下发青、发黯，皮肤不泽或肌肤甲错，有紫纹或血缕，常伴有腰痛或胁下有癥痕积聚，唇舌紫暗，舌有瘀点或瘀斑，苔少，脉弦涩。

治法：活血化瘀

主方：桃红四物汤加减。

方药运用常用药：桃仁、红花、当归、生地黄、丹参、赤芍、川芎、党参、黄芪、益母草、泽兰等。尿血者选加仙鹤草、蒲黄炭、旱莲草、茜草、三七；瘀血重者加水蛭、三棱、莪术；血胆固醇过高，多从痰瘀论治，常选用泽泻、瓜蒌、半夏、陈胆星、生山楂；若兼有郁郁不乐，胸胁胀满、腹胀腹痛、嗳气呃逆等气滞血瘀症状，可选加郁金、陈皮、大腹皮、木香、厚朴以行气活血。

湿浊

证候表现：纳呆，恶心、呕吐，身重困倦或精神萎靡，水肿加重，舌苔厚腻，血尿素氮、肌酐增高。

治法：利湿降浊

主方：温胆汤加减。

方药运用常用药：半夏、陈皮、茯苓、生姜、姜竹茹、枳实、石菖蒲等。呕吐频繁者，加代赭石、旋覆花；舌苔黄腻、口苦口臭之湿浊化热者，可选加黄连、黄芩、大黄；肢冷倦怠、舌质淡胖之湿浊偏寒者，可选加党参、淡附片、吴茱萸、姜汁黄连、砂仁等；湿邪偏重、舌苔白腻者，选加苍术、厚朴、生薏苡仁。

本证若呕恶不甚，以口黏纳呆、便溏、舌苔白腻为主者，可选用藿香正气散加减(藿香、苏梗、大腹皮、陈皮、半夏、茯苓、白术、厚朴、扁豆、苍术)。

对尿毒症阳虚浊气冲逆者，可采用温肾利水泻浊之法，以附子、大黄各20g分多次服，可能获较好疗效。氮质血症期，消化系统症状明显者，以温脾汤、旋覆代赭汤、左金丸等方综合加减，药用党参、淡附片、干姜、旋覆花、代赭石、法半夏、炒陈皮、吴茱萸、姜汁炒黄连、肉桂粉、茯苓、佛手、生薏苡仁、砂仁。另以伏龙肝30g，焦锅巴一块煎汤代水。也可用升清降浊汤(大黄、贯众、六月雪、苏叶、黄连、半夏、菖蒲、生姜)治疗本证。

（编者 梁志刚 王印光）

遗尿

【定义】

遗尿是指5岁以上的小儿不能自主控制排尿，经常睡中小便自遗，醒后方觉的一种病症。

【分证论治】

下元虚寒

证候表现：睡中遗尿，醒后方觉，每晚1次以上，小便清长，面色统白，腰膝酸软，形寒肢冷，或有智力稍差，舌淡苔白，脉沉迟无力

治法：温补肾阳，固涩止遗。

主方：菟丝子丸加减。

方药运用常用药：菟丝子、肉苁蓉、制附子(先煎)、补骨脂、桑螵蛸、牡蛎、五味子、山药、乌药等。方中附子性热不宜久服。补骨脂性温入肾经，补肾壮阳，为历来治遗尿之要药，可作单方应用，用时取本品炒10~20分钟后，研细。3~9岁每次服1.5g，10~12岁每次服2.4g，每晚用温开水冲服。缩泉丸(益智仁、山药、乌药)有温肾健脾、暖膀胱、止遗溺之功能，对于病证较轻者，较为适宜。

脾肾两虚

证候表现：尿量多，尿色清，寐深不易唤醒，面色淡白，精神不振，纳呆便溏，舌淡苔薄白，脉沉缓。

治法：温补脾肾，固脬缩尿。

主方：巩堤丸加减。

方药运用常用药：菟丝子、五味子、益智仁、补骨脂、茯苓、山药、桑螵蛸、山茱萸等。若困睡不醒者加石菖蒲、远志以清心醒神；纳呆便溏者加党参、白术、炮姜温中健脾。本病疗程较长，由于小儿易实易热，疗程长则易从阳化热，故可酌加反佐之品，如山栀、黄柏等，但剂量宜轻。

本证论治，重在脾肾双补，塞流澄源，五子衍宗丸补肾益元，补中益气汤补脾升陷，缩泉丸加桑蛸收摄固约，三方合用，共奏补益脾肾元气以澄源，约束膀胱水道以固涩之功。也可用薏苡仁30g，山药15g，乌药6g，水煎1日2次分服。

肺脾气虚

证候表现：睡中遗尿，量不多但次数频，面色无华，神疲乏力，少气懒言，食欲不振，大便溏薄，自汗出，易感冒，舌淡苔薄白，脉缓弱。

治法：补肺健脾，固摄止遗。

主方：补中益气汤合缩泉丸加减。

方药运用常用药：人参、黄芪、白术、升麻、柴胡、乌药、益智仁、桑螵蛸等。可加入麻黄以加强其宣发温煦之功，裨肺气得宣，膀胱得固，则遗尿可止，常用量为每剂3~5g。除肝经湿热证外，其余各证均可配合应用。

心肾失交

证候表现：梦中尿出如白天小便状，白天多动少静，寐不安宁，易哭易惊，记忆力差，或五心烦热，形体较瘦，舌红苔少，脉沉细而数。

治法：清心滋肾，安神固脬。

主方：交泰丸合导赤散加减。

方药运用常用药：黄连、肉桂、生地黄、竹叶、木通、甘草等。嗜寐难醒加石菖蒲、远志。若系阴阳失调而梦中遗尿者，可用桂枝加龙骨牡蛎汤以调和阴阳，敛阴潜阳。

肝经湿热

证候表现：睡中遗尿，小便黄而尿少，性情急躁，夜梦纷纭，或夜间龄齿，手足心热，面赤唇红，口渴饮水，甚或目睛红赤，舌红苔黄腻，脉滑数。

治法：清热利湿，缓急止遗。

主方：龙胆泻肝汤加减。

方药运用常用药：龙胆草、黄芩、山栀、木通、车前子(包煎)、泽泻、柴胡、生地黄、甘草等。若夜卧不宁，龄齿梦呓较显著者，加黄连、连翘、茯神。若湿热化火，上犯心神，下迫小肠，水火相扰，开合失司者，宜清热泻火，豁痰理气，用黄连温胆汤；若久病不愈，耗伤阴液，肝肾亏损而见消瘦、低热、盗汗、舌红、脉细数，用知柏地黄丸以滋阴降火。

（编者 梁志刚 王印光）

热淋

【定义】

热淋是以小便频数短涩，淋漓刺痛，或伴发热、腰痛为特征的疾病，是淋证中最常见的一种。《诸病源候论·小儿杂病诸候·热淋候》

说："热淋者，三焦有热，气传于肾与膀胱，而热气流入于胞而成淋也"。

【分证论治】

膀胱湿热

证候表现：小便频数，点滴而下，急迫不爽，尿色黄赤，灼热刺痛，小腹胀满或痛引脐中大便秘结，婴儿小便时哭闹不安，舌质红，苔黄，脉滑数或濡数，指纹紫。

治法：清热解毒，利湿通淋。

主方：八正散加减。

方药运用常用药：篇蓄、瞿麦、山栀、木通、滑石、车前子(包煎)、甘草梢、大黄、淡竹叶、生地黄等。发热恶寒者加柴胡、黄芩；腹满便溏者去大黄；恶心呕吐加竹茹、藿香。

对本证治疗时清热多用山栀、黄柏、黄芩、大黄等；利湿多用车前子、泽泻、茯苓等。通淋利尿多用滑石、木通、篇蓄、瞿麦、淡竹叶等。土茯苓、篇蓄、瞿麦等药物对泌尿系感染的多种致病菌有抑制作用，在临床上多被选用。

心火炽盛

证候表现：心烦失眠，口舌生疮，口渴欲饮冷，小便赤涩刺痛，尿频而急，或大便秘结，舌尖红，苔黄，脉滑数，指纹紫。

治法：清心泻火，导赤通淋。

主方：导赤散合泻心汤加减 。

方药运用常用药：生地黄、竹叶、木通、甘草梢、灯心草、黄连、黄芩、莲子心、赤茯苓、滑石、白茅根等。若心脾热盛，大便秘结者可加用大黄或凉膈散以凉膈泻火。若心热脾虚可改用清心莲子饮。若尿痛而急，色赤而涩，应加清利之品，如石韦、篇蓄、瞿麦等。

脾胃湿热

证候表现：口臭而黏，口渴不欲饮，腹痛，纳呆，或恶心呕吐，小便涩痛难忍，尿热而急苔黄腻而秽，脉滑数有力，指纹紫滞。

治法：清胃醒脾，化湿通淋。

主方：清胃散合三仁汤加减。

方药运用常用药：黄连、竹叶、生地黄、连翘、白蔻仁、生薏苡仁、木通、滑石、通草、黄柏、苍术。若属湿温或暑湿困脾，扰于气分，湿重于热者，证见身热不渴，肢体倦怠，胸闷口腻舌苔白滑，可用藿朴夏苓汤加减；若湿热并重，证见身热困倦，胸闷腹胀，无汗而烦，或有汗而热不解，溺赤便秘或泻而不畅者，可用甘露消毒丹加减；若热重于湿，证见发热身痛，汗出热解，继而复热，烦躁口渴，小便短赤，舌红苔黄者，可用黄芩石膏汤加减；若脾胃不和证见恶心呕吐、舌苔黄厚腻者可合用平胃散；若湿热伤脾，脾气已亏者，可合用参苓白术散或选加味三仁汤。

肝胆湿热

证候表现：小便频急而短赤，尿时涩痛，或见阴肿，发热恶寒，烦躁易怒，口苦口干，纳呆，恶心呕吐，腹胀胁痛，舌质红，苔黄腻，脉弦滑，指纹紫。

治法：清肝泻火，利湿通淋。

主方：龙胆泻肝汤加减。

方药运用常用药：龙胆草、黄芩、柴胡、山栀、车前子、木通、泽泻等。若有心火亢盛者加黄连、莲子心、生地黄；恶寒发热加连翘、土茯苓。胆热偏盛者加蒿芩清胆汤；脾虚肝郁湿热下注者可加用参苓琥珀汤。

运用龙胆泻肝汤治疗肝胆湿热型泌尿系感染效果较好，对该型治疗的常用药物依次为柴胡、车前草、黄芩、半夏、甘草、木通、山栀、蒲公英、龙胆草、滑石等。

正虚邪恋

肝肾阴虚，湿热留恋

证候表现：小便淋漓，色黄混浊，解溺隐痛或溲末疼痛，腰痛隐隐，五心烦热，午后低热，心烦口干；夜寐不安，甚则颧红盗汗，舌红而嫩，苔少，脉细数，指纹淡。

治法：滋阴降火，清热利湿。

主方：知柏地黄丸加减。

方药运用常用药：熟地黄、山药、山茱萸、女贞子、龟甲、牡丹皮、知母、茯苓、泽泻、生甘草等。若湿热尚重，可加萹蓄、瞿麦、白茅根；潮热盗汗者加地骨皮、龙骨、牡蛎。若心烦不得眠者可加天王补心丹。

肾阴虚兼膀胱湿热型可用知柏地黄丸加萹蓄、瞿麦、木通、土茯苓等。治疗时要准确辨别虚实程度孰轻孰重，因为养阴有碍利湿，利湿有损阴津，若不辨虚实轻重，则有伤阴助湿之弊。养阴宜用山茱萸、熟地黄、女贞子；利湿多采用萹蓄、瞿麦、土茯苓。

脾肾阳虚，湿热未清

证候表现：久病不愈，尿频清长，夜尿增多，或有轻微涩痛，面色无华，少气懒言，四肢欠温，腰痛绵绵，小腹坠胀，或腹胀纳呆，便溏肢肿，舌淡苔薄腻，脉沉细无力，指纹淡。

治法：温补脾肾，利湿通淋。

主方：肾气丸、右归丸加减。

方药运用常用药：制附子、肉桂、鹿角胶(烊化)、炒杜仲、菟丝子、山药、枸杞子、山茱萸、当归、茯苓、泽泻、白术等。其中肉桂最好用官桂(冲服)，其温阳作用好而辛燥之弊少；夜尿增多者加桑螵蛸、益智仁；下焦湿热未清，加萹蓄、瞿麦、蒲公英等；偏于脾虚者，重用党参、黄芪。

气阴两虚，湿热未尽

证候表现：病情缠绵，尿频淋漓，时作时休，面色白，神疲乏力，气短懒言，五心烦热，潮热盗汗，舌淡苔少，脉细数无力，指纹淡。

治法：益气养阴，利湿通淋。

主方：四君子汤合六味地黄丸加减。

方药运用常用药：黄芪、党参、白术、茯苓、山药、陈皮、菟丝子、生地黄、山茱萸、牡丹皮、女贞子、泽泻等。若有腰膝酸软，可加续断、桑寄生等。若心烦夜寐不安加酸枣仁、合欢皮。临床用药可根据气虚阴虚的程度不同选用益气为主或养阴为主的方法。

正虚邪恋乃由于热淋日久，湿热之邪损伤正气所致，除上述辨证治疗外，还需注意活血化瘀药物的应用，如牛膝、益母草、红花等可适当加入。

（编者 王印光 梁志刚）

5. 骨科优势病种

急性化脓性骨髓炎

【定义】

急性化脓性骨髓炎属祖国医学"附骨痈"范畴。隋《诸病源候论·附骨痈肿候》曰"附骨痈，亦由体盛热而当风取凉，风冷入于肌肉，与热气相搏，伏结近骨成痈，其状无头，但肿痛而阔，其皮薄泽，谓之附骨痈也。"《疮疡经验全书·附骨痈疽论》云："夫贴骨痈者，即附骨痈也，皆附骨贴肉而生，字虽殊而病则一。此病之发，盛暑身热，贼风入于骨节，与热相搏，复遇冷湿，或居劳太过，两足下水，或久卧湿地，身体虚弱而受寒邪，然风热蕴结，壅遏附骨而成。"由于患病的部位不同而有不同名称：生在大腿外侧称附骨疽，生在大腿内侧称咬骨疽，破溃出死骨多称骨疽等。

【治疗】

急性化脓性骨髓炎的治疗目的在于尽早控制炎症，防止死骨形成。

初期

此期如能及时确诊治疗，预后甚佳。治疗原则是清热解毒，行瘀通络。治疗方法是以中医中药为主，中西医结合，内外同治。

内治法：①症见恶寒发热、肢痛不剧、脉浮数、苔薄白者，治宜清热解毒，药用仙方活命饮加黄连解毒汤或五味消毒饮。②症见高热寒颤、脉滑数、舌质红、苔黄腻者，治宜清营退热，药用黄连解毒汤合五味消毒饮，加乳香、没药。如便秘尿赤加大黄、车前子。③症见高热神昏、身现出血点、烦躁不安者，治宜凉血解痉，药用犀角地黄汤合黄连解毒汤，配服安宫牛黄丸、紫雪丹等。亦可按感染性休克处理，积极进行中西医结合治疗。此期可应用抗生素肌肉注射或静脉滴注。一般应选用2种以上足量有效谱抗生素联合使用。如青霉素、链霉素、红霉素。若效果不佳，亦可选用氨苄青霉素，羧苄青霉素、新青霉素Ⅱ号、氯霉素、庆大霉素、先锋霉素等。待血液细菌培养或脓液培养、药物敏感试验结果出来后，再调整使用对细菌敏感的抗生素。

外治法：选用拔毒消疽散、双柏散、金黄膏、玉露膏等外敷患肢肿痛处。亦可选用蒲公英、紫花地丁、犁头草、四季青、马齿苋、野菊花、鞭蓉花叶等，捣烂外敷患处。配合患肢制动，可有小夹板或持续牵引，以缓解肌肉痉挛，减轻疼痛，防止畸形和病理性骨折及脱位。

化脓期

化脓前期，即骨膜下脓肿刚形成时，如能得到及时有效的治疗，预后尚佳。若延误至骨膜下脓肿破裂，软组织化脓感染形成后才进行治疗，则难以避免形成慢性骨髓炎。此期治疗原则是先清营托毒，后托里透脓。治疗方法是中西医结合，内外同治。

内治法：①症见高热肢端剧烈胀痛者，治宜清热止痛，药用五味消毒饮、黄连解毒汤合透脓散加减。②患肢环形肿胀，红热疼痛者，治宜托里止痛，药用托里消毒饮加减。③症见神昏谵语，身现出血点者，治疗同初期。

此期可继续选有效的抗生素，同时静脉输液，供给必要的体液和热量，并给予大量的维生素，维持水电解质平衡和酸碱平衡。可酌情给予多次少量输血，以新鲜血为好。要保证病人充分休息，必要时用镇静止痛药物，高热病人宜用物理降温。

外治法：局部继续用上药外敷，患肢行牵引制动。如经初期治疗3~4日后，疗效不明显，且全身和局部症状日趋严重，局部穿刺抽吸出脓液，即应行早期手术治疗，切开引流或钻孔开窗引流。骨膜下脓肿破裂，软组织化脓性感染形成，局部肿胀，按之有波动者，亦应及时切开排脓。

溃后

脓毒已溃者，治宜扶正托毒、去腐生新。治疗方法是中西医结合，内外同治，以恢复人体正气，助养新骨生长，使疮口早日愈合。

内治法：①初溃脓多稠厚，略带腥味，为气血充实。治宜托里排脓，方用托里消毒饮。②溃后脓液清稀，量多质薄，为气血虚弱。治宜补益气血，药用八珍汤。如偏阳虚畏寒者，方用十全大补汤；如脾胃亏虚，纳谷不香者，用四君子汤加陈皮、山楂、谷麦芽；如见证气阴两亏，口干纳差，舌光无苔者，方用生脉散加山楂、谷麦芽。此外，应配合高营养饮食。

外治法：①疮口可用冰黄液冲洗，并根据有无脓腐情况，分别选用九一丹、八二丹、七三丹、五五丹，生肌散药捻，或黄连液纱条插入疮口中，每日换药1次。或外敷玉露膏或生肌玉红膏。②如疮口太小或疮口僵硬，腐肉不脱者，或选用白降丹、红升丹、千金散药捻，插入疮口内，使疮口扩大，脓腐易出。③溃后而身热不退，局部肿痛，脓泄不畅者，多数是引流不畅，常需扩大疮口，以利引流脓毒。④疮口腐肉已脱，脓水将尽时，选用八宝丹、生肌散(膏)换药，促其生肌收口。

（编者 梁志刚 王印光）

慢性化脓性骨髓炎

【定义】

慢性骨髓炎，又称附骨疽。是整个骨组织的慢性化脓性疾病。本病的特点是感染的骨组织增生、硬化、坏死、死腔、包壳、瘘孔、窦道、脓肿并存，反复化脓，缠绵难病程可长达数月、数年，甚至数10年。

【治疗】

慢性骨髓炎由于病变经年累月不愈，导致全身正气虚弱，总的病机是虚中挟实。所以虽然局部症状表现突出，但决不能忽视全身情况。在治疗上应局部与整体结合起来，扶正祛邪，内外同治。

现代医学的治疗原则是彻底摘清死骨，清除增生的瘢痕和肉芽组织，消灭死腔，改善局部血液循环，为愈合创造条件。为了达到这个目的，一般需作手术治疗。

内治法

急性发作期

治宜清热解毒，托里排脓。方用透脓散合五味消毒饮，或用托里金银地丁散等。症状急剧者可参照急性骨髓炎选方用药，或行中西医结合治疗。

非急性发作期

治宜扶正托毒，益气化瘀。方用神功内托散加减，可配服醒消丸、小金片、十菊花汤。正气虚弱，气血两亏者，宜用十全大补汤、八珍汤、人参养荣汤加减。

辅助治疗：配合高蛋白、高营养饮食。选用适量的抗生素和维生素。

外治法

急性发作期的局部处理

①初起局部微红肿者，外敷金黄膏、玉露膏、拔毒消疽散。②成脓后，即行切开引流排脓。③已溃破或切开的疮口，用冰黄液或三黄液冲洗后，将黄连液纱条填入疮口内，外用玉露膏或生肌玉红膏敷盖。④卧床休息，患肢用夹板固定或持续皮肤牵引。

非急性发作期的局部处理

①局部皮肤无疮口或窦道，虽有骨坏死但无大块游离死骨者，外敷拔毒消疽散。②皮肤窦道经久不愈者，用七三丹或八二丹药线插入疮口内，外敷生肌玉红膏。③外有窦道内有死骨难出者，宜用千金散或五五丹药线插入疮口，以腐蚀窦道使疮口扩大，有利于死骨和脓腐排出。脓尽后改用生肌散。④死骨、死腔、窦道并存，脓腐甚多时，用冰黄液灌注引流，亦可用中药制剂持续冲洗疮口。⑤对经久不愈的瘘管、窦道，可以搔刮其管壁以促进愈合。⑥疮口换药时如触及死骨松动者，可用镊子钳出。⑦大块死骨，长期不愈瘘管和窦道，经以上治疗无效时，宜施行病灶清除手术，目的是彻底摘除死骨，清除瘢痕肉芽组织，切除瘘管

窦道，消灭死腔，改善局部的血液循环，为愈合创造条件。但摘除大块死骨需包壳形成后方可施行，以免骨质缺损，造成骨折或骨不连接。

（编者 梁志刚 王印光）

强制性脊椎炎

【定义】

该病是慢性多发性关节炎的一种类型。其特征是从骶髂关节开始，逐步上行性蔓延至脊柱关节，造成骨性强直。病损以躯干关节为主，也可波及近躯干的髋关节，但很少波及四肢小关节。

【治疗】

治疗和类风湿性关节炎一样，本病虽无根治良方，但及时、积极和妥善的治疗，加上病人的主动配合，确实可以做到减轻疼痛、缩短疗程、预防畸形、减少病残和改进功能的目的。

支持疗法

①应食用富含蛋白质及维生素饮食，骨质疏松的应加服钙剂和鱼肝油。

②适当休息，避免风寒湿邪的侵袭，避免长期从事弯腰工作。适当理疗、休养。

③保持良好的生理姿势，宜卧硬板床，低枕或不用枕睡眠，尽量采用俯卧睡姿。

④坚持功能锻炼，做深呼吸操，脊柱和髋关节伸肌锻炼，温水中游泳等。

内治法

中药治疗

中药治疗本病以祛风、散寒、活血、通络、补肾、健骨为主，有一定疗效。常用药为羌活、独活、防风、赤芍、牛膝、狗脊、当归、桑枝、苍术、茯苓等。发热者加知母、黄柏、石膏；痛重者加威灵仙、乳香、没药；风胜者加秦艽、防风、川芎；寒胜者加附子、肉桂、干姜；湿胜者加防己、泽泻、薏苡仁；骨质疏松者加穿山甲、龟板、川牛膝。草药雷公藤对该病的治疗不亚于对类风湿关节炎的疗效，止痛效果在1

周后出现，消肿和功能改进的作用亦比较好。中成药可选用正清风痛宁、黑骨藤追风活络胶囊等。

（编者　梁志刚　王印光）

痛风性关节炎

【定义】

由于嘌呤代谢紊乱致使尿酸盐沉积在关节囊、滑囊、软骨、骨质、肾脏、皮下及其他组织而引起病损及炎性反应的一种疾病。其临床特征为高尿酸血症伴急性痛风性关节炎反复发作，痛风石沉积，病程迁延则表现为慢性痛风性关节炎和关节畸形。常累及肾脏引起慢性间质性肾炎和尿酸肾结石形成。

【辨证施治】

风湿热型

治则：祛风除湿，退热清痹。

方药：清痹汤加减。风热胜者加连翘、葛根；湿热胜者加防己、自花蛇舌草。

风寒湿型

治则：祛风散寒，除湿通痹。

方药：通痹汤加减。风偏胜者加防风、羌活、威灵仙；寒偏胜者加制川乌，制草乌、桂枝、细辛；湿偏胜者加薏苡仁、萆薢。

瘀血型

治则：活血化瘀，通络除痹。

方药：化瘀通痹汤加减。偏寒者加桂枝、制川乌、制草乌、细辛；偏热者加败酱草、丹皮；气虚者加黄芪；久痹关节畸形者加穿山甲、乌梢蛇、地龙、蜈蚣、全蝎、制马钱子。

（编者　梁志刚　王印光）

肌萎缩

【定义】

因肌肉营养不良发生正常体态萎陷，肌纤维减少甚至消失，或两者同时存在，称为肌萎缩。肌萎缩应与消瘦鉴别，前者多为局部现象，伴有肌力减退，后者为全身现象，肌力一般正常。导致肌萎缩的原因不一，包括肌源性、神经源性及废用性等，故肌萎缩可认为是各种肉痿的结局。

《素问痿论》指出肉痿的主要病因是"脾气热"，明代张景岳认为"元气败伤"亦可致痿，而邹滋九则将肝肾亏虚作为痿证的主因。现代医学认为肌萎缩的病因可能是肌肉的病变、神经损害或长期废用所致。

【辨证施治】

肝肾亏虚型

证候：多见于小儿或久病体虚患者，表现肢体萎软，甚则痿废不用，头晕目眩，耳鸣，腰脊酸软，舌淡苔白，脉细数。

治则：补益肝肾

方药：阳虚用虎潜丸、补肾丸、补肾壮阳汤；阴虚用六味地黄丸、左归丸；阴阳两虚用地黄饮子加减。

湿热浸淫型

证候：肢体萎缩无力，体表微肿，扪之微热，喜凉恶暖，面色萎黄，小便赤涩，舌苔黄腻，脉濡数。

治则：清热利湿

方药：三妙丸加味、平痿康复汤或五痿汤加减。

脾胃虚弱型

证候：肢体萎软，倦怠无力，面部浮肿，面色无华，纳差便溏，舌苔薄白，脉细。

治则：补脾健胃

方药：参苓白术散、补中益气汤或健脾养胃汤加减。

（编者 梁志刚 王印光）

激素性股骨头缺血性坏死

【定义】

激素性骨坏死，又称肾上腺皮质类固醇激素性骨坏死。本病是因肾上腺皮质功能亢进或外源性皮质醇增加而引起。好发于30~50岁，男性多见，双侧发病随着病期的延长可高达40%~80%。由于本病早期症状轻微，X线变化亦不明显，容易漏诊，以致失去早期治疗以保留关节功能的良机。

【辨证施治】

气滞血瘀

证候：以髋部疼痛、轻度跛行为主症，可见舌紫暗或有瘀点，脉弦涩。多因外伤或外邪侵入，引起血行失度，流注关节而致气血瘀滞，不通则痛。

治则：活血化瘀，通络止痛。

方药：桃红四物汤、加味三妙散等均为常用方剂。归尾、桃仁、红花、穿山甲、木香、山萸肉、柴胡等为常用药。

肝肾两虚

证候：以髋关节功能障碍及髋周固定疼痛为主症，伴有下肢乏力、酸软等症，舌淡苔薄，脉沉细弦。此期内外俱伤，损及肝肾。

治则：补益肝肾，养血充髓。

方药：八珍汤、补阳还五汤为常用方剂。熟地、山萸肉、枸杞、当归、黄芪、白芍、党参、茯苓等为主药。

气血两虚，肝肾俱亏

证候：以髋部间歇性疼痛，下肢乏力，关节屈伸不利为主症。伴有神疲气短等虚象，舌苔薄白，脉细滑。此为心脾两虚，肝肾俱亏，乃至筋软无力、神疲失容所致。

治则：固本培元，气血双补。

方药：六味地黄丸、十全大补汤为主方。人参、黄芪、山药、熟地、当归、枸杞等为常用药。

（编者 梁志刚 王印光）

6.耳鼻喉口腔科优势病种

风邪面瘫

【定义】

风邪面瘫是因风邪犯耳，痹阻脉络，以口眼㖞斜为主要表现的一种病症。可见于任何年龄，好发于20~40岁，男多于女。类似于西医的贝尔氏面瘫(又称特发性面神经麻痹)等。

【证治分类】

风痰阻络证

证候：多在面部受风受凉后突发口眼㖞斜，面部麻木，或伴完骨处疼痛或压痛，头痛拘紧，或头重头晕，纳呆，脘闷，欲呕，舌淡红，苔薄白或薄白而腻，脉浮紧。

治法：祛风除痰，散寒通络。

方药：牵正散合三蚣散加减。方中用白附子、制南星、僵蚕祛风散寒驱痰；全蝎、蜈蚣搜风通络，白芷、麝香芳香走窜，助其通络散寒之力。诸药合用，共奏祛风散寒、化痰通络、正容之功。若面部收紧感、麻木明显者，酌加秦艽、防风、川芎以助祛风通络之力；头重头晕者，加升麻、天麻以升清祛风止晕；脘闷纳呆，欲呕者，加姜半夏、炒神曲化痰和胃止呕。

风热阻络证

证候：突发口眼㖞斜，面部麻痹感，伴周身不适，眼白睛发红，恶风微发热，头痛，鼻塞涕黄，舌尖红，苔薄黄，脉浮数

治法：疏风散热，化痰通络。

方药：川芎茶调散合牵正散加减。其中以川芎茶调散疏散风邪，清解风热；合牵正散祛风化痰通络；若鼻塞涕黄者，加黄芩、菊花以助清热之力。

气虚血瘀证

证候：口眼㖞斜日久不复，面部麻木、针刺感，或有倦怠乏力，面部灰暗乏泽，眼睛干涩不适，闭合无力，舌暗红或有瘀点，苔薄白，脉弦细。

治法：益气活血，化瘀通络。

方药：补阳还五汤合玉真散加减。方中主以大量黄芪益气补气，使

气充血行，瘀血得散；辅以当归尾、赤芍、桃仁、红花、川芎、地龙活血化瘀通络；合玉真散驱风化痰通络，以除经络之宿风宿痰，有助脉络复通，面肌萎痹复常。

（编者 张燕 王延梅）

耳眩晕

【定义】

耳眩晕是指耳主平衡功能失调，以突然与反复发作的旋转性眩晕，伴有耳鸣耳聋，头或耳内胀满感为主要特征的一种耳病。眩晕剧烈者，可有恶心呕吐、出冷汗等。本病以单耳发病多见，好发于青壮年。男女发病率无显著差异。西医学的梅尼埃病与本病相类似。

【证治分类】

痰浊中阻证

证候：眩晕剧烈，发作突然而频繁，耳鸣重听，头脑胀满，胸闷不舒，恶心、呕吐，痰涎多，多伴有心悸，纳呆腹胀，体倦身重，舌淡胖有齿痕，苔白腻，脉濡或滑。

治法：燥湿健脾，涤痰熄眩。

方药：半夏白术天麻汤加减。方中以二陈汤燥湿祛痰，白术健脾，天麻熄风定晕，生姜大枣调和脾胃。若湿浊甚而见头胀重、痰涎多，倍用法夏以助燥湿除痰之力，加泽泻、车前子以利水祛湿，或益以藿香、佩兰芳香化浊。若眩晕甚者，可加僵蚕、胆南星、白芥子以加强涤痰熄眩之力。若痰湿挟热而见口苦、苔黄腻者，可加黄芩、栀子、竹茹、枳实以清热除痰。若脾虚之证明显者，可酌加黄芪、党参以益气健脾。

痰湿阴邪，其性黏滞，难以速除，故本证在急性发作症状缓解后，应遵健脾除痰之旨，继续调治，可选用六君子汤、参苓白术散加减。

肝阳上扰证

证候：眩晕突发而剧烈，每因恼怒、情志不畅而诱发，发时目系急(眼震)明显，头痛耳胀，口苦咽干，面红目赤，急躁易怒，胸胁苦满，多梦易惊，舌红苔黄，脉弦数。

治法：平肝熄风，清热降火。

方药：天麻钩藤饮加减。方中以天麻、钩藤、石决明平肝潜阳，熄风定晕为主；辅以栀子、黄芩清肝胆火热；牛膝、益母草引血下行而降火热，合桑寄生、杜仲而补益肝肾；夜交藤、茯神养心安神。若见喉舌干燥，舌干红，脉细数等阴液不足之象者，乃肝火灼阴，宜加生地、玄参、白芍、麦冬之类以济肝阴；若风盛而眩晕较重者，酌加生龙骨、生牡蛎、珍珠母、磁石等以镇肝熄风。若口苦、咽干、目赤、面红、大便燥结等肝火内盛之证明显者，酌加龙胆草、青黛、芦荟、大黄之类以清降肝火，通腑泻热。 肝阳上亢，多因情志失调，肝气郁结，或肝阴、肝血不足，肝失所养，阴不制阳所致，故本证于发作过后，应以疏肝解郁，或滋补肝阴为主，以治根本，可常用逍遥丸、杞菊地黄丸服之

寒水上泛证

证候：眩晕时发，发则泛恶，呕吐清水，或先有心下悸动，自感寒气自少腹冲心，耳内胀满，耳鸣耳聋；面色苍白，冷汗自出，形寒肢冷，甚则背冷如掌大，小便清长，夜尿频：舌淡胖有齿痕，苔白滑，脉沉迟缓或沉细弱。

治法：温阳利水，散寒降逆。

方药：真武汤合五苓散加减。方中附子、桂枝温阳散寒；辅以白术、茯苓、猪苓、泽泻利水渗湿，与桂枝相伍，有温阳利水之用；生姜降逆散寒，白芍和血益阴，以防附子辛热劫阴之弊。阳虚明显者，可酌加巴戟天、仙灵脾、胡芦巴以温阳散寒。

肾为先天之本，心肾水火既济，心肾阳虚，命门火衰，乃冰冻三尺，非一日之寒，故本证急性发作期过后，应以温补心肾阳气而培补其根本，以绝眩患，方药可用金匮肾气丸常服。

髓海不足证

证候：眩晕屡发，耳鸣耳聋，鸣声尖细，入夜尤著；并见精神萎靡，记忆力差，腰膝酸软，心烦，少寐，多梦，遗精，手足心热，舌质红，苔少，脉细数。

治法：阴补肾，填精益髓。

方药：杞菊地黄丸合左归丸加减。方中主以六味地黄丸、菟丝子滋阴补肾，壮水制火；辅以枸杞子、菊花合熟地而养肝益血；怀牛膝补肝肾而降虚火，龟甲胶、鹿角胶为血肉有情之品，以养血填精益髓。

本证属虚损之候，非一日能痊，故眩晕缓解后，应以杞菊地黄丸缓进慢补，常服固本。

上气不足证

证候：眩晕时作，或因思虑、劳倦过度而发作，并见耳鸣耳聋，神疲乏力，气短懒言，声音低怯，肢体倦怠，面色不华，心悸不宁，食少腹胀，大便时溏，舌质淡，苔薄，脉细缓无力。

治法：补益心脾，养血安神。

方药：归脾汤加减。方中党参、白术、茯苓、炙甘草益气健脾；黄芪、当归补气生血；龙眼肉、酸枣仁、远志养心安神，木香理气醒脾；生姜、大枣调和脾胃。可酌加何首乌、熟地、白芍以助养血，加天麻、白蒺藜熄风定晕。若气虚挟痰者，可加法半夏、陈皮化湿祛痰。

本证亦可用八珍汤、十全大补汤加减，以双补气血；若脾虚清阳不升者，可用补中益气汤加减，以益气升阳。平时宜服归脾丸。

耳眩晕若久治不愈，反复发作，见有面色晦暗，舌暗红，或舌下青筋紫黑者，宜酌加当归、赤芍、桃仁、红花、丹参、泽兰、水蛭、丝瓜络、路路通、通草等活血化瘀，通经利水之品，以疏通血脉，导滞通窍，往往能收取良效。

（编者 张燕 王延梅）

暴聋

【定义】

暴聋是指发病急暴，卒然耳聋，或伴有耳鸣、眩晕的一种急性耳病。本病原因大多不明，听力一般在24~48小时内大幅度下降。西医学的突发性耳聋，或称特发性耳聋与本病类似。

暴聋高发于中年人，但近年来发病有年轻化的趋势，儿童亦有发病者，故可发生于各种年龄，无性别差异。多为一侧耳发病，双耳同时发病者少见。若能及时治疗，多能恢复一定听力；若治疗不及时或治疗不当，则听力往往难以恢复。

【证治分类】

风邪袭闭证

证候：突然听力下降，或伴头痛、鼻塞；病前有感冒或受风冷病史；检查鼓膜多无明显变化，或有轻度潮红，听力检查呈感音性耳聋，舌淡红，苔薄白，脉浮。若属风寒者，则恶寒较重，无汗，鼻流清涕，脉浮紧。属风热者，则发热明显，口中微渴，鼓膜轻度潮红，舌边尖红，苔薄白，脉浮数。

治法：疏风开闭，宣肺通窍。

方药：清神散加减。方中以荆芥、防风、菊花、羌活辛散疏风，宣肺通窍；僵蚕、川芎祛风行气，活血通络而开闭；木通利湿通络；木香、菖蒲行气通窍；甘草调和诸药。合方奏有疏风开闭，通络开窍之功。若耳聋较甚，头痛头重，无明显表症者，可选用柴胡聪耳汤加减。

若风寒外袭致聋者，可选用芎芷散。风热外袭致聋者，亦可选用古方"犀角散"加减。犀角现以水牛角代之，或以桑叶、薄荷等辛凉发散药物代替。

肝胆火盛证

证候：突然听力下降，伴头痛眩晕，耳鸣如风如潮，发病多与情绪波动或郁怒有关，面红目赤，口苦咽干，烦躁易怒；检查耳膜正常或有潮红，听力检查呈感音性耳聋，舌质红，苔薄黄，脉弦数。

治法：清肝泻火，行气通窍。

方药：聪耳芦荟丸加减。方中主以芦荟、龙胆草、青黛、栀子、黄芩清肝泻火；辅以当归、木香、麝香行气活血，通窍聪耳；柴胡、青皮疏肝理气解郁；大黄引热下行，南星化痰散结，合方奏有清肝泻火，行气通窍，疏肝解郁之效。亦可选用清胆汤、泻青丸加减。清胆汤以青蒿叶、青菊叶、苦丁茶直入肝胆以散其热；荷叶轻清，亦能清肝；薄荷梗、连翘宣散上焦之热。本方以药物质轻，善于上行而入头面诸窍为其特点，故清肝胆而能通窍。泻青丸中龙胆草大苦大寒，直折肝火；大黄、栀子配合龙胆草泻肝胆实火，导热下行，从二便分消火势；当归、川芎养血活血，以防火热伤及肝血；肝火郁结，木失条达，以羌活、防风辛散火邪。诸药合用，使肝火平熄而耳窍复其清空之态。

痰火壅闭证

证候：突发耳聋或听音不清，耳鸣尖锐，头晕昏重，发病或与嗜烟喜酒、暴饮酒醴有关，胸脘痞闷，咳嗽，咯痰黄稠，烦躁失眠；听力检查呈感音性耳聋；舌质红，苔黄腻，脉弦滑。

治法：清火化痰，开闭通窍。

方药：清气化痰丸加减。方中主以胆南星、黄芩、瓜蒌仁清热化痰；治痰当理气，故又以枳实、陈皮下气消痰；佐茯苓健脾渗湿，杏仁宣肺下气，半夏燥湿化痰。诸药合用使气顺则火自降，热清则痰自消，痰消则火无所附，耳窍乃能聪听。

若痰火源之脾胃者，可用加味二陈汤加减。方中以二陈汤化痰理脾；黄连、黄芩清热燥湿，变其二陈汤温燥之性而成为清热化痰之方；加薄荷轻清之品，去其痰火之蒙蔽，使耳窍复其清空之质乃能纳音。痰火盛，烦躁失眠，便秘，苔黄腻者，可合用礞石滚痰丸，以加重清火除痰降逆之力。但本药苦寒，宜中病即止，不可久用，以免伤及脾胃。

气滞血瘀证

证候：耳聋突发，病因不明，常伴尖锐耳鸣，或有眩晕，耳内闷胀、刺痛，耳周麻痹感，全身症状较少；舌质暗红或有瘀点，脉细涩。

治法：活血化瘀，行气通窍。

方药：通窍活血汤合通气散加减。通窍活血汤中以桃仁、红花、赤芍、川芎行气活血；麝香走窜通窍，老葱辛温升散，生姜、大枣调和营卫，滋生气血。通气散中以香附、川芎行气活血，柴胡引经入少阳而上达耳窍。两方合用，行气活血，化瘀通窍，俾使耳脉通畅而聋耳复聪矣。耳聋严重者，可加路路通、丝瓜络、全蝎、蜈蚣以助通络开窍之力。

心脾两虚证

证候：耳聋多突然发生于夜间或清晨，耳鸣声细，但音调较高；头目昏眩，发病常与思虑用脑或劳倦过度有关；心悸，失眠，体倦乏力，纳差便溏，舌淡苔白，脉细弱。

治法：补益心脾，升阳聪耳。

方药：归脾汤加减。方中以黄芪、党参、白术、茯神益气健脾、升阳聪耳为主；当归、龙眼肉养血活血为辅；佐以远志、酸枣仁养心安神；木香行气运脾，以助气血生化；甘草调和诸药。合而共奏补益心脾，升发清阳，养血安神，聪耳熄鸣之功。

肾阴亏虚证

证候：突发耳聋，多伴眩晕、耳鸣，病者多年老体弱，或多病体虚；形体较瘦，腰膝酸软，健忘，手足心热，舌红少苔，脉细数。

治法：补肾益精，降火聪耳。

方药：耳聋左慈丸加减。方中以熟地、山药、山萸肉"三补"肾、脾、肝之阴；丹皮、泽泻、茯苓"三泻"火气水湿，达到"补而不腻"，补肾益精之效果；磁石、五味子补肾降逆，聪耳熄鸣，石菖蒲引药上行以通耳窍。诸药共用，达到补肾益精，降火聪耳之目的。若精亏肾虚明显，耳聋耳鸣，腰膝酸痛，须发早白等，酌加制何首乌、骨碎补、鹿角胶等以加强补肾益精之力。

（编者　张燕　王延梅）

耳鸣

【定义】

耳鸣是指自觉耳内鸣响而外界并无相应声源的一种耳病。若患者所述耳鸣仅患者本人能听到，称为主观性耳鸣；在某种条件下，其鸣声也为他人所听闻，则称为客观性耳鸣或他觉性耳鸣。临床上以主观性耳鸣为多见，本节主要讨论主观性耳鸣。

耳鸣是临床常见症状之一，可见于多种疾病之中。耳鸣既可单独发病，亦可伴有不同程度的听力下降，因此耳鸣与耳聋常常合并出现。耳鸣多见于中老年，其中体质虚弱者更为多见。因中耳、外耳疾病所致耳鸣者，则不属本节所论范畴。

【证治分类】

风热外袭证

证候：发病急，耳中如闻吹风声，或有耳中憋闷阻塞感，多伴有头痛、鼻塞、流涕、发热或有恶寒，舌边尖红，苔薄黄，脉浮数。

治法：疏风清热，散邪熄鸣。

方药：蔓荆子散加减。方中以蔓荆子、甘菊花、升麻、前胡辛凉散邪，疏风清热而熄鸣；生地，赤芍、麦冬凉血清热；木通、赤茯苓，桑白皮清热利水。若湿邪之象不明显，则可减去利湿之药，使方剂力专于疏风清热，散邪熄鸣。耳内阻塞感者，可加柴胡、通草以行气通窍。

肝火上扰证

证候：发病急，耳鸣如潮，或如风雷声，暴怒之后突发或加重，头痛头晕，目赤面红，口苦咽干，烦躁不宁，或有胁痛，大便秘结，小便赤黄，舌质红，苔黄，脉弦数。

治法：清肝泻火，开郁熄鸣。

方药：当归龙丸加减。方中以龙胆草、芦荟、栀子、黄芩苦寒直折，清泻肝火，黄连清心火，黄柏泻下焦之火，木香、麝香行气通窍；当归养血柔肝，以防苦寒之品重伤肝阴，而肝火愈烈。诸药合用，能清泻肝火，宣通气机而耳鸣定息。龙胆泻肝汤亦能清泄肝胆实火，又能清利三焦湿热，故亦为治疗肝火上扰所致耳鸣者常用。

若肝火不甚者，可用润胆汤和止鸣丹加减。二方皆为清泻肝胆之火以熄鸣的方剂。《辨证录·卷三》认为这两首方适用于"胆受风火之邪，烁于胆汁"所致耳鸣。润胆汤方中柴胡、栀子清泄肝胆火热；当归、白芍柔肝缓急，使肝血旺而胆火熄；天花粉化痰清热，玄参养阴清热，菖蒲宣通耳窍，引诸药以退浮游之焰，而耳鸣得愈。止鸣丹亦用柴胡、栀子以清泄肝胆配伍生地、白芍、麦冬柔肝清热；茯苓、半夏和胃化痰；菖蒲行气通窍，诸药合用达到清泻肝胆面止鸣之目的。

痰火壅结证

证候：发病较急，耳鸣如潮，或"呼呼"作响，有时患耳闭塞憋气，头重如裹，胸闷脘痞，咳嗽痰多，色黄而黏，口中黏腻，便溏黏滞不畅，舌质红，苔黄腻，脉滑数。

治法：清火化痰，降浊熄鸣。

方药：清气化痰丸加减。方中以胆南星清热化痰为主，辅以黄芩、瓜蒌仁清热化痰，以助胆南星之力；治痰当先理气，气顺则津液流行而痰无从生，故又以枳实，陈皮下气消痰；脾为生痰之源，肺为贮痰之器，故佐茯苓健脾渗湿；杏仁宣肺下气，半夏燥湿化痰，诸药相合，使气顺则火自降，热清则痰自消，痰消则火无所附，耳窍鸣响自息。若痰火盛，烦躁失眠，大便秘结者，可用礞石滚痰丸加减，以泄实热老痰，降逆熄鸣。

脾气虚弱证

证候：发病缓，耳鸣声细小，持续不止，思虑或疲劳过度则发作或加重，倦怠乏力，纳差腹胀，大便溏薄，舌淡苔白，脉缓弱。

治法：健脾益气，升清熄鸣。

方药：益气聪明汤加减。方中以党参、黄芪甘温益气为主；白术、甘草健脾缓中，以助益气；蔓荆子、葛根、升麻轻扬升发，以助清阳上升，充灌耳窍而熄鸣；白芍敛阴，黄柏清热，以防元气不足，阴火上冲。诸药合用，有益气升阳之功，使耳目聪明而耳鸣自熄。脾虚明显者，可用补中益气汤加减。

心血不足证

证候：两耳蝉鸣，时轻时重，用脑过度则鸣响益甚，心悸怔忡，失眠多梦，心中惕惕不安，面色无华，舌质淡，苔薄白，脉细弱。

治法：益气养血，宁心熄鸣。

方药：归脾汤加减。方中用主以黄芪、党参补气健脾；辅以当归、龙眼肉养血和营，合主药以益气养血；用白术、木香以健脾理气，使补而不滞；茯神、远志、枣仁以养心安神熄鸣，共为佐药；使以甘草、生姜、大枣和胃健脾，以资生化，使气血旺而心血充矣。各药合用，能补益心脾，气旺血生，则耳窍得养，鸣声自息。若心血不足，累及心阴，虚火内生，心烦失眠，耳鸣夜甚，舌红少苔，脉细数者，可用天王补心丹加减，以养血益阴，清心安神而熄鸣。

若心阴虚，耳鸣夜甚者，亦可用通耳汤或启窍汤加减。通耳汤以熟地为主滋阴养血；炒枣仁、柏子仁、麦冬、玄参为辅，滋养阴血，宁心安神；茯神健脾宁心，黑荆芥行血中之气，共为佐药；菖蒲行气通窍，为使药。诸药相合重在养血宁心，宣通耳窍。启窍汤即通耳汤去玄参、荆芥，加入山茱萸、远志、五味子，更能直入心经，滋养阴血。

肾精不足证

证候：耳内蝉鸣，昼轻夜重，经久不愈，头晕目暗，腰膝酸软，男子或有遗精，女子或有白淫，或手足心热，盗汗，舌质红，苔少，脉细或细数。

治法：补肾益精，滋阴潜阳。

方药：益水平火汤加减。方中以生地、熟地滋补肾阴为主；玄参、麦冬滋阴生津为辅；菖蒲走窜通窍为佐使。诸药合用，滋补肾阴，药专力宏。肾阴虚明显者，可用加减八味丸加减，方中取六味地黄丸滋补肾阴为主，益以麦冬而助养阴之力，五味子酸涩收敛，肉桂引火归元，而防相火妄动。诸药合用，滋养肾阴，补中有泻，滋而不腻。

肾元亏虚证

证候：耳内鸣响，声细而微，持续不休，耳内凉楚，头晕健忘，畏寒肢冷，夜尿频多，大便糖薄，或有五更泄泻，舌质淡，苔白，脉沉细。

治法：温肾壮阳，散寒熄鸣。

方药：安肾丸加减。方中以肉桂、川乌头、巴戟天、补骨脂、肉苁蓉温补肾阳；茯苓、山药、白术除湿健脾；石斛甘寒养阴，以制温药之燥；白蒺藜为风药，能引诸药上升耳窍；诸药合用，温补脾肾，俾命门之火不衰而能温养耳窍，耳鸣得止。

肾阳虚甚者，可用右归丸加减。方中以熟地为主，甘温滋肾以填精，此本阴阳互根，于阴中求阳之意；附子、肉桂、鹿角胶、菟丝子温补肾阳而祛寒；山萸肉、当归、枸杞养肝血，助主药以滋肾养肝；山药补脾，杜仲补肝肾，壮筋骨，以上诸药共为辅佐药；各药合用，有温肾填精的作用。

（编者 张燕 王延梅）

酒糟鼻

【定义】

涵义酒渣鼻是以鼻尖或鼻旁的皮肤红赤、粗糙、紫暗、增厚、表面油腻光亮，或鼻尖增厚如赘为特征的鼻部慢性皮肤病。本病多见于壮年，男性多于女性。病程较长，缠绵难愈，若不彻底根治，常可导致终身不愈。本病中西医同名。

【证治分类】

肺胃积热证

证候：多见于酒渣鼻之初、中期。鼻及鼻两旁皮肤潮红或鲜红；或有暗红色斑点；表面油腻光亮，当饮酒或寒冷刺激后，鼻部色红更甚，或现暗红；或见鼻部出现粟粒状丘疹脓疱挤压之有脂液溢出，鼻头红斑血丝缠绕，状如树枝、蛛网，自觉鼻部灼热，微痒微痛，全身症状不明显，或有口臭，便秘，舌尖红，苔薄黄，脉数有力。

治法：清泄肺胃，宣散郁热。

方药：黄芩清肺饮加减。方中以黄芩、天花粉、干葛根、薄荷清解肺胃，宣散郁热；防风、连翘疏风而解毒散结；生地、当归、赤芍、川芎、红花凉血活血，祛瘀通络。合方共奏清泄肺胃，宣散郁热，解毒散结，活血化瘀，疏通鼻脉之效，用之能使肺胃热去，血脉通畅而渣鼻可愈矣。

饮酒成习、遇酒加重之患者，加葛根花、凌霄花、牛膝以解酒毒，引血中伏热下行；鼻干灼热者，可加生栀子、桑白皮以助清肺泄热之力；如口秽口腻，胃脘不适，龈肿口臭等，可加用生石膏淡竹叶以清泄胃热；若大便秘结或热滞不畅，可加生大黄、郁李仁、火麻仁等，以泄热通便；鼻周油腻较甚者，加炒山楂、陈皮、茯苓、白花蛇舌草等以行气利湿化浊；鼻部有瘙痒者加蝉衣、白鲜皮、地肤子、苦参等以祛风止痒。

瘀热互结证

证候：鼻准或鼻翼发红较甚，持续不退，或呈暗红色，皮肤增厚，粗糙不平，光滑油亮，状如橘皮，表面血络扩张，如红丝赤缕，鼻部刺痒，可伴有口干喜饮，大便秘结，小便黄，舌质红或暗红有瘀点，舌苔薄黄，脉细涩而数。

治法：清热凉血，祛瘀通络。

方药：栀子仁丸合凉血四物汤加减。其中以栀子、黄芩、赤芍、生地清热凉血，活血通脉；辅以当归、川芎、红花活血祛瘀，通经活络，陈皮行血中之滞而消痰瘀；甘草调和药性而解毒，合方共奏清热凉血，活血化瘀，通络散结之力。如瘀热互结，日久不去，郁滞生痰，痰瘀交结，皮肤增厚明显者，可合用消瘰丸，以化痰散结。鼻部疱疹，脂液溢出，灼热疼痛者，加蒲公英、败酱草等以清热燥湿。

瘀血凝聚证

证候：患病日久，缠绵不愈，皮肤暗红或紫暗，增厚明显，粗糙不平，或呈结节状增生，鼻头增大如榴，形如疣赘，局部刺痒微痛，舌质暗红或有瘀点，脉细涩。

治法：活血化瘀，通络散结。

方药：通窍活血汤加减。方中主以桃仁、红花、赤芍等活血祛瘀；当归养血活血；川芎行气祛瘀，又助当归以生新血；麝香开通诸窍，活血散结，走窜周身经脉，更助上药共达化瘀通络之功；姜枣调和荣卫，老葱通阳入络，合方共奏活血化瘀，通络散结，疏涤邪浊，愈渣消齄之效。如皮肤增厚如赘，刺痒者，可加蜈蚣、全蝎、莪术以祛风通络，散结消瘤。

（编者 张燕 王延梅）

慢鼻渊

【定义】

慢鼻渊是指鼻流浊涕，经久不愈为主要表现的一种慢性鼻窦疾患。多由急鼻渊失治转变而成，是鼻科临床常见病、多发病之一。任何年龄均可发病，尤以青少年为多见。类似于西医的慢性鼻窦炎。

【证治分类】

痰浊阻肺证

证候：鼻涕白浊，量多味腥，经久不止，鼻塞，头昏重；鼻膜肿胀，色淡红，鼻道有较多浊涕，可见咳嗽痰多色白，胸闷，舌淡红，苔白腻，脉滑。

治法：化痰除浊，宣肺通窍。

方药：二陈汤合苍耳子散加减。方中主以半夏、茯苓燥湿化痰；辅以陈皮、甘草理气和中；白芷、辛夷、苍耳子、薄荷芳香化浊，宣通鼻窍。若鼻涕白黏量多、胸闷痰多者，可加葶苈子、厚朴、石菖蒲，瓜蒌等以化浊除涕。

肺经蕴热证

证候：鼻涕黄黏量少，可流向鼻咽部，鼻塞，迁延不愈；鼻膜色红，鼻道积有黄稠涕。可有头昏痛、咽痒咳嗽，吐少量黄痰等症。舌尖红，苔薄黄，脉数实有力。

治法：清宣肺热，除涕通窍。

方药：辛夷清肺饮加减。方中以黄芩、石膏、栀子、枇杷叶清宣肺中蕴热；辛夷宣畅肺气，散邪通窍；升麻升清解毒；知母、百合、麦冬养阴清肺，以免肺热伤阴；甘草调和诸药。黄涕量多者，可加鱼腥草、皂角刺等清肺排脓；鼻塞甚者，可加苍耳子、白芷等宣肺通窍；咽痒咳嗽者，可加贝母、玄参、桑白皮等清肺利咽。亦可用黄芩汤、鼻舒乐饮加减。

肺虚邪滞证

证候：鼻流黏涕，量多不止，色白不臭，或涕液清稀，鼻塞时轻时重，嗅觉减退，头部隐痛或胀闷不适；鼻膜色淡，鼻甲肿大，鼻道积有较多黏涕；平素易患感冒，遇风冷则病症加重，自汗恶风，气短乏力，咳嗽痰白，舌淡红，苔白，脉弱。

治法：补益肺气，祛邪通窍。

方药：温肺止流丹加减。方中主以人参、诃子、甘草补肺敛气；辅以桔梗、鱼脑石散结除涕；细辛、荆芥疏风散邪。可加辛夷、苍耳子、白芷等助通窍化浊之力；易患感冒者，合玉屏风散。肺气虚夹郁热，寒热夹杂，鼻涕色黄者，加黄芩、桑白皮以宣泄肺热。

脾虚湿滞证

证候：鼻流浊涕，缠绵不愈，涕白黏稠，量多不臭，间或黄绿，鼻塞较重，嗅觉减退，头昏重痛；鼻膜色淡，中鼻甲肥大，或呈息肉样变，鼻道积有较多黏涕；可见面色萎黄，神疲乏力肢体困倦，纳差便溏，舌淡胖，苔白或白腻，脉缓弱。

治法：健脾益气，祛湿通窍。

方药：参苓白术散加减。方中以党参、山药、莲子肉益气健脾；白术、茯苓、薏苡仁、扁豆渗湿健脾，砂仁醒脾和胃；桔梗宣肺排浊；甘草益气和中。头昏重痛者，加升麻、柴胡升清而清利头目，鼻塞重者，可加苍耳子、白芷、石菖蒲等芳香化浊通窍。若湿蕴化热，脾虚夹湿热流涕黄稠，或黄黏如脓量多者，加黄芩、藿香、佩兰、车前草等以清热化湿除涕。本证亦可用补中益气汤合二陈汤、苍耳子散加减。若气血两虚，邪毒滞留者，亦可用托里消毒散加减，以益气养血，清透排脓。

肾阳虚弱证

证候：鼻涕稀白，量多不止，鼻塞嗅减，鼻痒嚏多，每遇风冷则症状加重；鼻膜色淡，中鼻甲多有息肉样变，鼻窦肌膜肿厚，鼻道有较多清涕；形寒肢冷，精神萎靡，夜尿频多，舌质淡苔白，脉沉细无力。

治法：温补肾阳，散寒通窍。

方药：济生肾气丸加减。方中主以六味地黄汤滋肾健脾，以资化源；附子、肉桂温肾壮阳；辅以牛膝、车前子补肾利水。涕多难止者，可加金樱子、五味子、芡实等补肾固摄；鼻塞不通者，可加辛夷、苍耳子、细辛等宣通鼻窍。

气血瘀阻证

证候：鼻涕白黏或黄稠如脓，鼻塞较甚，头昏沉闷痛，痛无定时，迁迁延不愈；鼻腔肌膜暗红增厚，鼻道内积有脓涕，窦腔肌膜增厚明显，舌暗红或有瘀点，脉细涩。

治法：活血化瘀，通窍除渊。

方药：通窍活血汤加减。方中主以桃仁、红花、川芎、赤芍活血化瘀，疏通脉络，以导滞通窍；辅以麝香芳香通窍，老葱、姜、枣调和营卫，合方共有活血化瘀，通络开窍之力。如白黏鼻涕多者，加茯苓、泽泻、薏苡仁以化湿除渊；黄稠脓涕多者，加黄芩、车前草、丝瓜络、灌香以清热化湿；鼻塞甚者，加苍耳子散以芳香通窍。

肝肾阴虚型

证候：鼻流浊涕，量少或无涕，嗅觉减退，头脑空痛，颠顶后枕尤甚，或头痛隐隐、绵绵不止，午后加重；鼻肌膜微红微肿，或中、下鼻甲萎缩，鼻窦肌膜增厚或萎缩；头晕耳鸣，健忘失眠，手足心热，腰膝酸软，舌红少苔，脉细或细数。

治法：滋补肝肾，降火止渊。

方药：杞菊地黄汤加怀牛膝、旱莲草。方中以杞菊地黄汤滋补肝肾，益水之源；加怀牛膝、旱莲草清降虚火；若心烦失眠者，加麦冬、枣仁以清心安神；若鼻流黄黏脓涕，量多味臭，舌嫩苔黄腻者，为阴虚夹有湿热，加薏苡仁、车前子、藿香以清化湿热；鼻下甲萎缩明显者，加制首乌、阿胶以益精养血复萎。

（编者 李慧慧 李娜）

慢性乳娥

【定义】

慢乳蛾是指咽核肿大似蛾，经久不消的一种慢性咽病。是咽科临床发病率极高的一种常见病、多发病。本病多为两侧咽核同时发病，罕有单侧发病者。无明显地域性在人群中分布极广，无论男女老幼均可患病，但以儿童为多。西医学的慢性扁桃体炎与本病类似。

【证治分类】

痰热互结证

证候：咽痛咽干，梗梗不利，咽关红肿，咽核肥大色红，经久不消，其上或可见黄白色脓点，或有脓样物挤出；口臭烦躁，渴喜冷饮，胸脘胀满，便干溲赤，舌红苔黄腻，脉滑数有力。

治法：清热化痰，消蛾利咽。

方药：温胆汤合苦酒汤加减。方中主以半夏燥湿化痰；辅以陈皮、枳实理气燥湿，使气顺而痰消；竹茹既清化热痰，又清心除烦，并可使痰热从小便而出，苦酒(即醋，可单独另行含服)行气消痰利咽；佐以生姜可降逆化痰，以解痰热上壅咽喉之证；佐以甘草调和诸药并能泻火解毒，合而共奏清热化痰，消蛾利咽之功。若咳嗽痰稠者，加前胡、葶苈子止咳化痰；咽核肿大显著者，加瓜蒌、桔梗以加强清热化痰，消肿利咽之功效。

若咽核肿大暗红，经久不愈，咽部干燥不适，痰少，舌尖红者，多属肺经瘀热，可用黄芩汤合会厌逐瘀汤加减。

肺阴不足证

证候：咽干不适，微痒微痛，咽核、咽关微红，咽核肥大，经久不愈，其上有少量黄白色脓点，有乳酪样栓挤出，干咳少痰，鼻干少津，手足心热，舌红而干，脉细数。

治法：养阴清肺，消蛾利咽。

方药：养阴清肺汤加减。方中主以玄参、麦冬、生地、牡丹皮、白芍养阴清热，凉血解毒而消蛾利咽；辅生甘草泻火解毒利咽；佐以川贝母润肺化痰止咳；使以薄荷宣肺达邪。若见有咽核色红，咽痒作咳，小便黄，苔腻黄等阴虚兼湿热之证，宜用甘露饮加减。方中以二冬、二地、石斛养阴生津；又辅以枳壳、枇杷叶、甘草行气降逆止咳；佐以茵陈、黄芩利湿清热，合用共奏养阴润燥，清热利湿之功。咽痒干咳者可加冬桑叶，润燥止咳。咽核肿甚，哽哽不利者，可加僵蚕、生牡蛎以散结消蛾。

肾阴亏损证

证候：咽干较甚，燋热不适，微痛，午后夜间症状加重，咽核肥大，经久不消，或咽核萎缩，咽核及咽核前后潮红，压之常有黄白色脓样物溢出；全身或见低热盗汗，口舌干燥，头晕耳鸣，腰膝酸软，虚烦失眠，舌质红，少苔，脉细数。

治法：滋肾养阴，降火消蛾。

方药：知柏地黄丸加减。方中以熟地补肾阴为主，山萸肉辅熟地滋补肝肾，山药滋补脾阴，茯苓、泽泻淡渗利湿；牡丹皮清热活血；知母、黄柏清热降火，以消阴蛾，合方共奏补肾养阴，降火利咽消蛾之功。咽干甚者，可加天冬、石斛以助养阴生津；虚火明显，咽部干燥疼痛咽核肥肿久而不消者，加牛膝、玄参、连翘以助降火消蛾之力。

肺脾气虚证

证候：咽中阻塞感，憋气作舋，咽痒不适，咯痰白黏，咽核肥大，经久不愈，微红或上有白星点，或有白色脓样物挤出，倦息乏力，纳差便溏，易罹感冒，舌淡苔白，脉缓弱。

治法：健脾益肺，散结消蛾。

方药：参苓白术散合消丸加减。方中以党参、山药、莲子肉益气健脾而补肺气，白以术、茯苓、薏苡仁、扁豆渗湿健脾；佐以炙甘草益气和中，砂仁和胃醒脾，理气宽胸，使以桔梗载药上行；合用消瘰丸化痰散结消蛾。两方合用，能补虚除湿，行滞散结，俾使正盛痰去结散则诸症自除。咽核肿甚，痰多清稀者，可加制半夏、制南星、昆布(去甘草)、海蛤壳助其化痰散结消蛾之效。若肺脾两虚，气血不足，邪毒滞留，乳蛾缠绵难愈者，亦可用托里消毒散加减治之。

肾阳亏虚证

证候：咽部紧闷不适，梗梗不利，上午症状较重；咽核肿大，色淡或暗红，表面有白色络纹，挤压咽前柱时，可有少量白腐物自隐窝口溢出；全身或见头昏耳鸣，腰膝冷痛，畏寒怕冷，大便溏或秘结，小便清长，夜尿频多，舌质淡胖，边有齿痕，苔白润，脉沉细缓或虚大无力。

治法：温肾壮阳，引火归原。

方药：附桂八味汤加减。方中以六味地黄汤补肾滋源，加桂、附温阳而引火归原。若乳蛾淡暗或暗红，经久不愈者，酌加桃仁、赤芍、川芎、当归以活血化瘀，散结消蛾。

气滞血瘀证

证候：咽干涩不适，或刺痛胀痛，咽关暗红乏泽，咽核肥大质硬，表面凹凸不平，挤压或有少量腐物，迁延不愈，舌暗红或有瘀点，脉细涩。

治法：活血化瘀，散结消蛾。

方药：活血利咽汤加减。方中以当归、桃仁、红花、生地活血化瘀，以疏通气血，导滞散结；辅以赤芍、牡丹皮、郁金助活血化瘀之力；山豆根、僵蚕、桔梗、射干解毒消蛾，清利咽喉；佐以甘草调和药性，合方共奏活血化瘀，散结消蛾之功。亦可用会厌逐瘀汤加减。

（编者 李慧慧 李娜）

慢咽痹(慢性咽炎)

【定义】

慢咽痹是指咽部干燥，痒痛不适，哽哽不利，经久不愈的一种慢性咽病。是咽科临床中发病率极高的一种常见病、多发病。无明显地域性，且各年龄段均可患病，尤以成年人多见，病程长，症状顽固，不易治愈。西医学中的慢性单纯性咽炎、慢性肥厚性咽炎与本病相类似。

【证治分类】

肺胃阴虚证

证候：咽部干燥不适，时有灼热疼痛，梗梗不利，经久不愈，讲话多则咽干加重，夜间尤甚，咽腔色红或淡红少津，咽底颗粒突起，胃部灼热不适，或嘈杂吞酸，干咳少痰，大便干燥，舌淡红或色红，少苔，脉细。

治法：滋养胃阴，生津利咽。

方药：甘露饮加减。方中主以麦冬、天冬、生地、熟地、石斛滋养肺胃阴液，俾使肺胃阴津复生，上乘咽喉，咽腔得养，咽痹得愈；辅以枇杷叶、黄芩、茵陈清泻肺胃余邪而舒利咽喉；枳壳理气利咽，甘草调和诸药。本证亦可用益胃汤合沙参麦冬汤加减。

肺肾阴虚证

证候：咽干不适，灼热隐痛，有异物感，常"吭喀"清嗓，午后症状较重，咽部肌膜淡红或暗红色脉络曲张，咽底颗粒增生，甚则融合成片，有少量黄白色分泌物粘附；伴有午后潮热，干咳少痰，唇红颧赤，手足心热，精神疲乏，或见腰膝酸软，五心烦热，失眠多梦，耳鸣眼花，舌红少津，或舌干红少苔，脉细数.

治法：滋补肺肾，降火利咽。

方药：百合固金汤加减。方中主以百合、地黄滋补肺肾，养阴清热；辅以玄参、麦冬养阴生津，消肿利咽；芍药、当归养血益阴；贝母、桔梗润肺化痰利咽；甘草调和诸药，合桔梗并能舒利咽喉，合方奏有滋补肺肾，清热生津，化痰利咽之效。

若偏肺阴虚者，可用养阴清肺汤加减。方中以玄参、麦冬、生地、牡丹皮养阴清热；川贝母化痰润肺；白芍柔肝；薄荷利咽，甘草调和诸药；加郁金、昆布化痰散结，诸药合用共奏养阴清肺，生津利咽之效。

偏肾阴虚者，可用知柏地黄汤加味。方中以六味地黄汤滋阴补肾，滋而不腻；知母、黄柏滋水降火坚阴；加玄参、贝母、枇杷叶以养阴清热化痰利咽，诸药合用共奏滋阴补肾、降火坚阴利咽之效。

肝肾阴虚证

证候：咽干不适，欲饮水而量不多，灼热作痛，梗梗不利，情志不畅时尤甚；咽部肌膜暗红，干燥少津；伴有口千舌燥，胸中烦热，腰膝酸软，头目眩晕，健忘耳鸣，五心烦热，舌红少苔，脉细数。

治法：滋补肝肾，清利咽喉。

方药：杞菊地黄丸合一贯煎加减。方中以杞菊地黄汤滋补肝肾之阴；合一贯煎加强滋补肝肾之力，并能养血活血，疏肝理气，滋阴利咽，合而共奏滋补肝肾，清利咽喉之功。

咽为肝之使，若肝经郁热，尚未伤阴，咽部灼热干燥，梗梗不利，异物感明显，咽底红瘰如豆，烦躁易怒，心情抑郁，舌边尖红，苔薄黄，脉弦者，可用丹栀逍遥散加减，以疏肝清热利咽。

脾虚痰阻证

证候：咽部微干微痛微痒，时欲温饮而量不多，咽部有痰或异物粘着感，每遇劳累而诸症加重；咽肌膜色淡微肿，或血脉显露，暗红肥厚，咽底或有颗粒增生，粒大而扁平色淡；伴有面色萎黄，少气懒言，倦怠乏力，纳呆腹胀，舌质淡有齿印，苔薄白，脉缓弱。

治法：健脾化痰，升清利咽。

方药：补中益气汤合二陈汤加减。方中以黄芪、党参、白术、甘草益气健脾和中；陈皮理气以防滞；柴胡、升麻助人参、黄芪升举清阳，上达咽嗌而濡养咽喉；气生于血，故配当归以补血；合二陈汤化痰散结利咽，诸药合用共奏健脾益气，化痰散结，升清利咽之效。

肾阳亏虚证

证候：咽干不适，口干不欲饮，或喜热饮但量不多，咽部有紧缩闷堵感，空咽明显，无碍饮食，诸症上午重；咽部肌膜微红，咽肿而润；或见面色㿠白，小便清长，大便溏泻，头晕耳鸣，手足不温，舌淡苔白，脉沉细弱。

治法：温肾扶阳，引火归原。

方药：附桂八味丸加五味子、玄参、白芍、麦冬。方中以附子、肉桂壮阳益火，除寒利咽阴阳互根，故配以熟地、山药、山萸肉益阴摄阳；以牡丹皮、茯苓、泽泻利湿去浊；五味子补肾敛阳；玄参、白芍、麦冬益阴生津而舒利咽喉。诸药合用共奏温肾扶阳，引火归原，除寒利咽之效。

气滞血瘀证

证候：咽喉不适，日久难除，有梗阻感，或轻微刺痛，咽干；咽部肌膜色红或暗红，咽底颗粒肿大，暗红或紫红色；伴有胸胁胀痛，精神抑郁，妇女月经不调，经来腹痛，或有血块；舌质暗红，舌尖边有瘀斑，苔薄白，脉弦涩。

治法：活血化瘀，行气利咽。

方药：会厌逐瘀汤加减。方中主以桃仁、红花、当归、赤芍、生地活血祛瘀；辅以柴胡、枳壳、川芎行气理气；桔梗、甘草、玄参宣肺清利咽喉。诸药合用共奏活血化瘀，行气利咽之效。如痰瘀互结，咽腔暗红增厚，痰黏难出，舌苔白腻者，加浙贝母、瓜蒌、半夏等，以化痰利咽。

（编者 李慧慧 李娜）

梅核气

【定义】

梅核气是指咽喉中感觉异常，如梅如球，咯之不出，咽之不下的一种疾患。多在吞咽动作时，尤其是吞咽唾液时感觉明显，吞咽食物时反而无异常感觉。一般认为多无器质性病变存在，也无明显地域性。以成年人，尤其是青壮年女性为多见。西医学的咽异感症、癔球与本病类似。

【证治分类】

痰气交阻证

证候：咽异物感明显，自觉空咽时有物堵塞，如梅如球，或如痰块之状，梗梗然，咯之不出，咽之不下，时轻时重，常随情志波动而增减，多伴抑郁寡欢，胸胁胀满，纳呆脘痞，检查咽喉肌膜正常，舌质淡红，舌苔白而薄腻，脉弦或弦滑。

治法：理气化痰，和胃利咽。

方药：半夏厚朴汤合柴胡疏肝散加减。方中半夏化痰开结，和胃降逆；苏叶助厚朴以宽胸畅中，宣通郁气；茯苓助半夏化痰；生姜助半夏和中降气；柴胡、枳壳、香附疏肝解郁，理气消痞；芍药、甘草柔肝止痛；川芎为血中之气药，对肝气郁滞而血行不畅的胁肋胀痛，与香附柴胡等配伍，颇具良效，合方共奏疏肝解郁，理气化痰，和胃降逆，散结利咽之功效。用之可使气舒痰消，逆降咽利，则异物之感自去矣。

若异物感严重者，可加入合欢花、代代花以助疏肝解郁，并有安神之功；胸胁胀满，纳呆痞重者，可入佛手、香橼皮、生麦芽以助理气和中化痰之力。

心肝郁热证

证候：咽喉不利，如物梗塞，咯之不出，咽之不下，咽喉肌膜无异常，伴心烦少寐，急躁易怒，心胸烦热，多疑多虑，舌边尖红，舌苔薄黄，脉弦数。

治法：疏肝清心，解郁利咽。

方药：丹栀逍遥散加减。方中主以柴胡、栀子、牡丹皮清心疏肝；辅以白芍、当归补肝血柔肝阴，凉血清热；茯苓、白术补中理脾；入少许薄荷、生姜佐助疏散条达；炙甘草为使者，调和诸药。急躁易怒重者，加黄连、玫瑰花、川楝子以加强疏肝解郁之功；胸胁胀满，脘痞疼痛，暖气吞酸为肝胃不和之候，可入佛手、瓦楞子、绿萼梅、半夏以理气和胃，降逆消痞。

阴虚气郁证

证候：咽喉干燥不利，如物堵塞，哽涩感，咯不出，咽不下，伴五心烦热，胸闷不舒，头晕目眩，腰膝酸软，舌红少苔，脉弦细。

治法：滋养肝肾，理气解郁。

方药：一贯煎加减。方中以生地为主药，滋阴养血以补肝肾；辅以沙参、麦冬、当归、枸杞子养阴而柔肝，合主药以滋阴养血生津；更配以少量川楝子，性虽苦燥，但配入大量甘寒养阴药中，则不嫌其伤津，反能疏泄肝气，为佐使药；诸药合用，使肝阴得养，肝气条达，而诸证自除也。应用时，可增入腊梅花，绿萼梅加强疏肝散郁利咽之力。五心烦热，甚有盗汗可加山茱萸、龙骨、地骨皮以助补肝肾，潜阳收敛；若伴大便干燥，则添瓜蒌仁；烦热干渴者入知母、石膏；不寐者入枣仁、合欢花等。

（编者 张义明 张燕）

增殖体肥大

【定义】

增殖体肥大是以增殖体肿胀增大，颌颊不开，鼻塞为主要特征的慢性疾病。多发于6~7岁以下儿童，为幼儿时期的常见病之一。由于10岁以后增殖体多逐渐萎缩变小，故成年人患此病者极少见。男女患病率无明显差别，一般在寒冷潮湿地区发病率较高。

【证治分类】

肺肾阴虚证

证候：鼻塞，涕黄白，量不多，颅额部不适，口咽干燥，睡眠中时有鼾声；体弱多病，发育障碍，形体消瘦，头痛健忘，少寐多梦，夜卧不宁；增殖体肿大色红或暗红，触之不硬；舌红少苔，脉沉细弱或细数。

治法：养阴润肺，补肾填精。

方药：六味地黄汤合百合固金汤加减。方中以二地，百合滋养肺肾，填精益髓为主药；辅以山萸肉养肝肾而涩精，山药养脾阴而固精，麦冬助百合润肺化痰，玄参助二地以滋阴清热，又配茯苓助山药以补后天而助先天之不足，泽泻清泄肾火，并防二地之滋腻，牡丹皮清热并制山萸肉之温性，贝母、桔梗清肺化痰，软坚散结，与玄参相伍，可消增殖体之肿，当归、芍药养阴活血，以消增殖体之壅滞，均属佐使。合方共奏滋养肺肾，填精益髓之功，并有软坚散结，养阴活血，以消增殖体壅滞之效。若鼻塞重者，可加苍耳子、辛夷以助散邪通窍；阴损及阳而遗尿者，可入金樱子、覆盆子；头痛健忘重者，加益智仁、女贞子、枸杞以增强固肾增智之效；夜卧不宁，易惊醒者，加龙骨、牡蛎以镇惊安神。

肺脾气虚证

证候：鼻塞，涕黏白或清稀，睡眠时有鼾声，咳嗽，咯痰色白，肢体倦怠，纳少腹胀，大便糖泄；表情淡漠，面色白；增殖体肿大色淡，触之柔软，分泌物色白量多；舌淡胖有齿痕，苔白，脉缓弱。

治法：补益肺脾，化痰散结。

方药：补中益气汤合二陈汤加减。方中以黄芪、人参补益肺脾之气为主药；辅以白术甘草、茯苓益气健脾，和中渗湿，以消生痰之源；半夏、陈皮燥湿利气，化痰散结，使气顺湿除而痰消；当归以养血；少量升麻、柴胡以助阳气升提，均为佐使。诸药伍用，使肺脾之气充盛，脾胃运化强健，痰湿浊邪得以蠲除，标本兼顾，诸证自解。若增殖体肥大不消，可加入僵蚕贝母、夏枯草以助化痰散结之功；鼻塞重者入苍耳子、辛夷花以散邪通窍；纳少腹胀者，入砂仁、麦芽、谷芽以醒脾开胃；大便溏泄则增薏苡仁助茯苓、白术渗湿止泻之力。

气血瘀阻证

证候：鼻塞日久，持续不减，睡中鼾声时作；耳内闷胀，听力下降；增殖体肿大暗红，上布血丝，触之较硬实，日久不愈，舌质暗红或有瘀斑，脉涩。

治法：行气活血，软坚散结。

方药：会厌逐瘀汤加味。方中以桃仁，红花、当归、川芎、生地活血祛瘀；枳壳、柴胡理气行血；桔梗、甘草、元参化痰清热。方中可加入海浮石、海蛤壳、瓦楞子、栝萎仁、贝母、三棱我术之类，以软坚散结。诸药伍用，不仅行血分之瘀滞，又能散气分之郁结，祛瘀生新，软散结，则肿大之增殖体有望缩小矣。若鼻塞重者，加苍耳子、菖蒲以通窍；耳闷、听力下降者，加路路通以活血通窍开闭；伴有肺脾气虚者，加黄芪、党参；伴肺肾阴虚者，可入生地、熟地、寸冬、百合等。

（编者 张义明 张燕）

牙痛

【定义】

牙痛是口腔科临床最常见的症状，也是患者就医的主要原因。可由牙齿本身的疾病、牙周组织疾病、颌骨疾病、牙齿邻近组织疾病、神经系统疾病及全身疾病等所引起本节所论是以牙痛症状为主，且疼痛特别剧烈，牙龈无明显红肿的一种牙病，与西医的牙髓炎、神经性牙痛、根尖周炎早期等类似。龋齿牙痛及其他疾病引起的牙痛亦可参考本病。

【证治分类】

风寒外袭证

证候：牙痛轻微，吸冷气痛剧，得热则痛减，疼痛多连及头额，全身可兼有恶寒，口不渴，痛，舌质淡红，苔薄白，脉浮数。

治法：疏风散寒，温经止痛。

方药：麻黄附子细辛汤加苏叶、防风、桂枝、白芷。方中苏叶、防风发散风寒；附子、生姜温肾助阳；细辛、桂枝、白芷疏散寒邪，温经止痛，合方共奏辛温发散止痛之功。若痛连头额加川芎、藁本、羌活以散寒止痛；牙龈微肿加制乳香、制没药等散瘀消肿。

风热侵袭证

证候：牙齿疼痛剧烈，甚或跳痛，持续不减，痛无定处，痛连颊项，得冷则痛减，受热则痛增，或牙齿龋蚀肿痛，或兼全身发热，口渴喜冷饮，舌质微红，苔薄黄，脉浮数。

治法：疏风清热，凉血止痛。

方药：薄荷连翘方加减。方中主以金银花、连翘、黄芩、淡竹叶清热解毒；薄荷、牛蒡子疏风清热；生地、知母滋阴凉血，合方共奏疏风清热，凉血泻火以止牙痛之功。若风热较重见口鼻咽干，加桑叶、菊花以疏风清热；痛连颊项加板蓝根、蒲公英、紫花地丁以解毒消肿止痛；痛甚加制乳没、赤芍、丹皮、露蜂房以活血止痛。若口渴便秘，又当合清胃散以清胃热。

胃火炽盛证

证候：牙齿剧痛，持续较久，遇热加剧，遇冷痛减，或牙齿龋蚀，牙龈红肿出血，口渴口臭，胃脘灼热胀满，便秘，尿赤，舌质红，苔黄厚，脉洪数。

治法：清胃泻火，凉血止痛。

方药：清胃汤加减。方中以黄连、石膏清阳明胃热；丹皮、生地养阴清热，凉血止痛；归身和血，升麻升散阳明邪热，合方共奏清胃泻火，凉血止痛之效。若便秘加大黄、芒硝以通腑泻热；肿连腮颊加板蓝根、连翘、金银花、蒲公英、紫花地丁、赤芍以清热解毒，凉血消肿；龈肉红肿出血加白茅根、茜草以凉血止血等。

虚火上炎证

证候：牙齿钝痛或隐痛，时发时止，经久不愈，午后或夜间加重，牙齿虚浮感，或牙齿龋蚀发黑，牙龈微红肿，并见头晕耳鸣目昏，五心烦热，口舌干燥，腰膝酸软，舌红少苔，脉细数。

治法：滋阴补肾，降火止痛。

方药：知柏地黄丸加减。方中以六味地黄丸滋补肾阴，知母、黄柏清降虚火；可加狗脊以增补肾壮骨之功，骨碎补以补肾固齿。若夜痛甚加旱莲草、牛膝以补肾阴；牙齿松动加制首乌，黄精，枸杞子、川断以强肾固齿。

（编者 张义明 张燕）

口糜

【定义】

口糜是以口腔黏膜发生潮红糜烂，灼热疼痛为特征的口腔疾病。好发于体弱之成年人。类似于西医的球菌性口炎。

【证治分类】

膀胱湿热证

证候：口腔黏膜糜烂较多，覆膜灰黄色，表面污浊，覆膜不易拭去，拭之血出再生，周边色红肿胀，口中灼痛，口臭口腻，赤短，或有发热，颌下核，舌红苔黄腻，脉滑数。

治法：清热利湿，消肿止痛。

方药：加味导赤汤加减。方中主以生地、木通滋阴清热，泻心火而利小便，辅以竹叶、甘草梢清心利尿，使利水而不伤阴，泻火而不伐胃；加用泽泻、茯苓泻膀胱之湿热；黄连、黄芩、银花、牛蒡子、玄参清上炎之心火；薄荷散热，桔梗祛腐，且引药上行，合而共成清上泻下之方。

若患者兼见小便短少，舌苔滑腻，而热象不盛者，可选用五苓散。方中以白术健脾运湿，桂枝温通中气，助下焦之气化；猪苓、茯苓、泽泻通调水道，下输膀胱，共同起着渗湿化浊健脾化湿，化气行水之用。

心脾积热证

证候：口腔黏膜糜烂多，表面腐膜黄色或灰白色，周边红肿，灼热疼痛，口干口渴，心烦急躁，溲赤便秘，或发热咽痛，舌红苔黄，脉数有力。

治法：清心泻脾，消肿祛腐。

方药：凉膈散加减。方中以连翘、栀子、竹叶清热心泻火，解毒除烦；大黄、芒硝清泻脾胃，导积通便；黄芩清心胃之热，薄荷散邪透热；伍甘草、白蜜缓硝、黄之急，共奏清心泻脾，解毒消肿之效，用之可使心脾热清，口糜得除。

胃阴不足证

证候：口中糜烂量少，色灰白，周围微红，疼痛较轻，病程较长，迁延不愈，口舌干燥，大便干燥，舌红少津、脉细数。

治法：滋阴清热，消肿祛腐。

方药：益胃汤加减。方中主以沙参、玉竹养阴生津；麦冬，生地滋阴降火，冰糖养胃和中，合而共奏益胃生津，清热降火，扶正祛邪之用。若大便秘结，则加用白蜜养阴润肠通便阴虚夹胃热，口糜色红而痛，咽喉干痛者，加生石膏、怀牛膝，黄连等以益阴清热降火，或有用玉女煎加减。

（编者 梁志刚 王印光）

唇风

【定义】

唇风是以唇部红肿、糜烂、结瘤、皲裂、起白色鳞屑为主要症状的一种慢性疾病。多发于下唇。无明显地域性。在人群中以儿童和青年妇女多见，是临床较常见的疾病。西医学中的慢性唇炎与本病相似。

【证治分类】

胃经风热证

证候：唇部红肿灼痛，起小水疱，渐破溃，糜烂流水，或有脓血痂；兼口渴喜饮，口臭便耐，舌质红，苔薄黄，脉实有力。

治法：疏风清热，解毒消肿。

方药：双解通圣散加减。方中主以防风、荆芥、薄荷疏解风热；辅以石膏、栀子、连翘、黄芩清解胃火，解毒消肿；桔梗载药上行；川芎、当归活血养血；白术、泽泻、滑石、木通清热利湿；麻黄辛温发散，合石膏而清解表里；甘草调和诸药，全方合用，共奏疏风清热，解表清里，解毒消肿之效。

脾胃湿热证

证候：口唇色红肿胀，糜烂较甚，流黄水或血水，口渴不欲饮，纳呆腹胀，大便黏滞不爽或便溏，小便黄浊，舌质红，苔黄腻，脉滑数。

治法：清热利湿，解毒消肿。

方药：清脾除湿饮加减。方中主以黄芩、栀子、茵陈清热利湿；辅以茯苓、苍术、白术健脾和胃化湿；泽泻、竹叶、灯心草助清热除湿之力。若胸腹闷胀甚加枳壳、莱菔子；纳差加神曲、麦芽等。

脾虚血燥证

证候：口唇色淡肿胀，久而不愈，口唇瞤动、干燥、瘙痒，时有灰白色秕糠状鳞屑脱落，唇周皮肤粗糙；兼口甜黏浊，倦怠乏力，纳差便溏，面色萎黄，舌淡红，苔薄白少津，脉细弱。

治法：健脾养血，润燥熄风。

方药：四物消风饮加减。方中主以当归、川芎、赤芍、生地之四物汤养血活血，且能滋阴润燥；辅以荆芥、薄荷、柴胡、黄芩、蝉蜕疏风清热散邪；酌加白术、山药、炙甘草健脾和中。诸药合用，共奏健脾养血，润燥熄风之功。

气滞血瘀证

证候：口唇暗红肥厚，扪诊唇部可触及硬结，粟米大或绿豆大，有的上有纵沟，或有渗液、薄痂，口唇干燥刺痒，舌暗红或有瘀斑，脉细涩。

治法：活血化瘀，散结消肿。

方药：桃红四物汤加减。方中桃仁、红花、生地、赤芍、当归、川芎以活血化瘀，行气导滞，疏通气血，使气血流通而邪去肿消；酌加山慈姑、连翘、浙贝母以解毒散结。

阴虚火旺证

证候：唇部色红干燥、皲裂、脱屑，经久不愈，灼热火烧感，如无皮之状，唇部不时瞤动，口干口渴，五心烦热，大便干结，舌红少苔，脉细数。

治法：养阴益肾，降火润唇。

方药：知柏地黄汤合沙参麦冬汤加减。方用知柏地黄汤滋肾养阴，清降虚火；沙参麦冬汤养阴益胃，生津润燥，清泻余邪。合方共奏养阴清热，降火润燥，清泄余邪之功。

（编者 梁志刚 王印光）

口腔白斑

【定义】

口腔白斑是指发生在口腔黏膜上的角化性白色斑块损害。可发生于口腔各部，多发于舌和口角区颊黏膜，男性多于女性，中年以上尤多见。与西医的口腔黏膜白斑类似。

【证治分类】

气滞血瘀

证候：口腔白斑较厚，表面呈颗粒状或疣状，粗糙感明显，面色灰暗无光，舌质暗红或偏紫，边有瘀斑，舌下静脉瘀紫，脉涩。

治法：理气活血，化瘀消斑。

方药：柴胡疏肝散合桃红四物汤。方中以柴胡、香附理气疏肝；陈皮、枳壳理气行；熟地、当归、白芍滋阴养血活血；川芎、桃仁、红花行气活血化瘀。两方合用，共奏行气活血，化瘀消斑之效。

阳虚痰凝

证候：口腔白斑较薄，表面粗糙，界限分明，伴面白肢冷，精神不振，腰膝冷痛，舌淡苔白滑，脉沉细。

治法：温补脾肾，化湿散寒。

方药：右归丸加减。方中主以肉桂、附子、鹿角胶温肾填精；辅以熟地、山茱萸、山药丝子、枸杞子、杜仲补肾助阳，养肝补脾。若偏脾阳虚弱，可配合理中汤，以温运脾阳；若偏肾阳不足，宜加巴戟天、鹿茸、骨碎补等以助温补肾阳之力。若痰湿盛，白斑厚实，舌苔白腻者，亦可合用胃苓汤、导痰汤加减。

（编者 梁志刚 王印光）

六、创新发展是中医药传承的目的

中西医学是两种异质文化，但两者又毕竟是对人体生命运动和疾病规律的认识。人体本身是多样性的统一，本质上是对立的统一。综合与分析，宏观与微观，结构与功能，黑箱与白箱，线性与混沌，思辩与实证，都要辩证去看，从文化角度去求得认同。现代耗散结构理论创始人普利高津指出"现代科学的发展，更符合中国哲学思想，我们正朝着新的综合前进，向着新的自然主义前进。这个新的自然主义，将把西方的传统带着其对实验的强调和定理的表述，与以自发组织世界的观点为中心的中国传统结合起来"（《对科学的挑战》）。另一方面，我们也应深刻地看到，西方文化也是人类文化的一大部类，其形成与发展表现着紧随科学技术与人类进步的时代特征，中医药文化亦应广纳西医药文化以丰富自身，在不同质的文化交流碰撞中，在不断交融、渗漉、提炼中获得升华，实现中医药文化的创新，作为对新世纪各种挑战的回应。随着科学技术和医学在高度分化基础上走上高度综合，为两种不可通约的医学理论体系架起了互相沟通的桥梁，出现了互相走进的可能。

在现代社会中，科学技术与文化的交融、渗透日见广泛和深入，如何全面理解中医药科技与文化的关系，创造新的中医药文化，是一个事关中医药学前途的重大问题。

其实中国中医药学的文化体系从来就是一个开放包容的文化体系，她的发展、创新、成长的过程中一直在不断的吸纳外部文化，特别是西方文化、印度文化精华的补充。特别是世界文明不断发展，科学技术日新月异的今天，中医药学更应在传承的基础上吸收有益于自身发展的现代科学技术文化精髓，且不可故步自封。同时，我们必须清楚的认识，由于种种原因，目前我国的中医药学已处于替代医学的范围，我们应该认真的比较一下，找出中医药学的短板，以现代医学科学的长处，不断完善和充实自己。

（一）中医药治疗的不足

1. 外科领域的不足

中医外科源远流长，外科鼻祖华佗第一个应用麻沸散作为全身麻醉剂进行剖腹术，也是世界上最早有文献记载的开展麻醉术和外科手术的医生。

然中医外科发展到今天，许多中医技术面临着失传的问题。上世纪六七十年代被国际医学界誉为"中国三大医学奇迹"中的接骨、针麻，现已全面倒退，甚至退出了医疗舞台。正骨治疗方法有几百种，但随着临床应用的减少，难度大、危险性高的手法已无人问津，许多疗法正面临失传。现中医外科手术麻醉多使用西医麻醉术，骨折也多采用西医手术钢板固定术。

随着医疗器械、麻醉术、西医新疗法的普及，传统中医外科疗法逐渐退出大众视野，大多仅存口服汤药作为替代疗法。

2. 严重感染性疾病控制上的不足

在对严重感染性疾病的治疗中，如果能找到致病微生物，又能找到确切的杀灭致病微生物的药物，并且药物对人体功能的破坏不大，杀灭微生物后人体自身恢复平衡的能力能很快让机体恢复平衡，那么，西医这种直接针对致病微生物的治疗还是很有优势的。因为这种治疗途径简单、直接，能很快大面积普及。这是中医治疗感染性疾病不及西医的地方。当然，在致病微生物不能确定，或者找不到合适的杀灭致病微生物的药物，或者药物的毒副作用太大，或者虽然微生物被杀灭，但机体的平衡不能自主恢复的时候，经典中医治疗途径的优势就显现出来了。

3. 生命濒危状态挽救方面的不足

中医对现代医学提出的心、肺、肾衰竭，急性心梗，脑出血等急危重症的治疗，尤其是抢救方面，不如西医速效。

中医学在几千年前对人体功能的认识就已经形成了完善的理论体系，这种认识超越了具体的解剖结构，再加上自汉以后的几千年里中国人对人体解剖的忌讳，历代的中医从业者对人体结构的确存在盲区，这毋庸讳言。再加上生产力的发展水平导致中医的医疗工具不可能出现如输血、呼吸机、支架等各种急救工具和恢复机体形态的医疗器械。因此中医在治疗完全由解剖形态改变导致的疾病上存在劣势。但是如果形态的改变影响到机体状态的平衡，形态恢复后，机体平衡不能自主恢复，中医优势又显现出来。

4.中医药对现代医学检验仪器检测出的各项指标疗效不佳

西医用检验指标辨识疾病，各种现代技术检测记录的客观指标是微观研究的主要内容和手段，也是现代中医临床研究的主要标志之一。

中医药人面对快速化、数字化、网络化、规范化的现代医学检验趋势，不得不接受时代疾病新名词，如：高血糖，高血脂，高血压，高尿酸等。对此类疾病，西医虽然不能治愈，但口服药物效速、价廉。中医归结为气血阴阳、脏腑功能失调，调理起来，时间久，效果不肯定。

亦有很多还没有证候表现的人，则已被冠以"病"名，而来求治。如糖尿病，大多数是在没有症状的情况下，在体检时被发现的；再如部分男性不育症患者，因精子数量偏少，活动度差引起；以及无症状性血尿、蛋白尿等等。舌脉正常，又无"证"可辨，辨证论治无从谈起。因疾病不同，虽经慎密思维，精当处方，往往收效甚微。

5.离现代医学技术新进展差距极大

现代医学科技迅速发展，推动医疗事业的不断进步。

（1）在基础医学研究方面：现代医学科学技术迅速发展，使基础医学发生根本性变革。人类基因组作图与测序计划的完成，为进一步了解人类的全部基因组成提供了更为详尽的基因信息，其意义是不可估量的。从分子水平阐明人体结构功能与疾病的关系，为提高人类的生存能力，改善人们的健康状况，提供了分子水平的依据。

（2）在预防方面：由于分子生物学与生物技术的发展，预防医学也生产出了人工合成多肽疫苗和基因重组疫苗等新型的预防药物；还根据对基因图谱的分析，来预测疾痛并采取相应对策，提高了类的生存能力，改善了人们的健康状况。

（3）在诊断方面：超声在医学的应用产生了超声诊断仪，对人体软组织有较高的灵敏度和分辨率。电子计算机断层扫描摄影，能分辨各种密度相近的软组织。核磁共振不但能获得人体器官和组织的横断面、冠状面和矢状面的解剖图像，还可显示组织器官的化学结构及其变化。医学高科技的应用使生物信息的测量技水更加精确化、定量化及自动化，对疾病的诊断率显著提高，并具有快速、无创伤性等特点。

（4）在治疗方面：在临床医学领城出现了许多新型药物和治疗手段，因而心脑血管病和肿瘤治疗中的许多难题将会迎刃而解。血液透析、器官移植及人工脏器等高新医学科学技术的应用使身患绝症的患者有了生机。

凡此种种，不胜枚举，现代科技武装医学领城，使医疗高新技术推动了西医学事业的迅速发展。反观中医诊疗领域，以挖掘继承原有经验技术为主，创新发展缺少驱动力。

6.中医药的治疗手段问题

提到中医，就会想到中药，人们一想起它那苦涩的味道，就禁不住有些望而生畏。特别是一些老病号，长期喝中药都喝怕了，一提起中药就叫苦不迭。随着时代的发展，人们的生活品质不断提高。在这种情况下，患者治病总是希望治疗方法越简单越好、见效越快越好、服药越少越好。而中药味道苦涩难咽、煎煮过程繁琐、服用量大、不便于携带保存，已经难以适应现代人的生活节奏，成为一个致命的弱点。许多人都承认中医治病确实有效，但却不愿服用中药。这种认可中医却又拒绝中药的现象，已经是屡见不鲜。

现代新技术新设备的应用下，流传几千年的传统方剂慢慢衍化出浓缩丸、口服液、中药颗粒剂、中药针剂、中药片剂，甚至还出现了中药微丸等剂型，有利于人们携带和服用，但讲究辨证施治的传统中医，要根据患者的不同证候开具相应的处方，这样多数情况下只能选择汤剂。

这种以传统的汤药为主，价贵、煎熬麻烦、口味不易接受、各个环节质量缺统一的控制，决定了汤剂的改良任重而道远。

7. 辨证缺少量化指标

辨证论治是中医独特的理论体系，是行之有效的诊治范式，数千年来一直指导着中医临床，但仅靠"辨证论治"是远远不能适应当今社会的医学临床需求的。

（1）辨证论治的不足

主观性及万应性：在辨证论治时，医生与患者处于一个系统之中，医生不仅对病人进行四诊检查，同时根据前人的经验和个人的悟性审慎思维，即"医者意也"，来排惑解难，决定理法方药等。由于认识主体与认识对象的相互影响，又没有客观指标作依据，同诊一脉，诸医人言言殊，正所谓"心中易了，指下难明"；同辨一证，则仁者见仁，智者见智，处方用药也大相径庭，可称"条条大路通罗马"；受各家学说的影响，更是卓见纷呈，"公婆之争"常见，同诊热病，伤寒家言寒，河间学派称火，温病学家或云卫气营血，或云三焦，莫衷一是。虽经数千年历史长河的洗涤，仍然停留于经验医学及朴素的辨证法思想阶段，强调"善于明辨"，束缚了本学科的发展，其客观性、重复性、科学性值得商榷。

辨证论治以证为证治单元，如《难经·十六难》说："是其病，有内外证。"不管体内器官有何改变，而以显见的症状和体征为凭，外象推证，分析病因，审证求因，不求病名的明确和统一，目的在于论治，以能处方用药为目标。有时尽管病名不清，甚至具体病因不详，也可因对证候的明析而处方用药，以证应病，以少应多，难免有"知其然，不知其所以然"之嫌，而对疾病的治疗、愈后产生不利后果。

缺乏规范性：中医理论的形成和发展依靠临床经验积累和升华。临床又有"同病异治""异病同治""同证不同病"的差异。对某些疾病的诊断不明确、分类不细致和不统一，疗效标准欠严谨，更由于定性多，几乎无定量指标，无法进行统计处理，以致结论的说服力不强，使中医临床科学研究水平不高，前瞻性研究更少。疗效标准仅停留于证候及舌脉的改变上，经治疗症状消失，舌脉正常，便视为病已痊愈，大功告成，而延误了病情。诊断疗效标准的不统一，使各疗法之间没有可比性，不便进一步总结提高。

（2）辨证论治的发展趋势

向微观辨证发展：

科学技术的发展，医学检测水平的提高，疾病谱的改变，要求我们把宏观辨证论治体系延伸到微观领域，把微观指标引入中医辨证论治中去，从而形成一种定性和定量相结合的辨证沦治体系。近几十年来，中医临床对实验诊断和影像诊断方法的运用，中医脉象仪、舌诊仪等的研制和进入临床，辨证信息更加丰富，弥补了用肉眼观察进行宏观辨证的不足，也改变了宏观为"隐性证"时"无证可辨"的窘况，拓宽了中医辨证的视野，使中医对证的认识从外象进入内结构层次，增强了辨证论治的客观性和科学性。现代病理、中药药理研究成果，又直接指导中医辨证立法和处方，为寻求有效方药提供了科学的手段，有助于现代疑难病证中医治疗的突破。如大黄为慢性肾衰的常用药之一，如果仅从通便攻下，使邪毒从后窍排出来理解其功用，则难免有"虚虚"之虞。现代药理研究表明，大黄能改善肾衰的"三高"态，抑制肾小球肥大，从而具有保护肾功能和延缓肾衰进程的作用，得到临床的广泛认同和应用。当然，中医辨证中的理、法、方、药是环环相扣的，单靠理化检测指标指导用药，也是不能促进中医现代化、加速辨证论治体系的规范化客观化进程的。

向规范化方向发展：

规范化是指达到以一定的典范为标准的状态。辨证论治的规范化包括：疾病、证候名称的规范，明确病、证、症概念和范畴的3级层次，疾病与证候的分类与结构的规范，各病证的诊治常规、疗效标准等。辨证论治的规范化可使临床诊断有章可循，概念界定明确，可以提高理论的清晰性，便于信息检索、交流和普及，为中医走向世界，与现代科学惯例接轨创造有利的条件。

辨证与辨病相结合，注重辨证分型：

辨证与辨病是密切相关的，一方面，疾病的本质和属性，往往是通过"证"的形式表现于临床，所以，"证"是认识疾病的基础，辨"证"即能识"病"；另一方面，"病"又是"证"的综合和全过程的临床反映，只有在辨"病"的基础上，才能对辨脉、辨证和论治等一系列问题，进行较全面的讨论和阐述。具体地说："辨证"多属反映疾病全过程中某一阶段性的临床诊断，"辨病"则较多反映疾病全过程的综合诊断，二者不可割裂开来，只有在辨证的基础上辨病，在辨病的范围内辨证，才能体现出中医独特的理论体系和丰富的临床经验来。辨证分型则是辨证与辨病相结合的具体化。辨证分型虽然在《内经》和《伤寒论》中就初现倪端，但形成概念则是开展中西医结合工作以后促成，使固有的中医病名、中医分证扩大为西医病名、中医证型的格调，体现了辨证论治适应新的医学需求的一种积极的探索，是中西医学之间互补整合的一种尝试，是我国所特有的医学范式。辨证分型建立在临床流行病学调查的基础上，有数理统计的依据，是辨证论治的大发展，促进了中医对病的认识和重视，扩展了中医辨证论治的覆盖领域，应予充分重视。综上，为适应当今社会发展及医学发展的需要，传统的辨证论治范式必须进行较大程度的更新和转变。

（编者 张义明 李慧慧）

（二）正确处理好中医基础理论传承与创新的关系

《黄帝内经》作为古代文化、思想与科学技术的集大成者，通天之意，明地之理，为中医学建构了完善的理论体系，并一直规范、影响着中医学的发展，被后世医家誉为"至道之宗，奉生之始""六经之《语》《孟》"。然而，当今时代，面对自然科学影响下迅猛发展的现代医学，《黄帝内经》的宗主地位受到极大挑战，界内外贬抑之声时起，将其视为过时的、落后的、甚至制约中医学理论发展的桎梏。在全世界中医药发展风起云涌的当下，《黄帝内经》的学科发展却不容乐观，其面对的直接问题是：各高等中医院校内经学科的持续萎缩，后备人才队伍的大量减少，科学研究的青黄不接，等等。因此，重新摆正《黄帝内经》在整个中医药界的学术地位，对中医药事业整体发展，是至关重要的。

1.承载践行古代哲学思想精髓

习近平总书记指出："中医药学是中国古代科学的瑰宝，也是打开中华文明宝库的钥匙。"这是对中医药的高度评价。

思想的丰厚是中华文明的重要特征，这一特征赋予中华文化强大的生命力。从殷末周初的《周易》，到春秋时期百家争鸣，形成了以儒、道、墨为主，学派林立、学说迥异、异彩纷呈的中国思想文化。对这些不同的思想文化，深究下去就会发现，虽然其持有的价值取向不同，如儒家主张积极有为、内圣外王，道家主张逍遥无为、道法自然，墨家崇尚兼爱等等，但因其思想的形成基于相同的文明背景，所以其思想从基点到指归，有着根本性统一，这一共同基点即是对宇宙天地间生命、生机与生生不息的自然之象发生缘由的探究与思索，而共有的指归，则是对这种生机活力的挚爱与维护。

宇宙天地广大无垠，包罗万象。古人眼中，春秋递迁，朔望更弦，日月星辰在流转，山川河谷在奔腾，大自然无一处不充满玄机与奥秘，作为思考的主体，他们无疑会更关注自身，并由此推延至自然万物绵延不息的各类生命，这种充塞于天地间的鲜活生命无疑才是宇宙间最珍贵的，围绕生命的认知无疑也是最具价值的，故从《周易》即言"生生之谓易""天地之大德曰生"，到《列子·天瑞篇》之"天地含情，万物化生。"《灵枢·本神》"天之在我者德，地之在我者气，德流气薄而生者也。"方东美先生在《生生之美》一书中言"宇宙在我们看来，并不只是一个机械物质活动的场合，而是普遍生命流行的境界，这种理论可以叫'物有生论'，世界上没有一件东西真正是死的，一切现象里都孕藏着生机。""宇宙是一个包罗万象的广大生机，是个普遍弥漫的生机活力，无一刻不在发育创造，无一处不在流动贯通。"围绕生命、生机、生息的思考，成为中华文化的主线，并构成了传统文化核心范畴的基本内容："道"是古人思考生命起源提出的概念(《道德经》"道生一，一生二，二生三，三生万物。")，"德"是生命维系的规范与品质(《易传·系辞》"天地之大德曰生。")，"神"则是生命发生变化不可把控的力量(《荀子·天论篇》："列星随旋，日月递炤，四时代御，阴阳大化，风雨博施，万物各得其和以生，各得其养以成，不见其事而见其功，夫是之谓神。")，"中"是对生命发生之处的探究(《文子》："万物负阴而抱阳，冲气以为和，和居中央。是以木实于心，草实于荚，卵胎生于中央。")"和"是生命发生前提状态的描述(《国语·郑语》"和实生物，同则不继。")，"仁"是生命的本性(《礼记》："养之，长之，假之，仁也。")，"义"则是禁止对生命力的伤害(《易传·系辞》："理财正辞，禁民为非曰义。")等等。其实，作为中国传统文化，道、德、神、中、和、仁、义等为核心范畴，而这些核心范畴，皆是以对生命的探索为原点，以对生命的呵护与维系为指归，一切围绕生命活动展开。

哲学是关于宇宙自然本质的思索，具有抽象性和不可验证性，而思想的生命力在于实践。《黄帝内经》以解读生命本质、维系生命健康、追求生命的最大限度延续为主旨，以生命健康与疾病防治为载体，将传统文化与哲学围绕生命展开的所有思想与理念凝练于其核心理论中，是将传统哲学思想文化落地于具体实践的典范，《黄帝内经》使这些传统哲学思想在医学实践中得以延伸与拓展。如儒家崇尚但含有玄学意味、难以落地的"天人合一"思想在《黄帝内经》中有了最具体的解读与呈现，《黄帝内经》将"天人合一"思想以人体生命在时空两个维度都与天地自然存在相通相应的一致性进行阐释，尤其是各种时间周期中，人体与自然皆存在同步性、同应性、通受性；儒家的"中和思想"在《黄帝内经》中不仅体现为"生命起于过用"的疾病观，而且具体以"和于数术，食饮有节，起居有常，不妄作劳"的养生法则践行；道家的"道法自然"思想则以"五脏应四时，各有收受"的五脏应时理论以及"四气调神""美其食、任其服、乐其俗"的养生理念进行了诠释等等。

所以，《黄帝内经》的理论与学术思想是中国古代哲学思想的集中体现、延伸与诠释，故唐王冰在《黄帝内经素问序》中言："其文简，其意博，其理奥，其趣深，天地之象分，阴阳之候烈，变化之由表，死生之兆彰。……诚可谓至道之宗，奉生之始矣。"《黄帝内经》承载并践行中国传统哲学的思想精髓。

2. 归真医学理论本根

从新文化运动起，近百年中国传统文化受到了西方文化的强势侵入，西方的文化、思想、理念、思维方式，广泛渗透在中国文化意识各个领域，其具体表现有三方面：一是西方自然科学理念的全面植入，并成为文化意识的主流，即认识自然界与人类生命的泛科学化；二是中国人思维方式的日益西化趋势，诸如实证思维、逻辑思维、唯物辩证论等占据认识论的主流；三是对于中国固有文化、概念、学说的西方化诠释。这种西化诠释，在医学上尤为明显，其中包括以西医学概念、知识解读中医学术语与理论，以西方哲学思想解读中国古代哲学概念。诚然，文化是需要开放与包容的，开放得以交流，交流是文化的生命力所在，包容才可能使其更加强大。但以西方文化诠释中国传统思想与理论，并不属于文化的包容与开放，相反由于东西方文化本根与体系的不吻合，强行诠释与植入反而会引起混乱，甚至丢弃我们自身的文化命脉。正如杨立华在《宋明理学十五讲》中所言："文化的包容有边界，包容的底线，是不能失掉自己文化和文明的主体性，……文化主体性缺失、文化边界模糊，我们就无法发现并维护自身的固有价值，无法真正找到自己的论辩逻罗辑。"

如对中医学核心哲学概念阴阳，目前学界即普遍存在曲解，由此引发中医学界对其概念定义的混乱，从而直接导致中医学理论体系内涵的模糊、解读的随意，也直接影响对中医学理论严谨性的评价。这种混乱，具体表现为3个方面：一是阴阳概念的不统一。如几家出版社出版的《中医基础理论》教材，对阴阳的定义各持一说。学苑出版社《中医基础理论》表述为："阴阳，是对自然界相互关联的某些事物或现象对立双方的概括，并含有对立统一的内涵。"而中国中医药出版社《中医基础理论》则表述为："阴阳，是中国古代哲学的一对范畴，是对自然界相互关联的某些事物或现象对立双方属性的概括。"高等教育出版社《中医基础理论》则言"阴阳学说认为任何事物内部，无不存在着相互对立的两个方面，这两个方面的对立统一运动，是事物变化和发展的动力。阴阳，就是这两方面的概括。"就阴阳的基本指向，有"事物或现象的对立双方"，有"对立双方属性"，有"对立的两个方面"等的不同，说明各教材对阴阳所指的基本定位是不同的。二是阴阳概念的不严谨。以上教材，在解读阴阳的概念时，多将阴阳的内涵解读为唯物辩证法中的对立统一规律，但仅仅以对立统一规律解读阴阳，是无法对阴阳学说的核心内容作出全面完善解释的，如阴阳学说之重阳思想即无法用对立统一解释等等。三是阴阳概念不能自洽。按照目前学界对阴阳的通识性解释，阴阳源自古人对自然万物的观察，即发现自然界所有事物中，皆存在相反相成的两个方面，古人对这两个方面的概括，即形成了阴阳的概念。如中国中医药出版社十三五规划教材《中医学基础》："阴阳是古人在大量观察、分析自然现象的基础上，被抽象出来的泛指一切相互关联着的事物或现象，及某些事物或现象所存在着的相对属性……阴阳对立双方交感、互用、消长、转化。"按照以上表述，如果阴阳是从自然万物中抽提而来，阴阳普遍存在于所有事物，则阴阳学说的基本内容，应适用于具有阴阳定位和关系的所有对象，但事实是存在障碍的，如阴阳的消长、阴阳的转化关系，在水火之间、雌雄男女之间，皆是无法成立的等等。

反观《黄帝内经》阴阳理论，可以发现，阴阳的概念，并非源自对自然界所有事物的观察；阴阳的内涵也并不仅仅限于对立统一规律，而是存在体、性、用三个层面的涵义。首先，关于阴阳的起源，《黄帝内经》效法《周易》，以天地二气作为宇宙万物的起源，因此，其对阴阳的所有认识，皆是源自对天地二气的抽象与总结。其次，就阴阳的三层内涵，所谓"体"，即阴阳具有实体性概念，这一实体，即是天地二气，也是本体论的涵义。天地阴阳二气交感互化，形成自然万物，包括人体生命，此即《素问·六微旨大论》所谓"天气下降，气交于地，地气上升，气腾于天。故高下相召，升降相因而变作。"所谓"性"，即是阴阳之理，包括阴阳的属性、功能、关系与规律，而这些内容，皆是对天地的属性、功能、分布、相互关系的总结与抽提。《素问·阴阳应象大论》整篇的表述模式和基本内容，即是"天地—阴阳—人体应用"，而阴阳学说的所有内容，包括阴阳的属性、阴阳的分布、阴阳的功能，以及阴阳的相互关系也只有在天地阴阳二气中才成立。所谓"用"，即阴阳学说的应用，是阴阳作为一种思维模式被广泛应用于对自然万物和人体的认识，阴阳的思维模式包括二分阴阳、四分阴阳、三阴三阳等。在作为思维模式划分、标定的事物中，被标定阴阳的事物，一般是拥有阴阳某一方面的属性即可以归类，但阴阳之间的关系常常是无法完整呈现的。因此，目前以对立统一解读的阴阳，远远无法完整呈现阴阳的内涵，只有全面解析《黄帝内经》阴阳理论，才能准确把握阴阳的基本概念与内涵。

3. 创新发展医学理论

《黄帝内经》构建起了体系化的医学理论，为医学经验的传承与发展建立了重要的载体，但这一体系，亦同时受到很多人的质疑，认为这个体系是不具有开放性的、僵化而机械的理论，这就丧失了科学创新的空间。

如果对《黄帝内经》理论进行分解，我们可以分为事实性的经验，与解释事实的理论两部分，而这两部分，其实皆具有无限的科研与创新的空间。临床经验事实是现象，如何用现代科学解读这些临床现象，以及之前以解释现象为目的呈现的理论性内容，即理论部分是否科学与合理，皆可以成为科研创新的命题，这些命题，都可以带领我们进行科学探索。目前不断呈现的重大医学研究成果，其实都在给予我们这种研究的信心与希望。如美国科学家杰弗理·霍尔2017因揭示昼夜的生理机制获诺贝尔生理学或医学奖，而"天人合一"正是《黄帝内经》的核心思想，这一思想揭示的就是包括日夜节律、四季节律、年周期等在内的生命周期规律；美国西奈山医学中心尼尔·泰森于2018年3月在《Nature》杂志上报告发现人体内充满液体的新组织——间质组织，并将之归为一个完整的器官，认为间质组织起到输布与均衡人体体液的作用。这一发现一经报道，即在中医界引起哗然，因为对这种间质组织的形态、功能的描述，恰恰与《内经》六腑之一"三焦"的概念吻合。近两年在国内针灸界备受关注的"浮针疗法"，系南京中医药大学符中华创立，因其临床疗效卓著传播迅猛，而浮针所依据的理论恰恰就是《黄帝内经》中搁置已久、一直缺乏深入解析的经筋理论。浮针在躯体尤其是四肢肌肉处取穴，以肌肉硬结处为取穴点，以治疗肢体疼痛类病症最为擅长。而龙伯坚《黄帝内经集解·经筋篇》在解释经筋时即言："经筋联缀百骸，故循络全身，各有定位，虽经筋所行之部，多与经脉相同，然其所结所盛之处，则惟四肢溪谷之间为最，以筋会于结也。"无疑，浮针理论恰恰就是备受研究者冷落的经筋理论的应用。

其它在近年中医界影响较大的一些学说，如吴以岭的络病理论，实则是源自《黄帝内经》长寿理论中对气血营卫循行的重视；火神派的崛起则是源自《黄帝内经》重阳思想；龙砂医学以运气理论为指导，将运气理论应用于临床，取得了很大成就等等。因此，《黄帝内经》有太多的生命现象与临床事实值得我们用科学的手段去挖掘、去阐释，这些皆会为我们的科学研究提供广大的空间。

4. 激活临床治疗思路

《黄帝内经》基于古代先民丰富的医疗知识、又用哲学思想进行规范、升华建构形成的理论体系，因此，《黄帝内经》理论具有两种最基本的品质：哲学性和实践性。《黄帝内经》拥有丰厚的临床知识，不仅其中300余种病症的名称、病因、病机、治疗知识源自临床，而且散在各理论篇章中的内容，也是其临床知识与经验的体现，因此，其对临床有无限的指导价值。

作为疾病认识部分的内容，如病因、病机、病症部分，可以直接应用于临床，发挥指导作用，如《素问·痿论》"治痿独取阳明"的理论，强调脾胃在"痿证"治疗中的重要性，在临床上，不仅可以将其应用于肢体痿废无力的重症肌无力、进行性肌萎缩等病症，而且亦可以拓展至萎缩性胃炎、萎缩性鼻炎、干燥综合征等具有肌肉、腺体萎缩性的所有疾病，临床治疗这些疾病从脾胃着手，虚则补益脾胃之气，实则清阳明之热，皆有桴鼓之效。

而作为哲学规范后的理论，同样对临床有极大指导作用，如阴阳思想中包含的重阳思想，五行思想中的重土思想，皆对临床指导价值无限，等等。

目前《黄帝内经》研究领域，针对《黄帝内经》理论应用于临床的研究是所有研究中最丰富的，也是最容易挖掘的内容。

朱熹《观书有感》言"问渠哪得清如许，为有源头活水来。"《黄帝内经》作为中医学第一经典，不仅仅是中医药的根基与渊薮，更是中国传统文化的缩影，挖掘《黄帝内经》医学思想与文化，不仅对发展中医药理论是重要的，对弘扬中国传统文化精粹，同样不可或缺。

（编者 张义明 李慧慧）

（三）当代中医学术的境遇与更新

1. 由屠呦呦获奖引发的争论

中国中医科学院药物所研究员屠呦呦因发现青蒿素荣获2011年美国拉斯克奖和2015年度诺贝尔生理学或医学奖。为什么是中医学得奖，而不是现代医学或者其他学科得奖呢？这是传统中医的胜利，还是中医科学化的胜利？是西医(药)研究方法的胜利？中医废医存药的胜利？中西医混搭(汇通)的成功？这里潜藏着很多隐性的话题，引起了我们的思考。

在中国科学技术领域里有一个特有的现象，我们归纳为马拉奔驰，传统的智慧引领着中国往前走的时候，有点像"马"和"奔驰"的关系。这种现象很奇怪，马能拉奔驰。是保留传统的原汁原味，还是利用现代科学？穿西装唱民歌，一种是阿宝那种唱法，还有费玉清这样的。另外，我们吃月饼究竟怎么吃？如果拿西餐的盘子来吃，我们还相信月亮上有嫦娥姐姐吗？这是文化语境的配合问题。另外，我们衡量中医发展的时候，怎么来评估？我们今天用田径的思维拿一个秒表和尺子来评估或者用循证医学的方法评估。我们能否换一种思维？如果不换思维则会出现另外一种思维误区，中医为什么拿不出很硬的循证指标来？我们经常讲的狗一象之争，狗嘴长不出象牙，狗嘴吐狗牙就行了，为什么吐象牙？另外有人把中医比喻为熊猫，都是受保护的，熊猫有一个困惑，你究竟是熊还是猫？这些问题，哪些在经典层面，哪些在操作层面？

2. 中医命运的当代挑战

今天的中医有很多挑战，境遇非常复杂。张其成说："中医的危机从根本上说是中国传统文化的危机，中医的命运是中华传统文化命运的一个缩影，是否废止中医已经不仅仅是中医界本身的事，而是整个思想界、文化界的事，是中西文化之争社会思潮的重要环节。"

我们今天有两个困惑，一个是中医是否可以科学化、标准化。中医有很多临床治疗是难以解读的。中医若是需要确认的科学，需通过科学性的发掘和科学化的进程来创建唯一的合理性，那为何这条路一直走得不顺，中、西医都不认可？另一个是，今天的医学进入了多维、二阶的全人医学的模式，生命的多样性，医学永恒的不确定性、偶然性，使得医学的天花板更高，对生命、疾苦、死亡的认知是知情意、身心灵的统一，仅以科学的研究与阐释无法抵达与穷尽其奥秘。生命不会在单一的科学研究中吐露全部秘密，而中医却隐藏着独特的知情意、身心灵生命尺度。

3. 回归传统与返本开新

我们怎么样回归传统？有四点：回归门诊，回归辨证，回归经方，回归手法。

回归门诊是核心。中医可以参西，但不能夺气，回归传统诊疗模式，才有结合的主体性，才有中医现代化的基石。中医传统才能得以在学术与职业信念纯粹的境遇中从容地坚持与保存研究。中医要回归门诊，必须保持中医的主体性。中医是可以多元的，但中医研究必须纯粹。中医是可以现代化的，甚至可以西医化，但是不能把主体性丧失。

4.占据中医发展的战略制高点

第一，弘扬中国传统医学的文化与道德优势，树立德艺双馨的医德医风，融入国家价值观体系，成为传统文化"返本开新"的典范。第二，将中医知识纳入民族优秀文化普及活动之中，推动"公众理解中医"，将近年热门的自主、自助型"养生""治未病"活动引向深入。第三，对象化和标准化是两块石头，发挥中医整体调治优势，研习一批绕开对象化、标准化疑难杂症中医综合(针—药并用)治疗。第四，顺应社会老龄化趋势，开展老年疾病疗效、老年生存质量提升的临床攻关，开辟"疗—养结合""身—心—灵结合的老年病防治新模式。

（编者 张义明 李慧慧）

（四）以高度文化自信推动中医药振兴发展

党的十八大以来，以习近平同志为核心的党中央高度重视中华优秀传统医药文化的传永发展，明确提出"着力推动中医药振兴发展"，并从国家战略的高度对中医药发展进行全面谋划和系统部署，明确了新形势下发展中医药事业的指导思想和目标任务，为推动中医药振兴发展指明了方向、提供了遵循。

我们要以高度文化自信推动中医药振兴发展，推进健康中国建设，助力中华民族伟大复兴中国梦的实现

1.中医药学是中华民族的瑰宝

习近平同志指出，中医药学是"祖先留给我们的宝贵财富"，是"中华民族的瑰宝"，是"打开中华文明宝库的钥匙""凝聚着深邃的哲学智慧和中华民族几千年的健康养生理念及其实践经验"。这些重要论述，凸显了中医药学在中华优秀传统文化中不可替代的重要地位。

中医药学在理论层面强调"天人合一"、"阴阳五行"，体现了

中华文化道法自然、和合致中的哲学智慧；提倡"三因制宜""辨证论治"，体现了中华民族因时而变、立象尽意的特有思维方式；倡导"大医精诚""仁心仁术"，体现了中华民族生命至重、厚德载物的人文精神。中医药学不仅为中华优秀传统文化的形成和发展作出了卓越贡献，而且为中华民族认识和改造世界提供了有益启迪，成为中华民族的重要标识。

中医药学在实践层面强调养生"治未病"，并在长期发展中积累了丰富的养生理念和方法，形成了独具特色的健康养生文化，深深融入中国人的日常生活。比如，强调人与自然、社会和谐相处，认为"人与天地相参也，与日月相应也"；强调生活方式与健康密切相关，讲究"食饮有节，起居有常，不妄作劳"；强调养德养生，"仁者寿""善养生者，当以德行为主，而以调养为佐"；强调"身心合一"，注重养形、养气、养神的统一；等等。

中医药学在理论层面与中华文化的同构性及其在实践层面体现的群众性，使其成为我国独特而优秀的文化资源。从这个意义上讲，发展中医药就是传承和弘扬中华优秀传统文化，传承和弘扬中华优秀传统文化必须发展中医药。

推动中医药健康养生文化的创造性转化、创新性发展，重在实践和养生相结合，达到外化中医健康养生理念于行、内化中华文化价值于心的效果。要处理好古与今的关系，使中医药健康养生文化与现代社会生产生活相协调，将其以人们喜闻乐见、具有广泛参与性的形式转化为人民群众的健康行为和生活方式；处理好中与外的关系，坚持中西医健康理念和方法优势互补、融合利用，使中医药健康养生文化与现代健康理念相融相通，让中国人民乃至世界人民享受中医药健康养生的益处。

当前，因其独特的养生保健方式易于被国外民众接受，中医药已成为中华文化软实力的重要代表。要善用中医药这一有形载体，使其润物无声地传播中华优秀传统文化，弘扬中国精神、传递中国价值。

2. 中医药学是不断丰富发展的医学科学

习近平同志指出，中医药学是"中国古代科学的瑰宝""深入研究和科学总结中医药学对丰富世界医学事业、推进生命科学研究具有积极意义"。这些重要论述，不仅充分肯定中医药学是我国独有且富有价值的医学科学，更深刻指出了中医药学具有深厚的理论沉淀和实践积累，对人类文明的丰富和发展具有重要意义。

英国学者李约瑟在《中国科学技术史》书中提出：尽管中国古代对人类科技发展作出了重要贡献，但为什么科学和工业革命没有在近代的中国发生？事实上，科学并非只有一种表现形式，中国的科学并不等同于西方的科学，西方科学采用的方法也不是获取科学知识的唯一方法，不能把西方科学当作衡量科学的唯一标准。中国有自己的科学传统，中医药就是中国传统科学最具代表性的门类之一。

与其他中国本土科学一样，中医药学在发展过程中逐步融汇道、气、阴阳、五行等中国哲学思想，逐渐构建了阴阳五行、五运六气、藏象经络、气血津液、辨证论治、性味归经等一套完整的理论体系，实现了独具特色的医学与哲学、自然科学与人文科学的融合和统一，在几千年实践中形成了全球范围独树一帜、疗效确切、覆盖人生命全周期的医学科学。

中医药学作为中华民族原创的医学科学，注重时间演进、整体认知，从宏观、系统的角度揭示人的健康和疾病的发生发展规律，深刻体现了中华民族的世界观、价值观和认识论，成为人们治病祛疾、强身健体、延年益寿的重要手段。历史上，中华民族屡遭天灾、战乱和瘟疫，却能一次次转危为安，人口不断增加、文明得以传承，中医药功不可没。

当前，对于人类健康面临的诸多问题和困境，中医药越来越显示出独特价值和先进性。比如，中医突出"治未病"，注重"未病先防、既病防变、瘥后防复"，体现了"预防为主"的思想；对一些严重威胁人类健康的重大疾病如肿瘤、艾滋病等，中医药或中西医结合治疗往往能取得较好效果；中医使用方法简便，不依赖各种复杂的仪器设备，能更好地解决基层群众的医疗问题；中医将药物疗法和非药物疗法相结合，成本相对低廉更能有效节约卫生资源；等等。

百余年前，西医传入中国，中西医科学之争、中医存废之争一直延续至今。在坚定中华文化自信的基础上，我们要有坚定的科学自信，明了中医的独特价值，破除对西医的迷信，从认识论上厘清中国与西方、中医与西医的差异，处理好中医与西医的关系，用开放包容的心态促进传统医学和现代医学更好融合，坚持中西医互学互鉴、携手造福人类。

中医药是中华文化在生命科学领域结出的瑰丽果实，中医药的发展和突破必将对中华文化和世界文明的未来发展产生巨大的积极作用。

3. 把握推动中医药振兴发展的重点任务

习近平同志指出，当前，中医药振兴发展迎来天时、地利、人和的大好时机，希望广大中医药工作者增强民族自信，勇攀医学高峰，深入发掘中医药宝库中的精华，充分发挥中医药的独特优势，推进中医药现代化，推动中医药走向世界，切实把中医药这一祖先留给我们的宝贵财富继承好、发展好、利用好，在建设健康中国、实现中国梦的伟大征程中谱写新的篇章。

深入学习贯彻习近平同志关于振兴发展中医药的新思想新论断新要求，必须充分发挥中医药的独特优势，以推进继承创新为主题，以增进和维护人民群众健康为目标，以促进中医药医疗、保健、科研、教育、产业、文化协调发展为重点，以提高中医药防病治病能力和学术水平为核心，推进中医药现代化和国际化。尤其要着力把握好下面四项重点任务。

发挥中医药独特优势，在勇攀医学高峰上有所作为。围绕我国乃至全球面临的重大卫生和健康问题，加强科研联合攻关，形成一批原创性、引领性、前沿性的重大科技成果，打造新的特色优势。建立健全中医药服务体系，拓宽中医药健康服务领域，提升中医药防病、治病能力和服务质量，努力发挥中医药在治未病中的主异作用、在重大疾病治疗中的协同作用、在疾病康复中的核心作用，满足人们生命全周期、健康全过程的中医药需求，并与西医药相互补充、协调发展，构建中国特色卫生与健康服务体系。

坚持创造性转化、创新性发展，在中医药文化传承发展上有所作为。遵循融通中外、返本开新的文化发展规律、按照体现时代性、把握规律性、富于创造性、重在实效性的要求，推动中医药健康养生文化顺应时代变化和社会需求，注重生活方式养成，广泛传播中医药文化知识，使记载在古籍、融入生活、应用于临床的中医药健康养生智慧、健康理念和知识方法生动起来、推广开来，增进人民群众健康福祉，助力传承发展中华优秀传统文化。

发展中医药健康产业，在推进供给侧结构性改革上有所作为。推动中医药健康服务优化升级，推进中医药与养老、旅游、文化、扶贫深度融合发展，有效开发中医药资源，产生一批适应市场与健康需求的新产品、新业态；开发一批有中医特色的诊疗仪器和设备，创造新供给、引领新需求、释放新动能。发掘贫困地区的中医药资源，结合当地实际，实施中药材产业化、中医药健康族游等精准扶贫举措。

推动中医药海外发展，在服务"一带一路"建设上有所作为。发挥中医药在密切人文交流、服务外交、促进民生等方面的独特作用，加强与"一带一路"沿线国家的中医药交流与合作，开创中医药全方位对外开放新格局，不仅提供诊疗服务、发展中医药服务贸易，而且讲好中国故事、展示中华文化魅力和当代中国活力。坚持政策沟通，完善政府间交流与合作机制；坚持资源互通，与沿线国家共享中医药服务；坚持民心相通，加强与沿线国家的人文交流；坚持科技联通，推动中医药传承创新；坚持贸易畅通，发展中医药健康服务业，把中医药打造成亮丽的"中国名片"

当前，中医药在经济社会发展中的地位和作用越来越重要，已成为独特的卫生资源、潜力巨大的经济资源、具有原创优势的科技资源、优秀的文化资源和重要的生态资源。我们要坚持以人民为中心的发展思想，紧紧把握天时、地利、人和的历史性机遇，切实把中医药继承好、发展好、利用好，到2020年实现人人基本享有中医药服务，到2030年实现中医药服务领域全覆盖，为中华民族伟大复兴和世界文明进步作出更大贡献。

（编者　张义明　李慧慧）

想短时高效阅读，
快速掌握中医文化精髓？

免费获取本书

【高效阅读】服务方案

微信扫码，根据指引，马上定制体验